高等医药院校试用教材

腧 穴 学

(供针灸专业用)

主　　编　杨甲三
副 主 编　曹一鸣
编　　委　关吉多　袁九棱　高忻洙
协　　编　耿恩广

上海科学技术出版社

图书在版编目(CIP)数据

腧穴学/杨甲三主编. —上海：上海科学技术出版社，1984.12(2025.10重印)

高等医药院校教材. 供针灸专业用

ISBN 978-7-5323-0219-2

Ⅰ.①腧… Ⅱ.①杨… Ⅲ.①俞穴(五腧)—医学院校—教材 Ⅳ.①R224.2

中国版本图书馆 CIP 数据核字(2011)第 250472 号

腧穴学
　　主编　杨甲三

上海世纪出版(集团)有限公司
上海科学技术出版社 出版、发行
(上海市闵行区号景路159弄A座9F-10F)
邮政编码 201101　　www.sstp.cn
上海华顿书刊印刷有限公司印刷
开本 787×1092　1/16　印张 13.25
字数 314 千字
1984年12月第1版　2025年10月第40次印刷
ISBN 978-7-5323-0219-2/R·59
定价：32.00 元

本书如有缺页、错装或坏损等严重质量问题，请向印刷厂联系调换

前　言

由国家组织编写并审定的高等中医院校教材从初版迄今已历二十余年。其间曾进行了几次修改再版,对系统整理中医药理论、稳定教学秩序和提高中医教学质量起到了很好的作用。但随着中医药学的不断发展,原有教材已不能满足并适应当前教学、临床、科研工作的需要。

为了提高教材质量,促进高等中医药教育事业的发展,卫生部于一九八二年十月在南京召开了全国高等中医院校中医药教材编审会议。首次成立了全国高等中医药教材编审委员会,组成32门学科教材编审小组。根据新修订的中医、中药、针灸各专业的教学计划修订了各科教学大纲。各学科编审小组根据新的教学大纲要求,认真地进行了新教材的编写。在各门教材的编写过程中,贯彻了一九八二年四月卫生部在衡阳召开的"全国中医医院和高等中医教育工作会议"的精神,汲取了前几版教材的长处,综合了各地中医院校教学人员的意见;力求使这套新教材保持中医理论的科学性、系统性和完整性;坚持理论联系实际的原则;正确处理继承和发扬的关系;在教材内容的深、广度方面,都从本课程的性质、任务出发,注意符合教学的实际需要和具有与本门学科发展相适应的科学水平;对本学科的基础理论、基本知识和基本技能进行了较全面的阐述;同时又尽量减少了各学科间教材内容不必要的重复和某些脱节。通过全体编写人员的努力和全国中医院校的支持,新教材已陆续编写完毕。

本套教材计有医古文、中国医学史、中医基础理论、中医诊断学、中药学、方剂学、内经讲义、伤寒论讲义、金匮要略讲义、温病学、中医各家学说、中医内科学、中医外科学、中医儿科学、中医妇科学、中医眼科学、中医耳鼻喉科学、中医伤科学、针灸学、经络学、腧穴学、刺灸学、针灸治疗学、针灸医籍选、各家针灸学说、推拿学、药用植物学、中药鉴定学、中药炮制学、中药药剂学、中药化学、中药药理学三十二门。其中除少数教材是初次编写者外,多数是在原教材,特别是在二版教材的基础上充实、修改而编写成的。所以这套新教材也包含着前几版教材编写者的劳动成果在内。

教材是培养社会主义专门人才和传授知识的重要工具,教材质量的高低直接影响到人才的培养。要提高教材的质量,必须不断地予以锤炼和修改。本套教材不可避免地还存在着一些不足之处,因而殷切地希望各地中医药教学人员和广大读者在使用中进行检验并提出宝贵意见,为进一步修订作准备,使之成为科学性更强、教学效果更好的高等中医药教学用书,以期更好地适应我国社会主义四化建设和中医事业发展的需要。

全国高等中医药教材编审委员会
一九八三年十二月

编 写 说 明

《腧穴学》是在卫生部的直接关怀和统一领导下,由北京、天津、南京、成都、安徽五个中医学院的有关教师集体讨论编集而成。是我国第一次为中医学院的针灸系(或专业)所统一编写的针灸教材之一。

全书共分三章。第一章为概论,主要说明腧穴学的起源与发展,腧穴与脏腑经络的关系,腧穴的分类、命名、定位方法,特定穴、腧穴的作用,腧穴的主治规律。第二章为腧穴学各论,分别叙述了十四经 361 个腧穴和 67 个经外奇穴的位置、取法、局部解剖、主治、配伍举例、刺灸方法和文献选摘。第三章为附篇,主要收集了针灸常用歌赋 15 首,腧穴的近代研究情况,以及古代体表名称位置的解释。

本书的特点是根据教学大纲的要求和针灸系(或专业)的特点,首先注重文字考证,尽量做到言之有据,配伍举例和文献选摘亦遵古训,抄录成方和医案,目的是使同学能较好地继承祖国医学遗产,为进一步研究、发扬打下基础;其次,各经之末都有小结,将各经的取穴要点、主治重点、刺灸注意事项扼要提出,以供教学参考之用。

由于教材系初次编写,经验不足,谬误之处,在所难免,诚恳地希望各兄弟院校在应用中及时发现问题,提出修改意见,以便更好地为教学服务。

编 者

一九八三年八月

目 录

1 腧穴学概论 ·············· 1
  1·1 腧穴的起源与发展 ········· 1
  1·2 腧穴与脏腑经络的关系 ······ 2
  1·3 腧穴的分类 ············ 2
    1·3·1 经穴 ············· 2
    1·3·2 奇穴 ············· 3
    1·3·3 阿是穴 ············ 3
  1·4 腧穴的命名 ············ 4
    1·4·1 自然类 ············ 4
    1·4·2 物象类 ············ 4
    1·4·3 人体类 ············ 5
  1·5 腧穴的定位方法 ········· 5
    1·5·1 骨度分寸法 ········· 5
    1·5·2 体表标志法 ········· 6
    1·5·3 手指比量法 ········· 7
    1·5·4 简便取穴法 ········· 9
  1·6 特定穴 ·············· 9
    1·6·1 五腧穴 ············ 9
    1·6·2 原穴 ············· 10
    1·6·3 络穴 ············· 11
    1·6·4 郄穴 ············· 11
    1·6·5 背俞穴 ············ 11
    1·6·6 募穴 ············· 12
    1·6·7 八会穴 ············ 13
    1·6·8 八脉交会穴 ········· 14
    1·6·9 下合穴 ············ 14
    1·6·10 交会穴 ············ 15
  1·7 腧穴的作用 ············ 18
    1·7·1 反映病证,协助诊断 ···· 18
    1·7·2 接受刺激,防治疾病 ···· 18
  1·8 腧穴的主治规律 ········· 19
    1·8·1 分经主治规律 ········ 19
    1·8·2 分部主治规律 ········ 20

2 腧穴学各论 ·············· 26
  2·1 手太阴肺经经穴 ········· 26
    2·1·1 中府 ············· 26
    2·1·2 云门 ············· 26
    2·1·3 天府 ············· 27
    2·1·4 侠白 ············· 27
    2·1·5 尺泽 ············· 27
    2·1·6 孔最 ············· 28
    2·1·7 列缺 ············· 29
    2·1·8 经渠 ············· 29
    2·1·9 太渊 ············· 29
    2·1·10 鱼际 ············ 30
    2·1·11 少商 ············ 30
    本经小结 ············· 31
  2·2 手阳明大肠经经穴 ········ 31
    2·2·1 商阳 ············· 32
    2·2·2 二间 ············· 33
    2·2·3 三间 ············· 33
    2·2·4 合谷 ············· 33
    2·2·5 阳溪 ············· 34
    2·2·6 偏历 ············· 35
    2·2·7 温溜 ············· 35
    2·2·8 下廉 ············· 36
    2·2·9 上廉 ············· 36
    2·2·10 手三里 ··········· 36
    2·2·11 曲池 ············ 36
    2·2·12 肘髎 ············ 37
    2·2·13 手五里 ··········· 37
    2·2·14 臂臑 ············ 38
    2·2·15 肩髃 ············ 38
    2·2·16 巨骨 ············ 38
    2·2·17 天鼎 ············ 39
    2·2·18 扶突 ············ 39
    2·2·19 禾髎 ············ 39
    2·2·20 迎香 ············ 40
    本经小结 ············· 40
  2·3 足阳明胃经经穴 ········· 41
    2·3·1 承泣 ············· 42
    2·3·2 四白 ············· 42
    2·3·3 巨髎 ············· 42
    2·3·4 地仓 ············· 42
    2·3·5 大迎 ············· 43
    2·3·6 颊车 ············· 43

2·3·7 下关 …… 43	2·4·6 三阴交 …… 59	
2·3·8 头维 …… 44	2·4·7 漏谷 …… 59	
2·3·9 人迎 …… 44	2·4·8 地机 …… 60	
2·3·10 水突 …… 44	2·4·9 阴陵泉 …… 60	
2·3·11 气舍 …… 45	2·4·10 血海 …… 60	
2·3·12 缺盆 …… 45	2·4·11 箕门 …… 61	
2·3·13 气户 …… 45	2·4·12 冲门 …… 61	
2·3·14 库房 …… 45	2·4·13 府舍 …… 61	
2·3·15 屋翳 …… 46	2·4·14 腹结 …… 62	
2·3·16 膺窗 …… 46	2·4·15 大横 …… 62	
2·3·17 乳中 …… 46	2·4·16 腹哀 …… 62	
2·3·18 乳根 …… 46	2·4·17 食窦 …… 62	
2·3·19 不容 …… 46	2·4·18 天溪 …… 63	
2·3·20 承满 …… 47	2·4·19 胸乡 …… 63	
2·3·21 梁门 …… 47	2·4·20 周荣 …… 63	
2·3·22 关门 …… 47	2·4·21 大包 …… 64	
2·3·23 太乙 …… 47	本经小结 …… 64	
2·3·24 滑肉门 …… 48	2·5 手少阴心经经穴 …… 64	
2·3·25 天枢 …… 48	2·5·1 极泉 …… 65	
2·3·26 外陵 …… 48	2·5·2 青灵 …… 65	
2·3·27 大巨 …… 48	2·5·3 少海 …… 66	
2·3·28 水道 …… 49	2·5·4 灵道 …… 66	
2·3·29 归来 …… 49	2·5·5 通里 …… 66	
2·3·30 气冲 …… 49	2·5·6 阴郄 …… 67	
2·3·31 髀关 …… 50	2·5·7 神门 …… 67	
2·3·32 伏兔 …… 50	2·5·8 少府 …… 67	
2·3·33 阴市 …… 50	2·5·9 少冲 …… 68	
2·3·34 梁丘 …… 50	本经小结 …… 68	
2·3·35 犊鼻 …… 51	2·6 手太阳小肠经经穴 …… 69	
2·3·36 足三里 …… 51	2·6·1 少泽 …… 69	
2·3·37 上巨虚 …… 52	2·6·2 前谷 …… 70	
2·3·38 条口 …… 52	2·6·3 后溪 …… 70	
2·3·39 下巨虚 …… 53	2·6·4 腕骨 …… 70	
2·3·40 丰隆 …… 53	2·6·5 阳谷 …… 71	
2·3·41 解溪 …… 53	2·6·6 养老 …… 71	
2·3·42 冲阳 …… 54	2·6·7 支正 …… 72	
2·3·43 陷谷 …… 54	2·6·8 小海 …… 72	
2·3·44 内庭 …… 54	2·6·9 肩贞 …… 72	
2·3·45 厉兑 …… 55	2·6·10 臑俞 …… 72	
本经小结 …… 55	2·6·11 天宗 …… 73	
2·4 足太阴脾经经穴 …… 56	2·6·12 秉风 …… 73	
2·4·1 隐白 …… 57	2·6·13 曲垣 …… 73	
2·4·2 大都 …… 57	2·6·14 肩外俞 …… 73	
2·4·3 太白 …… 57	2·6·15 肩中俞 …… 73	
2·4·4 公孙 …… 58	2·6·16 天窗 …… 74	
2·4·5 商丘 …… 58	2·6·17 天容 …… 74	

2·6·18 颧髎	74	2·7·43 膏肓俞	88
2·6·19 听宫	75	2·7·44 神堂	89
本经小结	75	2·7·45 譩譆	89

2·7 足太阳膀胱经经穴 ... 76

		2·7·46 膈关	89
		2·7·47 魂门	89
2·7·1 睛明	77	2·7·48 阳纲	89
2·7·2 攒竹	78	2·7·49 意舍	90
2·7·3 眉冲	78	2·7·50 胃仓	90
2·7·4 曲差	78	2·7·51 肓门	90
2·7·5 五处	78	2·7·52 志室	90
2·7·6 承光	79	2·7·53 胞肓	90
2·7·7 通天	79	2·7·54 秩边	91
2·7·8 络却	79	2·7·55 合阳	91
2·7·9 玉枕	79	2·7·56 承筋	91
2·7·10 天柱	80	2·7·57 承山	91
2·7·11 大杼	80	2·7·58 飞扬	91
2·7·12 风门	80	2·7·59 跗阳	92
2·7·13 肺俞	81	2·7·60 昆仑	92
2·7·14 厥阴俞	81	2·7·61 仆参	92
2·7·15 心俞	81	2·7·62 申脉	92
2·7·16 督俞	82	2·7·63 金门	93
2·7·17 膈俞	82	2·7·64 京骨	93
2·7·18 肝俞	82	2·7·65 束骨	93
2·7·19 胆俞	82	2·7·66 足通谷	94
2·7·20 脾俞	83	2·7·67 至阴	94
2·7·21 胃俞	83	本经小结	94

2·8 足少阴肾经经穴 ... 95

2·7·22 三焦俞	83		
2·7·23 肾俞	83	2·8·1 涌泉	95
2·7·24 气海俞	84	2·8·2 然谷	96
2·7·25 大肠俞	84	2·8·3 太溪	96
2·7·26 关元俞	84	2·8·4 大钟	97
2·7·27 小肠俞	84	2·8·5 水泉	97
2·7·28 膀胱俞	85	2·8·6 照海	97
2·7·29 中膂俞	85	2·8·7 复溜	98
2·7·30 白环俞	85	2·8·8 交信	98
2·7·31 上髎	85	2·8·9 筑宾	98
2·7·32 次髎	85	2·8·10 阴谷	99
2·7·33 中髎	86	2·8·11 横骨	99
2·7·34 下髎	86	2·8·12 大赫	99
2·7·35 会阳	86	2·8·13 气穴	100
2·7·36 承扶	86	2·8·14 四满	100
2·7·37 殷门	86	2·8·15 中注	100
2·7·38 浮郄	87	2·8·16 肓俞	100
2·7·39 委阳	87	2·8·17 商曲	100
2·7·40 委中	87	2·8·18 石关	101
2·7·41 附分	88	2·8·19 阴都	101
2·7·42 魄户	88		

2·8·20 腹通谷 …… 101	2·11 足少阳胆经经穴 …… 114
2·8·21 幽门 …… 101	2·11·1 瞳子髎 …… 114
2·8·22 步廊 …… 102	2·11·2 听会 …… 115
2·8·23 神封 …… 102	2·11·3 上关 …… 116
2·8·24 灵墟 …… 102	2·11·4 颔厌 …… 116
2·8·25 神藏 …… 102	2·11·5 悬颅 …… 116
2·8·26 彧中 …… 102	2·11·6 悬厘 …… 116
2·8·27 俞府 …… 103	2·11·7 曲鬓 …… 116
本经小结 …… 103	2·11·8 率谷 …… 117
2·9 手厥阴心包经经穴 …… 103	2·11·9 天冲 …… 117
2·9·1 天池 …… 104	2·11·10 浮白 …… 117
2·9·2 天泉 …… 104	2·11·11 头窍阴 …… 117
2·9·3 曲泽 …… 104	2·11·12 完骨 …… 117
2·9·4 郄门 …… 105	2·11·13 本神 …… 118
2·9·5 间使 …… 105	2·11·14 阳白 …… 118
2·9·6 内关 …… 105	2·11·15 头临泣 …… 118
2·9·7 大陵 …… 106	2·11·16 目窗 …… 118
2·9·8 劳宫 …… 106	2·11·17 正营 …… 119
2·9·9 中冲 …… 106	2·11·18 承灵 …… 119
本经小结 …… 107	2·11·19 脑空 …… 119
2·10 手少阳三焦经经穴 …… 107	2·11·20 风池 …… 119
2·10·1 关冲 …… 107	2·11·21 肩井 …… 120
2·10·2 液门 …… 108	2·11·22 渊腋 …… 120
2·10·3 中渚 …… 108	2·11·23 辄筋 …… 121
2·10·4 阳池 …… 109	2·11·24 日月 …… 121
2·10·5 外关 …… 109	2·11·25 京门 …… 121
2·10·6 支沟 …… 109	2·11·26 带脉 …… 122
2·10·7 会宗 …… 110	2·11·27 五枢 …… 122
2·10·8 三阳络 …… 110	2·11·28 维道 …… 122
2·10·9 四渎 …… 110	2·11·29 居髎 …… 122
2·10·10 天井 …… 110	2·11·30 环跳 …… 122
2·10·11 清冷渊 …… 111	2·11·31 风市 …… 123
2·10·12 消泺 …… 111	2·11·32 中渎 …… 123
2·10·13 臑会 …… 111	2·11·33 膝阳关 …… 124
2·10·14 肩髎 …… 111	2·11·34 阳陵泉 …… 124
2·10·15 天髎 …… 111	2·11·35 阳交 …… 124
2·10·16 天牖 …… 112	2·11·36 外丘 …… 125
2·10·17 翳风 …… 112	2·11·37 光明 …… 125
2·10·18 瘈脉 …… 112	2·11·38 阳辅 …… 125
2·10·19 颅息 …… 113	2·11·39 悬钟 …… 125
2·10·20 角孙 …… 113	2·11·40 丘墟 …… 126
2·10·21 耳门 …… 113	2·11·41 足临泣 …… 126
2·10·22 和髎 …… 113	2·11·42 地五会 …… 126
2·10·23 丝竹空 …… 113	2·11·43 侠溪 …… 126
本经小结 …… 114	2·11·44 足窍阴 …… 127
	本经小结 …… 127

2·12 足厥阴肝经经穴 …… 127
- 2·12·1 大敦 …… 127
- 2·12·2 行间 …… 128
- 2·12·3 太冲 …… 129
- 2·12·4 中封 …… 129
- 2·12·5 蠡沟 …… 129
- 2·12·6 中都 …… 130
- 2·12·7 膝关 …… 130
- 2·12·8 曲泉 …… 130
- 2·12·9 阴包 …… 131
- 2·12·10 足五里 …… 131
- 2·12·11 阴廉 …… 131
- 2·12·12 急脉 …… 131
- 2·12·13 章门 …… 131
- 2·12·14 期门 …… 132
- 本经小结 …… 132

2·13 任脉经穴 …… 133
- 2·13·1 会阴 …… 133
- 2·13·2 曲骨 …… 134
- 2·13·3 中极 …… 134
- 2·13·4 关元 …… 135
- 2·13·5 石门 …… 135
- 2·13·6 气海 …… 136
- 2·13·7 阴交 …… 136
- 2·13·8 神阙 …… 137
- 2·13·9 水分 …… 137
- 2·13·10 下脘 …… 137
- 2·13·11 建里 …… 138
- 2·13·12 中脘 …… 138
- 2·13·13 上脘 …… 138
- 2·13·14 巨阙 …… 139
- 2·13·15 鸠尾 …… 139
- 2·13·16 中庭 …… 139
- 2·13·17 膻中 …… 140
- 2·13·18 玉堂 …… 140
- 2·13·19 紫宫 …… 140
- 2·13·20 华盖 …… 141
- 2·13·21 璇玑 …… 141
- 2·13·22 天突 …… 141
- 2·13·23 廉泉 …… 142
- 2·13·24 承浆 …… 142
- 本经小结 …… 142

2·14 督脉经穴 …… 143
- 2·14·1 长强 …… 144
- 2·14·2 腰俞 …… 145
- 2·14·3 腰阳关 …… 145
- 2·14·4 命门 …… 145
- 2·14·5 悬枢 …… 145
- 2·14·6 脊中 …… 146
- 2·14·7 中枢 …… 146
- 2·14·8 筋缩 …… 146
- 2·14·9 至阳 …… 146
- 2·14·10 灵台 …… 146
- 2·14·11 神道 …… 147
- 2·14·12 身柱 …… 147
- 2·14·13 陶道 …… 147
- 2·14·14 大椎 …… 147
- 2·14·15 哑门 …… 148
- 2·14·16 风府 …… 148
- 2·14·17 脑户 …… 149
- 2·14·18 强间 …… 149
- 2·14·19 后顶 …… 149
- 2·14·20 百会 …… 150
- 2·14·21 前顶 …… 150
- 2·14·22 囟会 …… 151
- 2·14·23 上星 …… 151
- 2·14·24 神庭 …… 151
- 2·14·25 素髎 …… 152
- 2·14·26 水沟 …… 152
- 2·14·27 兑端 …… 152
- 2·14·28 龈交 …… 152
- 本经小结 …… 153

2·15 经外奇穴 …… 153
头颈部
- 2·15·1 神聪 …… 153
- 2·15·2 印堂 …… 154
- 2·15·3 太阳 …… 154
- 2·15·4 鱼腰 …… 155
- 2·15·5 球后 …… 155
- 2·15·6 上迎香 …… 155
- 2·15·7 内迎香 …… 155
- 2·15·8 牵正 …… 155
- 2·15·9 夹承浆 …… 156
- 2·15·10 颊里 …… 156
- 2·15·11 聚泉 …… 156
- 2·15·12 金津、玉液 …… 156
- 2·15·13 耳尖 …… 157
- 2·15·14 翳明 …… 157
- 2·15·15 安眠 …… 157
- 2·15·16 上廉泉 …… 157
- 2·15·17 新设 …… 157
- 2·15·18 颈臂 …… 158

腧　穴　学

 2·15·19　百劳 …………………………… 158
 2·15·20　崇骨 …………………………… 159
躯干部 ……………………………………… 159
 2·15·21　胃上 …………………………… 159
 2·15·22　脐中四边 ……………………… 160
 2·15·23　三角灸 ………………………… 160
 2·15·24　利尿穴 ………………………… 160
 2·15·25　气门 …………………………… 160
 2·15·26　提托 …………………………… 160
 2·15·27　子宫穴 ………………………… 161
 2·15·28　血压点 ………………………… 161
 2·15·29　定喘 …………………………… 161
 2·15·30　巨阙俞 ………………………… 161
 2·15·31　接脊 …………………………… 161
 2·15·32　下极俞 ………………………… 161
 2·15·33　十七椎穴 ……………………… 162
 2·15·34　腰奇 …………………………… 162
 2·15·35　肘椎 …………………………… 162
 2·15·36　胃管下俞 ……………………… 162
 2·15·37　痞根 …………………………… 162
 2·15·38　腰眼 …………………………… 163
 2·15·39　夹脊 …………………………… 163
四肢部 ……………………………………… 163
 2·15·40　十宣 …………………………… 163
 2·15·41　八邪 …………………………… 164
 2·15·42　虎口 …………………………… 164
 2·15·43　大骨空 ………………………… 164
 2·15·44　中魁 …………………………… 165
 2·15·45　小骨空 ………………………… 165
 2·15·46　五虎 …………………………… 165
 2·15·47　拳尖 …………………………… 165
 2·15·48　威灵、精灵 …………………… 165
 2·15·49　外劳宫 ………………………… 166
 2·15·50　中泉 …………………………… 166
 2·15·51　四缝穴 ………………………… 166
 2·15·52　二白 …………………………… 166
 2·15·53　手逆注 ………………………… 167
 2·15·54　肘尖 …………………………… 167
 2·15·55　夺命 …………………………… 167
 2·15·56　肩前 …………………………… 167
 2·15·57　气端 …………………………… 168
 2·15·58　八风 …………………………… 168
 2·15·59　独阴 …………………………… 168
 2·15·60　里内庭 ………………………… 168
 2·15·61　女膝 …………………………… 169
 2·15·62　阑尾穴 ………………………… 169
 2·15·63　胆囊穴 ………………………… 169
 2·15·64　陵后 …………………………… 169
 2·15·65　膝眼 …………………………… 169
 2·15·66　鹤顶 …………………………… 170
 2·15·67　百虫窝 ………………………… 170
3　附篇 …………………………………… 171
 3·1　常用针灸歌诀 ………………… 171
  3·1·1　四总穴歌 ……………………… 171
  3·1·2　回阳九针歌 …………………… 171
  3·1·3　马丹阳天星十二穴并治杂病歌 … 171
  3·1·4　孙思邈先生针十三鬼穴歌 …… 172
  3·1·5　井荥俞原经合歌 ……………… 172
  3·1·6　十二经治症主客原络 ………… 172
  3·1·7　十五络穴歌 …………………… 173
  3·1·8　八脉交会八穴歌 ……………… 173
  3·1·9　八脉八穴治症歌 ……………… 174
  3·1·10　十二背俞穴歌 ………………… 174
  3·1·11　十二募穴歌 …………………… 174
  3·1·12　八会穴歌 ……………………… 174
  3·1·13　下合穴歌 ……………………… 174
  3·1·14　十六郄穴歌 …………………… 174
  3·1·15　骨度分寸歌 …………………… 175
 3·2　腧穴的近代研究 ……………… 175
  3·2·1　穴位的形态结构 ……………… 175
  3·2·2　穴位的电学特性 ……………… 176
  3·2·3　穴位与临床诊断 ……………… 177
  3·2·4　穴位的实验研究 ……………… 178
   3·2·4·1　对血液成分的影响 ……… 178
   3·2·4·2　针刺对呼吸功能的影响 … 180
   3·2·4·3　针刺对循环系统的影响 … 181
   3·2·4·4　针刺对消化系统的影响 … 183
   3·2·4·5　针刺对神经系统的影响 … 185
   3·2·4·6　针刺对泌尿系统的影响 … 187
   3·2·4·7　针刺对内分泌系统的影响 … 187
   3·2·4·8　针灸对机体防卫功能的影响 …… 189
 3·3　古代体表部位名称解释 ……………… 190

1

腧穴学概论

腧穴是人体脏腑经络气血输注于体表的部位。腧穴学就是研究有关腧穴的位置，腧穴与脏腑经络的关系，以及用来防治疾病的一门学科。它叙述了腧穴的位置与取法，局部解剖，主治应用，配伍举例，刺灸方法与禁忌，以及一些必要的文献选摘等内容。

1·1 腧穴的起源与发展

腧穴是人们在长期的医疗实践中陆续发现的。远在新石器时代，我们的祖先就已经使用砭石来砥刺放血，割刺脓疡；或用热熨、按摩、叩击体表；或在体表某一部位用火烤、烧灼等方法来减轻和消除伤痛。久之，逐渐意识到人体的某些特殊部位具有治疗疾病的作用，这就是腧穴发现的最初过程。

起初，只是在病痛的局部作为刺灸的部位，即"以痛为腧"(《灵枢·经筋》)。当时，既没有固定的部位，也无所谓穴名。后来，随着医疗经验的积累，才把某些特殊的"按之快然"、"驱病迅捷"的部位称为"砭灸处"。如扁鹊治虢太子尸厥，取"三阳五输"；马王堆汉墓《帛书·脉法》中"阳上于环二寸而益为一久(灸)"；《五十二病方》中"久(灸)足中指"、"久(灸)左胻"等，其所指的都是刺灸的部位。这说明早在战国初期已形成了穴的概念。又经过长期的大量的医疗实践，人们对腧穴的部位特点和治疗范围的认识更深入一步，不仅确定了位置，明确了主治，并赋予了名称，以后又进行了系统的分类。

我国最早的经典医籍《黄帝内经》(简称《内经》)一书，便论及了腧穴的部位、名称、分经、主治等内容，从而为腧穴学的形成与发展奠定了基础。其后《黄帝八十一难经》(简称《难经》)又提出了八会穴，并对俞募穴、原穴、五腧穴均有所阐发。晋代皇甫谧根据《素问》、《针经》、《明堂孔穴针灸治要》编纂而成《针灸甲乙经》(简称《甲乙》)，这是我国现存最早的针灸专著。全书共十二卷，一百二十八篇，其中七十余篇专讲腧穴方面的内容。对其穴名、别名、位置、取法、主治、配伍、何经脉气所发、何经所会、针刺深浅、留针时间、艾灸壮数、禁刺禁灸以及误刺误灸所带来的后果都作了全面的论述。并对腧穴的顺序进行了整理，头面躯干以分区画线排列，四肢以分经排列。因此，该书集晋代以前针灸学之大成，为腧穴学理论实践的发展做出了重大贡献。

唐代孙思邈著《备急千金要方》(简称《千金方》)及《千金翼方》(简称《千金翼》)各三十卷，发展了腧穴的配伍，收集了大量的经外奇穴，以及便于实践的三里保健灸等，扩大了腧穴防治疾病的范围。他又绘制了彩色的《明堂三人图》，分别绘成十二经脉、奇经八脉等，惜已散佚。宋代王惟一于天圣四年(公元 1026 年)，奉诏对针灸腧穴重新厘定，订正讹谬，从而撰著《铜人腧穴针灸图经》(简称《铜人》)三卷，详载穴位的名称、部位、主治、刺灸等内容，并在个别重要穴位下收载了历代名医针灸治验案例，还绘有十二幅十二经经穴图谱，由当时官府刊行。翌年铸成两具腧穴铜人模型作为教具，为学习针灸提供了方便，给后世针灸教学树立了典范。用铜人考试医生的方法，一直沿袭到明代，对提高针灸的教学效果，做出了杰出的贡献。还将《铜人》刻于石碑上，昭示于众，以便学者观摩。元代滑伯仁著《十四经发挥》（简称《发挥》）三卷，始将任、督二脉与十二经脉合称为十四经。又承《圣济总录》（简称《圣济》）、《金兰循经》的先例，把全身经穴按《灵枢·经脉》循行顺序排列，称"十四经穴"。明代杨继洲撰《针灸大成》（简称《大成》）十卷，汇集了明代以前针灸医籍中之精华，是一部总结性的针灸著作。该书对腧穴主治各证，分门别类加以论述，颇为详尽，又列举了辨证选穴的范例，充实了针灸辨证论治内容，并附有针灸医案，为后人所借鉴。清代针灸不如明代昌盛，在医界重药轻针的情况下，李学川提出针灸与方脉可以左右逢源，因此撰《针灸逢源》（简称《逢源》）六卷，他将历代针灸医籍中所载十四经经穴数目收集了三百六十一个，一直沿用至今。鸦片战争以后，针灸日趋衰落。中华人民共和国成立以来，随着祖国医学事业的发展，针灸学也受到了应有的重视。针灸工作者对腧穴的作用以及一些规律性联系等各个方面都进行了大量的临床和实验研究，并取得了初步成果。同时，又陆续发现了一些新的有效腧穴，使腧穴学得到不断的充实和提高。此外，还对穴名、拼音以及经穴的数目和排列顺序等的统一，做了大量的工作。这一切对腧穴学的发展，认识的深化和理论的充实，都有着重要的意义。

1·2 腧穴与脏腑经络的关系

腧穴的"腧"与"输"义通，即有输注的含义，像水流的转输灌注；"穴"含有"孔"、"隙"的意思。腧穴在《内经》中又称作"节"、"会"、"气穴"、"气府"、"骨空"等。《甲乙》称"孔穴"，《太平圣惠方》（简称《圣惠》）称"穴道"，还有称作"穴位"者。

"腧"、"输"、"俞"三字相通，应用时各有所指。所谓"腧穴"是指穴位的统称；"输穴"是指井、荥、输、经、合五腧穴中的第三个穴位；"俞穴"是指脏腑之气输注于背部的穴位，即五脏俞和六腑俞的背俞穴。

《素问·气府论》解释腧穴是"脉气所发"。《灵枢·九针十二原》说："节之交，三百六十五会……所言节者，神气之所游行出入也，非皮肉筋骨也。"《灵枢·小针解》作了解释说："节之交，三百六十五会者，络脉之渗灌诸节者也。"上述经文，足以说明经络与腧穴的密切关系。

经络和腧穴又归属于脏腑，就是说腧穴各归属于某一条经，而每一条经又各隶属于某一脏腑。《素问·调经论》说："五脏之道，皆出于经隧。"《灵枢·海论》说："夫十二经脉者，内属于腑脏，外络于肢节。"明确指出脏腑—经络—腧穴之间的关系。《千金翼》更进一步指出："凡孔穴者，是经络所行往来处，引气远入抽病也。"说明如果在体表的穴位上施以针或灸，就能够治疗所属脏腑的某些疾病，同样脏腑的某些病证又能在相应的腧穴上有所反映，这些主要是通过经络来完成的。

1·3 腧穴的分类

人体的腧穴很多，大体上可分为经穴、奇穴和阿是穴三类，兹分述如下：

1·3·1 经穴

凡归属于十二经脉与任、督二脉的腧穴，称为"十四经穴"，简称"经穴"。这些腧穴，因其分布在十四经循行路线上，所以与经脉关系密切，不仅具有主治本经病证的作用，而且能反映十四经及其所属脏腑的病证。经穴随着人们的医疗实践，也经历了一个由少到多的过程。

《灵枢·本输》篇在五腧穴上冠以所属脏腑之名。《素问·气府论》统计腧穴数目上冠以诸经"脉气所发者"字样,说明《内经》为腧穴的分经已奠定了基础。从其经文来看,虽屡有三百六十五穴之说,但实际上其所载有穴名者仅一百六十穴左右。《甲乙》用分经分部方法详载穴名、穴位,共得三百四十九穴。《千金翼》所载与《甲乙》相同。到《铜人》、《发挥》等书时才有所增加,其穴名数达到三百五十四穴。而后《大成》已载有三百五十九穴。《逢源》一书使经穴总数达到三百六十一穴。现将历代具有代表性针灸医籍及其所载经穴总数汇表如下。(表1-1)

表1-1 历代十四经穴总数对照表

年代(公元)	作 者	书 名	穴 名 数		
			单穴	双穴	合计
战国(公元前)475～(前)221		《内经》	约25	约135	约160
三国、魏256～260 唐682	皇甫谧 孙思邈	《甲乙》 《千金翼》	49	300	349
宋1026 元1341	王惟一 滑伯仁	《铜人》① 《发挥》	51	303	354
明1601	杨继洲	《大成》②	51	308	359
清1817	李学川	《逢源》③	52	309	361

① 《铜人》、《发挥》增加单穴2:灵台、腰阳关系出自《素问·气府论》王冰注;双穴3:膏肓、厥阴俞系出自《千金方》;青灵出自《圣惠》。
② 《大成》增加双穴5:眉冲出自《脉经》;督俞、气海俞、关元俞均出自《圣惠》;风市出自《肘后》。
③ 《逢源》增加单穴1:中枢;双穴1:急脉;皆出自《素问·气府论》王冰注。

1·3·2 奇穴

奇穴,是指没有归属于十四经的腧穴,因其有奇效,故称"奇穴"。又因其在十四经以外,故又称为"经外奇穴"。《灵枢·刺节真邪》称"奇输"。它是在阿是穴的基础上发展起来的,其中有明确位置,且有名称的称为"有名奇穴";一些仅有明确位置,但尚未定名的则称为"无名奇穴",前者占绝大多数,后者为数较少。这类腧穴的主治范围比较单纯,多数对某些病证有特殊疗效,如百劳穴治瘰疬,四缝穴治小儿疳积等。

历代文献有关奇穴的记载很多,如《千金方》载有奇穴一百八十七个之多,均散见于各类病证的治疗篇中。《奇效良方》(简称《奇效》)专列奇穴,收集了二十六穴。《大成》便专列"经外奇穴"一门,载有三十五穴。《类经图翼》(简称《图翼》)也专列"奇俞类集"一篇,载有八十四穴。《针灸集成》(简称《集成》)汇集了一百四十四穴。这说明,历代医家对奇穴是颇为重视的。

奇穴的分布虽然较为分散,有的在十四经循行路线上;有的虽不在十四经循行路线上,但却与经络系统有着密切联系;有的奇穴并不指某一个部位,是由多穴位组合而成,如十宣、八邪、八风、华佗夹脊等;有些虽名为奇穴,其实就是经穴,如胞门、子户,实际就是水道穴;四花据《针灸聚英》(简称《聚英》)指出就是胆俞、膈俞四穴;灸痨穴据《聚英》指出就是心俞二穴等。

1·3·3 阿是穴

就"阿"字而言,《汉书·东方朔传》颜师古注,是"痛"的意思,因其按压痛处,病人会"阿"

的一声,故名为"阿是"。阿是之称见于唐代《千金方》中:"有阿是之法,言人有病痛,即令捏(掐)其上,若里(果)当其处,不问孔穴,即得便快成(或)痛处,即云阿是,灸刺皆验,故曰阿是穴也。"因其没有固定的部位,故《扁鹊神应针灸玉龙经》(简称《玉龙经》)称"不定穴",《医学纲目》称"天应穴"。其名虽异,而其义皆同。溯本求源乃始自《内经》所言之"以痛为腧"。这类腧穴既无具体名称,也无固定部位,而是以痛处为穴,直接进行针刺或艾灸,有的往往有比较固定位置的效果显著。

《灵枢·五邪》说:"以手疾按之,快然乃刺之。"《素问·缪刺论》也说:"疾按之应手如痛,刺之。"《素问·骨空论》还说:"切之坚痛,如筋者灸之。"说明或痛或快或有特殊感应之处,都有阿是之意。近代又称"压痛点"、"压敏点",但不一定是阿是穴。有的经穴或奇穴,亦以压痛取穴。如《灵枢·背腧》:"肾腧在十四焦(椎)之间,皆挟脊相去三寸所,则欲得而验之,按其处,应在中而痛解,乃其腧也。"说明取经穴时,也可按压痛点取穴。又如奇穴中的阑尾穴、胆囊穴等,莫不以所在的一定部位上再以压痛,或特殊感应为准而刺之。就是说经穴或奇穴,亦可应用阿是之法取之,但应与阿是穴相区别,不能混淆。

1·4 腧穴的命名

腧穴各有一定的部位和命名,故《素问·阴阳应象大论》说:"气穴所发,各有处名。"腧穴的名称都有一定的意义,故《千金翼》说:"凡诸孔穴名不徒设,皆有深意。"有关腧穴命名含义的解释在古代文献中早有记载,如《素问·骨空论》:"譩譆在背下侠脊旁三寸所,厌之令病者呼譩譆,譩譆应手。"故命之"譩譆"穴。隋唐·杨上善著《黄帝内经太素》(简称《太素》)对十五络穴的穴名也有较完整的释义,如通里:"里,居处也,此穴乃是手少阴脉气别通为络居处,故曰通里也。"内关,"手心主至此太阴少阴之内,起于别络内通心包,入于少阳,故曰内关也。"唐·王冰注《素问》对鸠尾穴的释义:"鸠尾,其正当心蔽骨之端,言其垂下,如鸠鸟尾形,故以为名也。"这说明对穴名意义的理解有助于腧穴部位的记忆以及功能的掌握。兹将周身腧穴的命名归纳择要分类说明如下:

1·4·1 自然类

1·4·1·1 **以天文学上日月星辰而命名** 如日月、上星、璇玑、华盖、太乙、太白、天枢等。

1·4·1·2 **以地理名称结合腧穴的形象而命名** 可分以下几类:

(1) 以山、陵、丘、墟来比喻腧穴的形象:如承山、大陵、梁丘、商丘、丘墟等。

(2) 以溪、谷、沟、渎来比喻腧穴的形象:如后溪、阳溪、合谷、陷谷、水沟、支沟、四渎、中渎等。

(3) 以海、泽、池、泉、渠、渊来比喻腧穴的流注形象:如少海、小海、尺泽、曲泽、曲池、阳池、曲泉、涌泉、经渠、太渊、清冷渊等。

(4) 以街、道、冲、处、市、廊来比喻腧穴的通路或处所:如气街、水道、关冲、五处、风市、步廊等。

1·4·2 物象类

1·4·2·1 **以动物名称来比喻某些腧穴的形态** 如鱼际、鸠尾、伏兔、鹤顶、犊鼻等。

1·4·2·2 **以植物名称来比喻某些腧穴的形态** 如攒竹、禾髎等。

1·4·2·3 **以建筑物之类来形容某些腧穴的形态** 如天井、玉堂、巨阙、内关、曲垣、库房、府舍、天窗、地仓、梁门、紫宫、内庭、气户等。

1·4·2·4　以什物之类来形容某些腧穴的象形或会意　如大杼、地机、颊车、阳辅、缺盆、天鼎、悬钟等。

1·4·3　人体类

1·4·3·1　以人体解剖部位来命名　此类腧穴可分以下两类：

（1）以大体解剖名称来命名：如腕骨、完骨、大椎、曲骨、京骨、巨骨等。

（2）以内脏解剖名称来命名：如心俞、肝俞、肺俞、脾俞、胃俞、肾俞、胆俞、膀胱俞、大肠俞、小肠俞等。

1·4·3·2　以人体生理功能来命名　此类腧穴可分以下两类：

（1）以一般生理功能来命名：如承浆、承泣、听会、劳宫、廉泉、关元等。

（2）以气血脏腑功能来命名：如气海、血海、神堂、魄户、魂门、意舍、志室等。

1·4·3·3　以治疗作用来命名　如光明、水分、通天、迎香、交信、归来、筋缩等。

1·4·3·4　以人体部位和经脉分属阴阳来命名　可分以下三类：

（1）以内外分阴阳来命名：如阳陵泉（外）、阴陵泉（内）等。

（2）以腹背分阴阳来命名：如阴都（腹）、阳纲（背）等。

（3）以经脉交会分阴阳来命名：如三阴交（阴经）、三阳络（阳经）等。

1·5　腧穴的定位方法

腧穴的定位方法可分为骨度分寸法，体表标志法，手指比量法和简易取穴法四种。

1·5·1　骨度分寸法

骨度分寸法，古称"骨度法"，即以骨节为主要标志测量周身各部的大小、长短，并依其尺寸按比例折算作为定穴的标准。杨上善说："以此为定分，立经脉，并取空穴。"但分部折寸的尺度应以患者本人的身材为依据。此法的记载，最早见于《灵枢·骨度》篇，其所测量的人体高度为七尺五寸，其横度（两臂外展，两手伸直，以中指端为准）也为七尺五寸。（表1-2）

常用骨度分寸是根据《灵枢·骨度》，并在医疗实践中经过修改和补充而来的。如肘至腕，《灵枢·骨度》为12.5寸，因其与总横度75寸不合，故改为12寸；两乳之间，《灵枢·骨度》之横寸为9.5寸，据《甲乙》腧穴分寸而改为8寸；天枢以下至横骨，《灵枢·骨度》为6.5

表1-2　《灵枢》骨度表

部　位	起　止　点	折量分寸(寸)	度量法
头面部	发所覆者，颅至项（前发际至后发际）	12.0	直寸
	耳后当完骨者（两乳突间）	9.0	横寸
	头之大骨围（头围）	26.0	横寸
	发以下至颐	10.0	直寸
	两颧之间	7.0	横寸
	耳前当耳门者（面部两侧听宫穴间）	13.0	横寸
	角以下至柱骨（额角至颈项根部）	10.0	直寸
颈项部	项发以下至背骨（后发际至大椎）	2.5	直寸
	结喉以下至缺盆中（喉结至胸骨上切迹）	4.0	直寸

(续上表)

部 位	起 止 点	折量分寸(寸)	度量法
胸腹部	缺盆以下至𩩲骬(胸骨上切迹至剑突)	9.0	直寸
	𩩲骬以下至天枢(胸肋角至脐水平)	8.0	直寸
	天枢以下至横骨(脐水平至耻骨)	6.5	直寸
	胸围	45.0	横寸
	两乳之间	9.5	横寸
	横骨长(耻骨长度)	6.5	横寸
	行腋中不见者(颈项根部至腋窝)	4.0	直寸
	腋以下至季胁	12.0	直寸
	季胁以下至髀枢	6.0	直寸
背腰部	膂骨以下至尾骶二十一节(第1～21椎)	30.0	直寸
	腰围	42.0	横寸
上肢部	肩至肘	17.0	直寸
	肘至腕	12.5	直寸
	腕至中指本节(掌长)	4.0	直寸
	本节至其末(指长)	4.5	直寸
下肢部	横骨上廉以下至内辅上廉(耻骨上缘至股骨内上髁)	18.0	直寸
	内辅上廉以下至下廉	3.5	直寸
	内辅下廉以下至内踝	13.0	直寸
	内踝以下至地	3.0	直寸
	两髀之间	6.5	横寸
	髀以下至膝中	19.0	直寸
	膝腘以下至跗属(膝、腘窝至跟骨结节上缘)	16.0	直寸
	膝以下至外踝	16.0	直寸
	跗属以下至地	3.0	直寸
	外踝以下至京骨(外踝至第五跖骨头)	3.0	横寸
	京骨以下至地	1.0	直寸
	足长	12.0	直寸
	足广(宽)	4.5	横寸

寸,据《甲乙》腧穴分寸改为5寸;季胁以下至髀枢,《灵枢·骨度》为6寸,据《甲乙》腧穴分寸改为9寸;膂骨以下至尾骶二十一节,《灵枢·骨度》作30寸,今以脊椎棘突作标志为依据,不作分寸折算。另外,前额两发角之间,据《甲乙》腧穴分寸为9寸。以上骨度分寸,不论男女老幼和形体的高矮胖瘦,均折算成同样的长度和宽度,作为量取腧穴定位的标准。现将各部常用骨度分寸列表、图示于下。(表1-3、图1-1)

1·5·2 体表标志法

体表标志可分为固定标志和活动标志两类,兹分述如下:

1·5·2·1 固定标志 是指利用五官、毛发、爪甲、乳头、脐窝以及骨节凸起和凹陷、肌肉

表 1-3 常用骨度表

部位	起止点	折量分寸	度量法	说明
头部	前发际至后发际	12寸	直	如前后发际不明,从眉心至大椎穴作18寸,眉心至前发际3寸,大椎穴至后发际3寸
头部	前额两发角之间	9寸	横	用于量头部的横寸
头部	耳后两完骨(乳突)之间	9寸	横	用于量头部的横寸
胸腹部	天突至歧骨(胸剑联合)	9寸	直	胸部与胁肋部取穴直寸,一般根据肋骨计算,每一肋骨折作1.6寸(天突穴至璇玑穴可作1寸,璇玑穴至中庭穴,各穴间可作1.6寸计算)
胸腹部	歧骨至脐中	8寸	直	
胸腹部	脐中至横骨上廉(耻骨联合上缘)	5寸	直	
胸腹部	两乳头之间	8寸	横	胸腹部取穴横寸,可根据两乳头间的距离折量,女性可用锁骨中线代替
胸腹部	横骨(耻骨)长	8寸	横	横骨长度为少腹的腹股沟毛际部横量的标志
背腰部	大椎以下至尾骶	21椎	直	背腰部腧穴以脊椎棘突作为标志作定位的依据
身侧部	腋以下至季胁	12寸	直	季胁指第11肋端
身侧部	季胁以下至髀枢	9寸	直	髀枢指股骨大转子
上肢部	腋前纹头(腋前皱襞)至肘横纹	9寸	直	用于手三阴、手三阳经的骨度分寸
上肢部	肘横纹至腕横纹	12寸	直	
下肢部	横骨上廉至内辅骨上廉	18寸	直	用于足三阴经的骨度分寸
下肢部	内辅骨下廉至内踝尖	13寸	直	
下肢部	髀枢至膝中	19寸	直	用于足三阳经的骨度分寸。臀横纹至膝中,可作14寸折量。膝中的水平线,前平膝盖下缘,后平膝弯横纹,屈膝时可平犊鼻穴
下肢部	膝中至外踝尖	16寸	直	
下肢部	外踝尖至足底	3寸	直	

隆起等部位作为取穴标志而言。比较明显的标志,如鼻尖取素髎;两眉中间取印堂,两乳中间取膻中;脐旁二寸取天枢;腓骨小头前下缘取阳陵泉;俯首显示最高的第七颈椎棘突下取大椎等。在两骨分歧处,如锁骨肩峰端与肩胛冈分歧处取巨骨;胸骨下端与肋软骨分歧处取中庭等。此外,可依肩胛冈平第三胸椎棘突,肩胛骨下角平第七胸椎棘突,髂嵴平第四腰椎棘突为标志取背腰部腧穴。

1·5·2·2 活动标志 是指利用关节、肌肉、皮肤,随活动而出现的孔隙、凹陷、皱纹等作为取穴标志而言。如取耳门、听宫、听会等应张口;取下关应闭口。又如曲池必屈肘于横纹头处取之;取肩髃时应将上臂外展至水平位,当肩峰与肱骨粗隆间出现两个凹陷,在前方小凹陷中是穴;取阳溪穴时应将拇指跷起,当拇长、短伸肌腱之间的凹陷中是穴;取养老穴时,正坐屈肘掌心向胸,当尺骨茎突之桡侧骨缝中是穴等等。这些都是在动态情况下作为取穴定位的标志,故称为活动标志。

1·5·3 手指比量法

手指比量法是在分部折寸的基础上,医者用手指比量取穴的方法,又称"指寸法"。因人的手指与身体其他部分有一定的比例,故临床上医者多以自己的手指比量,但都要参照患者身材的高矮情况适当增减比例。一般有下列几种:

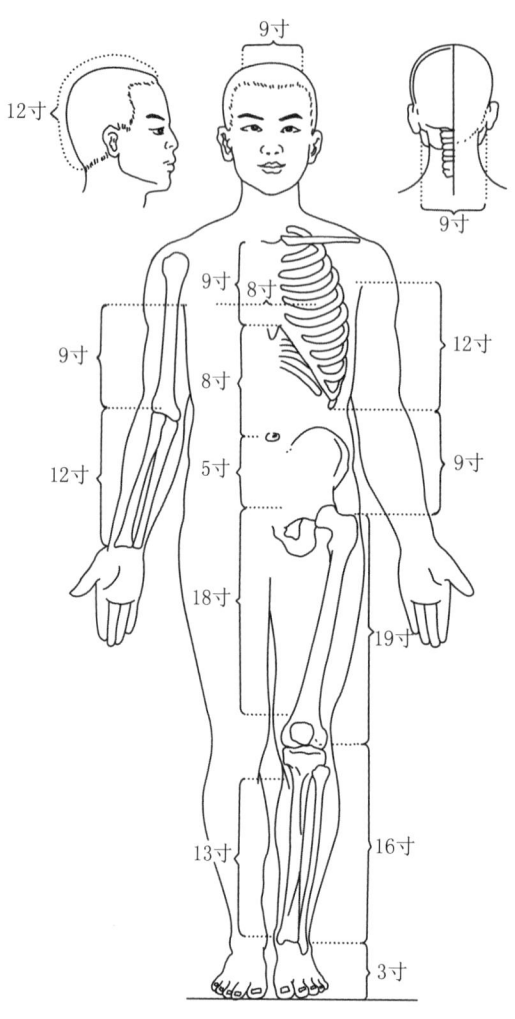

图 1-1　常用骨度分寸示意图

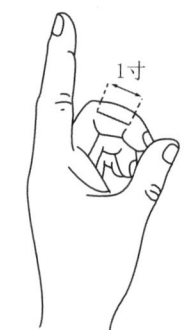

图 1-2　中指同身寸法

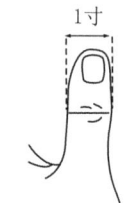

图 1-3　拇指同身寸法

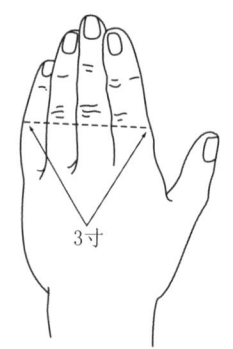

图 1-4　横指同身寸法

1·5·3·1　中指同身寸　此法源于《千金方》。《外台秘要》(简称《外台》)，以中指末节的长度为一寸。宋代《圣惠》提出："手中指第二节，内度两横纹相去一寸。"后人大多以此为准，所以称"中指同身寸"或"中指寸"。《针灸大全》(简称《大全》)更具体地说明："大指与中指相屈如环，取中指中节横纹，上下相去长短为一寸。"即以患者的中指屈曲时，中节内侧两端纹头之间作为1寸(图1-2)。这种方法适用于四肢及脊背作横寸折算。

1·5·3·2　拇指同身寸　此法见于《千金方》，说："中指上第一节为一寸，亦有长短不定者，即取于大拇指第一节横度为一寸。"即指拇指指关节之横度作为1寸。(图1-3)

1·5·3·3　横指同身寸　又称"一夫"法。夫，扶的意思。《礼记》注："铺四指曰扶。"此法亦出自《千金方》："凡量一夫之法，覆手并舒四指，对度四指上中节上横过为一夫。"也就是将食、中、无名、小指相并，四横指为一夫，即四横指相并，以其中指第二节为准，量取四指之横度作为3寸(图1-4)。此法多用于下肢、下腹部和背部的横寸。

手指比量法必须在骨度规定的基础上运用，不能以指寸悉量全身各部，否则长短失度。

故明代张介宾之《图翼》说:"同身寸者,谓同于人身之尺也。人之长短肥瘦各自不同,而穴之横直尺寸亦不能一。如今以中指同身寸法一概混用,则人瘦而指长,人肥而指短,岂不谬误?故必因其形而取之,方得其当。"可见不能离开骨度分寸而只用指寸。骨度分寸与指寸在临床应用中应该互相结合。

1·5·4 简便取穴法

简便取穴法是临床上常用的一种简便易行的取穴方法。如列缺,以病人左右两手之虎口交叉,一手食指压在另一手腕后高骨的正中上方,当食指尖处有一小凹陷就是本穴。又如劳宫,半握拳,以中指的指尖切压在掌心的第一横纹上,就是本穴。又如风市,患者两手臂自然下垂,于股外侧中指尖到达之处就是本穴。此外,如垂肩屈肘取章门,两耳角直上连线中点取百会等等。这些取穴方法都是在长期临床实践中总结出来的。

1·6 特定穴

特定穴是指十四经中具有特殊治疗作用,并有特定称号的腧穴。包括在四肢肘、膝以下的五腧穴、原穴、络穴、郄穴、八脉交会穴、下合穴;在胸腹、背腰部的背俞穴、募穴;在四肢躯干部的八会穴以及全身经脉的交会穴。

1·6·1 五腧穴

十二经在肘膝关节以下各有五个重要经穴,分别名为井、荥、输、经、合,合称"五腧"。有关记载首见于《灵枢·九针十二原》:"以上下所出为井、所溜为荥、所注为腧、所行为经、所入为合。"但并未指出具体穴名和部位。《灵枢·本输》则详细地阐明了各经井、荥、输、经、合各穴的名称和具体位置,唯独没有手少阴心经,其后《甲乙》才补充完备。

古人把经气运行过程用自然界的水流由小到大、由浅入深的变化来形容,把五腧穴按井、荥、输、经、合的顺序,从四肢末端向肘、膝方向依次排列。"井"穴多位于手足之端,喻作水的源头,是经气所出的部位,即"所出为井"。"荥"穴多位于掌指或跖趾关节之前,喻作水流尚微,萦迂未成大流,是经气流行的部位,即"所溜为荥"。"输"穴多位于掌指或跖趾关节之后,喻作水流由小而大,由浅注深,是经气渐盛,由此注彼的部位,即"所注为输"。"经"穴多位于腕踝关节以上,喻作水流变大,畅通无阻,是经气正盛运行经过的部位,即"所行为经"。"合"穴位于肘膝关节附近,喻作江河水流汇入湖海,是经气由此深入,进而会合于脏腑的部位,即"所入为合"。

五腧穴是常用要穴,为古今医家所重视。临床上如井穴可用于治疗神志昏迷;荥穴可用于治疗热病;输穴可用于治疗关节痛;经穴可用于治疗喘咳;合穴可用于治疗六腑病证等,就是《难经·六十八难》所说"井主心下满,荥主身热,俞主体重节痛,经主喘咳寒热,合主逆气而泄"的具体运用。另外,《灵枢·顺气一日分为四时》提出:"病在藏者取之井;病变于色者取之荥;病时间时甚者取之输;病变于音者取之经;经满而血者,病在胃,及以饮食不节得病者,取之于合。"还有根据季节因时而刺的记载,如《难经·七十四难》指出:"春刺井,夏刺荥,季夏刺俞,秋刺经,冬刺合。"

五腧穴又配属五行,《灵枢·本输》指出阴经的井穴属木,阳经的井穴属金。《难经·六十四难》补全了阴阳各经脉五腧穴的五行属性,即"阴井木,阳井金;阴荥火,阳荥水;阴俞土,阳俞木;阴经金,阳经火;阴合水,阳合土",均依五行相生规律而来。同时,又按阴阳相合,刚柔相济的关系,将阴井乙木与阳井庚金配合起来,成为子午流注针法按时取穴及合日互用开穴

表 1-4　六阴经五腧穴五行配属表

六阴经	井(木)	荥(火)	输(土)	经(金)	合(水)
肺(金)	少商	鱼际	太渊	经渠	尺泽
肾(水)	涌泉	然谷	太溪	复溜	阴谷
肝(木)	大敦	行间	太冲	中封	曲泉
心(火)	少冲	少府	神门	灵道	少海
脾(土)	隐白	大都	太白	商丘	阴陵泉
心包(相火)	中冲	劳宫	大陵	间使	曲泽

表 1-5　六阳经五腧穴五行配属表

六阳经	井(金)	荥(水)	输(木)	经(火)	合(土)
大肠(金)	商阳	二间	三间	阳溪	曲池
膀胱(水)	至阴	通谷	束骨	昆仑	委中
胆(木)	窍阴	侠溪	足临泣	阳辅	阳陵泉
小肠(火)	少泽	前谷	后溪	阳谷	小海
胃(土)	厉兑	内庭	陷谷	解溪	足三里
三焦(相火)	关冲	液门	中渚	支沟	天井

规律的理论基础。(表 1-4、表 1-5)

1·6·2　原穴

十二经脉在腕、踝关节附近各有一个重要经穴,是脏腑原气经过和留止的部位,称为"原穴",又名"十二原"。(表 1-6)

表 1-6　十二经原穴表

手三阴经	肺经	太渊	心经	神门	心包经	大陵
手三阳经	大肠经	合谷	小肠经	腕骨	三焦经	阳池
足三阴经	脾经	太白	肾经	太溪	肝经	太冲
足三阳经	胃经	冲阳	膀胱经	京骨	胆经	丘墟

原穴名称,在《灵枢·九针十二原》中提出了五脏原穴:肺原出于太渊,心原出于大陵,肝原出于太冲,脾原出于太白,肾原出于太溪。《灵枢·本输》补充了六腑原穴:大肠原过于合谷,胃原过于冲阳,小肠原过于腕骨,膀胱原过于京骨,三焦原过于阳池,胆原过于丘墟。并指出了各原穴的位置,但其中尚缺心经原穴神门,后由《甲乙》补齐。阴经五脏之原穴,即是五腧穴中的输穴,所谓"阴经之输并于原"(《图翼》),就是"以输为原"。这与阳经六腑输穴之外另有原穴有别。《难经·六十二难》指出:"三焦行诸阳,故置一输名曰原。"意思是说三焦原气行于外,阳经脉气盛长,故于输穴之外另有原穴。

原气导源于肾间动气,是人体生命活动的原动力,通过三焦运行于脏腑,是十二经的根本。原穴是脏腑原气所留止之处,因此脏腑发生病变时,就会相应地反映到原穴上来,正如《灵枢·九针十二原》所说:"五脏有疾也,应出十二原,十二原各有所出,明知其原,睹其应而知五脏之害矣。"

在治疗方面,《灵枢·九针十二原》说:"五脏有疾也,当取之十二原"。针刺原穴能使三焦原气通达,从而发挥其维护正气,抗御病邪的作用,说明原穴有调整其脏腑经络虚实各证的功能。

1·6·3 络穴

络脉在由经脉别出的部位各有一个腧穴,称为络穴。它具有联络表里两经的作用。

络穴名称首载于《灵枢·经脉》篇。十二经的络穴皆位于肘膝关节以下,加上任脉之络穴鸠尾散于腹,督脉之络穴长强散于头上,脾之大络大包穴布于胸胁,共有十五穴,故称为"十五络穴"。(表1-7)

表1-7 十五络穴表

手三阴经	肺经	列缺	心经	通里	心包经	内关
手三阳经	大肠经	偏历	小肠经	支正	三焦经	外关
足三阴经	脾经	公孙	肾经	大钟	肝经	蠡沟
足三阳经	胃经	丰隆	膀胱经	飞扬	胆经	光明
任、督、脾大络	任脉	鸠尾	督脉	长强	脾大络	大包

络穴各主治其络脉的病证,如手少阴心经别络,实则胸中支满,虚则不能言语,皆可取其络穴通里来治疗。余皆仿此。络穴又能沟通表里二经,故有"一络通二经"之说。因此,络穴不仅能够治本经病,也能治其相表里之经的病证,如手太阴经的络穴列缺,既能治肺经的咳嗽、喘息,又能治手阳明大肠经的齿痛、头项等疾患。

络穴在临床上可单独使用,也可与其相表里经的原穴配合使用,即谓之"原络配穴"。

另外,《素问·平人气象论》说:"胃之大络,名曰虚里,贯鬲络肺,出于左乳下,其动应衣,脉宗气也。"故又有"十六络"之说。

1·6·4 郄穴

郄穴是各经经气所深聚的地方,大多分布在四肢肘膝以下。

十二经脉各有一个郄穴,阴阳跷脉及阴阳维脉也各有一个郄穴,合而为十六郄穴。(表1-8)

郄穴的名称和位置,首载于《甲乙》。

临床上郄穴用于治疗本经循行部位及所属脏腑的急性病证。阴经郄穴多治血证,如孔最治咳血,中都治崩漏等。阳经郄穴多治急性疼痛,如颈项痛取外丘,胃脘疼痛取梁丘等。此外,当某脏腑有病变时,又可按压郄穴进行检查,可作协助诊断之用。

1·6·5 背俞穴

脏腑经气输注于背腰部的腧穴,称为背俞穴。

背俞穴位于背腰部足太阳膀胱经的第一侧线上,大体依脏腑位置而上下排列,分别冠以脏腑之名,共十二穴。(表1-9)

表 1-8 十六郄穴表

阴经	郄穴	阳经	郄穴
手太阴肺经	孔最	手阳明大肠经	温溜
手厥阴心包经	郄门	手少阳三焦经	会宗
手少阴心经	阴郄	手太阳小肠经	养老
足太阴脾经	地机	足阳明胃经	梁丘
足厥阴肝经	中都	足少阳胆经	外丘
足少阴肾经	水泉	足太阳膀胱经	金门
阴维脉	筑宾	阳维脉	阳交
阴跷脉	交信	阳跷脉	跗阳

表 1-9 十二背俞穴表

六脏	背俞	六腑	背俞
肺	肺俞	大肠	大肠俞
肾	肾俞	膀胱	膀胱俞
肝	肝俞	胆	胆俞
心	心俞	小肠	小肠俞
脾	脾俞	胃	胃俞
心包	厥阴俞	三焦	三焦俞

　　背俞穴，首见于《灵枢·背腧》篇，载有五脏背俞穴名称和位置。《素问·气府论》提出"六府之俞各穴"，但未列出穴名。《脉经》才明确了肺俞、肾俞、肝俞、心俞、脾俞、大肠俞、膀胱俞、胆俞、小肠俞、胃俞等十个背俞穴的名称和位置。此后《甲乙》又补充了三焦俞，《千金方》又补充了厥阴俞而完备。

　　《素问·长刺节论》说："迫藏刺背，背俞也。"《难经·六十七难》说："阴病行阳……俞在阳。"《素问·阴阳应象大论》指出："阴病治阳。"均说明背俞穴可治疗五藏病证。

　　背俞穴不但可以治疗与其相应的脏腑病证，也可以治疗与脏腑相关的五官九窍、皮肉筋骨等病证。如肝俞既能治疗肝病，又能治疗与肝有关的目疾、筋脉挛急等病；肾俞既能治疗肾病，也可治疗与肾有关的耳鸣、耳聋、阳痿及骨病等。余仿此。

1·6·6 募穴

　　脏腑经气结聚于胸腹部的腧穴，称为募穴。六脏六腑共有十二募穴。（表 1-10）

　　募穴之分布，有在本经者，有在他经者；有呈双穴者，为单穴者。分布于肺经的有本脏募中府；分布于胆经的有本腑募日月，肾脏募京门；分布于肝经的有本脏募期门，脾脏募章门；分布于胃经的有大肠募天枢。以上均为双穴。其余都分布于任脉，有心包募膻中；心募巨阙；胃募中脘；三焦募石门；小肠募关元；膀胱募中极。均为单穴。

　　募穴，始见于《素问·奇病论》："胆虚气上溢而口为之苦，治之以胆募俞。"《难经·六十七难》有"五藏募在阴而俞在阳"的记载，但无具体穴名。至《脉经》才明确了期门、日月、巨

表 1-10 十二募穴表

两 侧		正 中	
脏 腑	募 穴	募 穴	脏 腑
肺	中 府	膻 中	心 包
肝	期 门	巨 阙	心
胆	日 月	中 脘	胃
脾	章 门	石 门	三 焦
肾	京 门	关 元	小 肠
大 肠	天 枢	中 极	膀 胱

关元、章门、太仓(中脘)、中府、天枢、京门、中极等十个募穴的名称和位置。《甲乙》又补充了三焦募石门,后人又补充了心包募膻中,始臻完备。

《难经·六十七难》说"阳病行阴,故令募在阴",《素问·阴阳应象大论》说"阳病治阴",说明六腑病证多取募穴治疗。如胃病多取中脘,大肠病多取天枢,膀胱病多取中极等。

滑伯仁《难经本义》说"阴阳经络,气相交贯,脏腑腹背,气相通应",说明脏腑之气与俞募穴是相互贯通的。因此,募穴主治性能与背俞穴有共同之处。募穴可以单独使用,也可与背俞穴配合使用,即谓之"俞募配穴"。同时俞募二穴也可相互诊察病证,作为协助诊断的一种方法。所谓"审募而察俞,察俞而诊募"。

1·6·7 八会穴

八会穴,是指脏、腑、气、血、筋、脉、骨、髓等精气所会聚的腧穴。

八会穴首载于《难经·四十五难》:"腑会太仓(中脘),脏会季胁(章门),筋会阳陵泉,髓会绝骨,血会膈俞,骨会大杼,脉会太渊,气会三焦外一筋直两乳内(膻中)也。"

八会穴与其所属的八种脏器组织的生理功能有着密切关系。如章门为脏之会穴,因五脏皆禀于脾,为脾之募穴也;中脘为腑之会穴,因六腑皆禀于胃,为胃之募穴也;膻中为气之会穴,因其为宗气之所聚,为心包之募穴也;膈俞为血之会穴,因其位于心肝俞穴之间,心主血,肝藏血故也;大杼为骨之会穴,因其近于椎骨(柱骨之根)故也;阳陵泉为筋之会穴,因其

表 1-11 八会穴表

八 会	穴 名	经 属
脏 会	章 门	脾经募穴
腑 会	中 脘	胃经募穴
气 会	膻 中	心包经募穴
血 会	膈 俞	膀胱经穴
筋 会	阳陵泉	胆经合穴
脉 会	太 渊	肺经输穴
骨 会	大 杼	膀胱经穴
髓 会	绝 骨	胆经穴

位于膝下,膝为筋之府也;太渊为脉之会穴,因其为手太阴经之原,居于寸口为脉之大会也;绝骨为髓之会穴,因其属于胆经,胆主骨所生病,骨生髓故也。因此,在治疗方面,凡与此八者有关的病证均可选用相关的八会穴来治疗。另外,《难经·四十五难》又说"热病在内者,取其会之气穴也",说明八会穴还能治某些热病。(表 1 - 11)

1·6·8 八脉交会穴

奇经八脉与十二正经脉气相通的八个腧穴,称为八脉交会穴。均分布在肘膝以下。

八脉交会穴是金元时代窦汉卿得于山人宋子华之手,乃"少室隐者"之所传。因窦氏善用此法而声誉倍增,故又称"窦氏八穴"。

奇经八脉与十二正经的八穴相互交会的关系是:公孙通过足太阴脾经入腹会于关元,与冲脉相通;内关通过手厥阴心包经起于胸中,与阴维脉相通;外关通过手少阳三焦经上肩循天髎,与阳维脉相通;临泣通过足少阳胆经过季胁,与带脉相通;申脉通过足太阳膀胱经,与阳跷脉相通;后溪通过手太阳小肠经交肩会于大椎,与督脉相通;照海通过足少阴肾经循阴股入腹达胸,与阴跷脉相通;列缺通过手太阴肺经循喉咙,与任脉相通。

由于奇经与正经的经气以八穴相会通,所以此八穴既能治奇经病,又能治正经病。如公孙通冲脉,故公孙既能治足太阴脾经病,又能治冲脉病;内关通阴维脉,故内关既能治手厥阴心包经病,又能治阴维脉病。余同。

八脉交会八穴,临床上常采用上下相应的配穴法,如公孙配内关治疗胃、心、胸部病症和疟疾,后溪配申脉治内眼角、耳、项、肩胛部位病及发热恶寒等表证,外关配足临泣治疗外眼角、耳、颊、颈、肩部病及寒热往来证,列缺配照海治咽喉、胸膈、肺病和阴虚内热等。(表 1 - 12)

表 1 - 12 八脉交会穴表

经 属	八 穴	通 八 脉	会 合 部 位
足太阴	公 孙	冲 脉	胃、心、胸
手厥阴	内 关	阴 维	
手少阳	外 关	阳 维	目外眦、颊、颈、耳后、肩
足少阳	足临泣	带 脉	
手太阳	后 溪	督 脉	目内眦、项、耳、肩胛
足太阳	申 脉	阳 跷	
手太阴	列 缺	任 脉	胸、肺、膈、喉咙
足少阴	照 海	阴 跷	

八脉交会穴在临床上应用甚为广泛,李梴《医学入门》说:"八法者,奇经八穴为要,乃十二经之大会也。"又说:"周身三百六十穴统于手足六十六穴,六十六穴又统于八穴。"说明八穴之精义所在,它是特定穴中的重要组成部分。

1·6·9 下合穴

下合穴,又称六腑下合穴。它是根据《灵枢·邪气脏腑病形》"合治内府"的理论而提出来的。即指"胃合于三里,大肠合于巨虚上廉,小肠合入于巨虚下廉,三焦合入于委阳,膀胱合入于委中央,胆合入于阳陵泉"。

因大肠、小肠、三焦三经在上肢原有合穴,而以上六穴都在下肢,为了区别,故以下合穴命名。其理论根据首见于《灵枢·本输》："六腑皆出足之三阳,上合于手者也。"因"大肠、小肠皆属于胃",所以,大肠、小肠的下合穴在胃经上;《甲乙》指出:"委阳,三焦下辅俞也……此足太阳之别络也。"膀胱主藏津液,三焦主水液代谢,故三焦与膀胱关系密切,因此,三焦的下合穴在膀胱经上;胃、胆、膀胱三经的合穴,本在下肢,因此,以上六穴称为六腑下合穴。

下合穴是治疗六腑病证的主要穴位,《素问·咳论》说"治府者治其合"。如足三里治疗胃脘痛;下巨虚治疗泄泻;上巨虚治疗肠痈、痢疾;阳陵泉治疗蛔厥;委阳、委中治疗三焦气化失常而引起的癃闭、遗尿等,都为临床所习用。(表1-13)

表1-13 下合穴表

手足三阳		六腑	下合穴
手三阳	太阳	小肠	下巨虚
	阳明	大肠	上巨虚
	少阳	三焦	委阳
足三阳	太阳	膀胱	委中
	阳明	胃	足三里
	少阳	胆	阳陵泉

1·6·10 交会穴

交会穴是指两经或数经相交会合的腧穴。其中主要的一经即腧穴所归属的一经称为本经,相交会的经称为他经。

交会穴的记载,始见于《甲乙》。交会穴的分布多在头面、躯干部位。

交会穴不但能治本经的疾病,还能兼治所交会经脉的疾病。如关元、中极是任脉的经穴,又与足三阴经相交会,这样既可以治任脉的疾患,又可治足三阴经的疾患;大椎是督脉的经穴,又与手足三阳相交会,它既可治督脉的疾患,又可治诸阳经的全身性疾患;三阴交是足太阴脾经的经穴,又与足少阴肾和足厥阴肝经的经脉相交会,它不但能治脾经病,也能治疗肝、肾两经的疾病。这就是交会穴的特点。

今据《甲乙》所载的经脉交会穴,列表如下:(表1-14)

表1-14 经脉交会穴表

经 属	穴 名	交 会 经 脉
手太阴	中府	手足太阴之会①
手阳明	臂臑	手阳明络之会
	肩髃	手阳明、阳跷脉之会
	巨骨	手阳明、阳跷之会
	迎香	手足阳明之会
足阳明	承泣	阳跷、任脉、足阳明之会
	巨髎	阳跷、足阳明之会
	地仓	阳跷、手足阳明之会
	下关	足阳明、少阳之会

① 《甲乙》原文为"手太阴之会",据《素问·气府论》王冰注改。

(续上表)

经　属	穴　名	交　会　经　脉
足 阳 明	头　维 气　冲	足少阳、阳明之会① 冲脉起于气冲②
足 太 阴	三 阴 交 冲　　门 府　　舍 大　　横 腹　　哀	足太阴、厥阴、少阴之会 足太阴、厥阴之会 足太阴、阴维、厥阴之会 足太阴、阴维之会 足太阴、阴维之会
手 太 阳	天　　容 臑　　俞 秉　　风 颧　　髎 听　　宫	手少阳脉气所发 手太阳、阳维、阳跷之会 手阳明、太阳、手少阳之会 手少阳、太阳之会 手足少阳、手太阳之会
足 太 阳	睛　　明 大　　杼 风　　门 附　　分 上　　髎 跗　　阳 申　　脉 仆　　参 金　　门	手足太阳、足阳明之会 足太阳、手太阳之会 督脉、足太阳之会 手足太阳之会③ 足太阳、少阳之络 阳跷之郄 阳跷所生 足太阳、阳跷所会 阳维所别属也
足 少 阴	大　　赫 气　　穴 四　　满 中　　注 肓　　俞 商　　曲 横　　骨 石　　关 阴　　都 腹 通 谷 幽　　门 照　　海 交　　信 筑　　宾	冲脉、足少阴之会 冲脉、足少阴之会 冲脉、足少阴之会 冲脉、足少阴之会 冲脉、足少阴之会 冲脉、足少阴之会 冲脉、足少阴之会 冲脉、足少阴之会 冲脉、足少阴之会 冲脉、足少阴之会 冲脉、足少阴之会 阴跷脉所生 阴跷之郄 阴维之郄
手 厥 阴	天　　池	手厥阴、足少阳之会
手 少 阳	臑　　会 丝 竹 空 天　　髎 翳　　风 角　　孙 和　　髎	手阳明之络 足少阳脉气所发 手少阳、阳维之会 手足少阳之会 手足少阳之会④ 手足少阳、手太阳之会

① 《甲乙》原文为"足少阳、阳维之会"，据《素问·气府论》王冰注改。
② 据《难经·二十八难》增。
③ 《甲乙》原文为"足太阳之会"，据《外台》改。
④ 《甲乙》原文为"手足少阳、手阳明之会"，据《铜人》删。

(续上表)

经属	穴名	交会经脉
足少阳	瞳子髎	手太阳、手足少阳之会
	上关	手少阳、足阳明之会
	颔厌	手少阳、足阳明之会
	听会	手少阳脉气所发
	悬厘	手足少阳、阳明之会
	曲鬓	足太阳、少阳之会
	天冲	足太阳、少阳之会①
	率谷	足太阳、少阳之会
	浮白	足太阳、少阳之会
	头窍阴	足太阳、少阳之会
	完骨	足太阳、少阳之会
	本神	足少阳、阳维之会
	阳白	足少阳、阳维之会
	头临泣	足太阳、少阳、阳维之会
	目窗	足少阳、阳维之会
	正营	足少阳、阳维之会
	承灵	足少阳、阳维之会
	脑空	足少阳、阳维之会
	风池	足少阳、阳维之会
	肩井	手足少阳、阳维之会
	日月	足太阴、少阳之会
	环跳	足少阳、太阳二脉之会②
	带脉	足少阳、带脉二经之会③
	五枢	足少阳、带脉二经之会④
	维道	足少阳、带脉之会
	居髎	阳跷、足少阳之会
	阳交	阳维之郄
足厥阴	章门	足厥阴、少阳之会
	期门	足太阴、厥阴、阴维之会
任脉	承浆	足阳明、任脉之会
	廉泉	阴维、任脉之会
	天突	阴维、任脉之会
	上脘	任脉、足阳明、手太阳之会
	中脘	手太阳、少阳、足阳明所生，任脉之会
	下脘	足太阴、任脉之会
	阴交	任脉、冲脉之会
	关元	足三阴、任脉之会
	中极	足三阴、任脉之会
	曲骨	任脉、足厥阴之会
	会阴	任脉、别络、夹督脉、冲脉之会
督脉	神庭	督脉、足太阳、阳明之会
	水沟	督脉、手足阳明之会
	百会	督、足太阳之会
	脑户	督脉、足太阳之会
	风府	督脉、阳维之会

①③④ 据《素问·气府论》王冰注增。
② 据《素问·气穴论》王冰注增。

(续上表)

经　　属	穴　　名	交　会　经　脉
督　脉	哑　门 大　椎 陶　道 长　强	督脉、阳维之会 手足三阳、督脉之会① 督脉、足太阳之会 督脉别络，少阴所结

① 《甲乙》原文无"手足"二字，据《铜人》补。

1·7　腧穴的作用

腧穴的作用与脏腑、经络有密切关系，主要表现在反映病证以协助诊断和接受刺激、防治疾病两方面。

1·7·1　反映病证，协助诊断

《灵枢·邪客》说："肺心有邪，其气留于两肘；肝有邪，其气留于两腋；脾有邪，其气留于两髀；肾有邪，其气留于两腘。"张介宾《类经》注说："凡病邪久留不移者，必四肢八溪之间有所结聚，故当于节之会处索而刺之。"说明腧穴在病理状态下具有反映病候的作用。如胃肠疾患的人常在足三里、地机等穴出现压痛过敏，有时并可在第五至第八胸椎附近触到软性异物；患有肺脏疾患的人，常可在肺俞、中府等穴有压痛、过敏及皮下结节。因此，临床上常用指压背俞穴、募穴、郄穴、原穴的方法，察其腧穴的压痛、过敏、肿胀、硬结、凉、热，以及局部肌肉的坚实虚软程度，并审其皮肤的色泽、瘀点、丘疹、脱屑、肌肉的隆起、凹陷等来协助诊断。这就是《灵枢·官能》"察其所痛，左右上下，知其寒温，何经所在"，以及《灵枢·刺节真邪》"用针者，必先察其经络之实虚，切而循之，按而弹之，视其应动者，乃后取之而下之"的具体运用。

近来，在利用腧穴协助诊断方面又有新的发展，如耳廓中耳穴的测定，对原穴用导电量的测定，对十二井穴用知热感度的测定等，通过仪器对这些腧穴的测探，可以在一定程度上反映经络、脏腑、组织器官的病变，为协助诊断增添了新的内容。

1·7·2　接受刺激，防治疾病

《素问·五脏生成》说："人有大谷十二分，小溪三百五十四名，少十二俞，此皆卫气所留止，邪气之所客也，针石缘而去之。"指出腧穴不仅是气血输注的部位，也是邪气所客之处所，又是针灸防治疾病的刺激点。腧穴防治疾病的关键就是接受适当的刺激以通其经脉，调其气血，使阴阳归于平衡，脏腑趋于和调，从而达到扶正祛邪的目的。腧穴在防治疾病方面可从以下三方面加以论述：

1·7·2·1　近治作用　这是一切腧穴（包括十四经穴、奇穴、阿是穴）主治作用的具有的共同特点。这些腧穴均能治疗该穴所在部位及邻近组织、器官的病证。如眼区的睛明、承泣、四白、球后各穴，均能治眼病；耳区的听宫、听会、翳风、耳门诸穴，均能治疗耳病；胃部的中脘、建里、梁门诸穴，均能治疗胃病等。

1·7·2·2　远治作用　这是十四经腧穴主治作用的基本规律。在十四经腧穴中，尤其是十二经脉在四肢肘、膝关节以下的腧穴，不仅能治局部病证，而且能治本经循行所涉及的远隔部位的组织、器官、脏腑的病证，有的甚至具有影响全身的作用。如合谷穴，不仅能治上肢病证,而且能治颈部和头面部病证,同时能治外感病的发热;足三里穴不但能治疗下肢病证,而且对调整消化系统的功能,甚至对人体防卫、免疫反应方面都具有很大的作用。

1·7·2·3 特殊作用　临床实践证明,针刺某些腧穴,对机体的不同状态,可起着双重性的良性调整作用。如泄泻时,针刺天枢能止泻;便秘时,针刺天枢又能通便。心动过速时,针刺内关能减慢心率;心动过缓时,针刺内关又可使之恢复正常。此外,腧穴的治疗作用还具有相对的特异性,如大椎退热,至阴矫正胎位等,均是其特殊的治疗作用。

1·8　腧穴的主治规律

每个腧穴都有较广泛的主治范围,这与其所属经络和所在部位的不同有直接关系。无论腧穴的局部治疗作用,还是邻近或远隔部位的治疗作用,都是以经络学说为依据的,一句话就是"经络所通,主治所及"。如要掌握腧穴的主治规律,一般可以从腧穴的分经、分部两方面来归纳。

1·8·1　分经主治规律

十四经腧穴的分经主治,既能主治本经的病证,又能主治二经相同的病证,或主治三经相同的病证。说明分经主治既有其特性,又有其共性。兹将各经腧穴主治的异同分经列表如下:(表1-15~表1-19)

表1-15　手三阴经

经　名	本　经　病	二经病	三　经　病
手太阴经	肺、喉病		
手厥阴经	心、胃病	神志病	胸部病
手少阴经	心病		

表1-16　手三阳经

经　名	本　经　病	二经病	三　经　病
手阳明经	前头、鼻、口、齿病		
手少阳经	侧头、胁、肋病	耳病	眼病、咽喉病、热病
手太阳经	后头、肩胛、神志病		

表1-17　足三阳经

经　名	本　经　病	二经病	三　经　病
足阳明经	前头、口、齿、咽喉、胃肠病		
足少阳经	侧头、耳病、胁肋病	眼病	神志病、热病
足太阳经	后头、背腰、脏腑病		

表 1-18 足三阴经

经名	本经病	三经病
足太阴经	脾胃病	
足厥阴经	肝病	前阴病、妇科病
足少阴经	肾、肺、咽喉病	

表 1-19 任督二脉

经名	本经病	三经病
任脉	回阳、固脱,有强壮作用	神志病、脏腑病、妇科病
督脉	中风、昏迷、热病、头面病	

1·8·2 分部主治规律

十四经腧穴的分部主治各有其特点:如头、面、颈项部的腧穴,除个别能治全身性疾患或四肢疾患外,绝大多数均治局部病证;胸腹部腧穴,大多可治脏腑及急性疾患;背腰部腧穴,除少数能治下肢病外,大多可治局部病证、脏腑和慢性疾患;少腹部腧穴,除能主治脏腑疾患外,还能治全身性疾患;四肢部肘膝以上的腧穴,以治局部病证为主;肘膝以下至腕、踝部的腧穴,除能治局部病证外,还能治脏腑疾患;腕、踝以下的腧穴,除能治局部病证外,还能治头面、五官病证,以及发热、神志病等全身性疾患。兹将各部腧穴的主治范围归纳列表如下:(表 1-20~表 1-29,图 1-5)

表 1-20 头面颈项部

分部	主治
前头、侧头区	眼、鼻病
后头区	神志、局部病
项区	神志、喑哑、咽喉、眼、头项病
眼区	眼病
鼻区	鼻病
颈区	舌、咽喉、喑哑、哮喘、食管、颈部病

表 1-21 胸膺胁腹部

分部	主治
胸膺部	胸、肺、心病
腹部	肝、胆、脾、胃病
少腹部	经带、前阴、肾、膀胱、肠病

表1-22 肩背腰尻部

分 部	主 治
肩 胛 部	局部、头项痛
背 部	肺、心病
背 腰 部	肝、胆、脾、胃病
腰 尻 部	肾、膀胱、肠、后阴、经带病

表1-23 腋胁侧腹部

分 部	主 治
胸 胁 部	肝、胆病,局部病
侧 腹 部	脾、胃病,经带病

表1-24 上肢内侧部

分 部	主 治
上臂内侧部	肘臂内侧病
前臂内侧部	胸、肺、心、咽喉、胃、神志病
掌指内侧部	神志病、发热病、昏迷、急救

表1-25 上肢外侧部

分 部	主 治
上臂外侧部	肩、臂、肘外侧病
前臂外侧部	头、眼、鼻、口、齿、咽喉、胁肋、肩胛、神志、发热病
掌指外侧部	咽喉、发热病、急救

表1-26 下肢后面部

分 部	主 治
大 腿 后 面	臀股部病
小 腿 后 面	腰背、后阴病
跟后、足外侧	头、项、背腰、眼、神志、发热病

表1-27 下肢前面部

分 部	主 治
大 腿 前 面	腿膝部病
小 腿 前 面	胃肠病
足 跗 前 面	前头、口齿、咽喉、胃肠、神志、发热病

表 1-28　下肢内侧部

分　部	主　治
大腿内侧	经带、小溲、前阴病
小腿内侧	经带、脾胃、前阴、小溲病
足内侧	经带、脾胃、肝、前阴、肾、肺、咽喉病

表 1-29　下肢外侧部

分　部	主　治
大腿外侧	腰尻、膝股关节病
小腿外侧	胸胁、颈项、眼、侧头部病
足外侧	侧头、眼、耳、胁肋、发热病

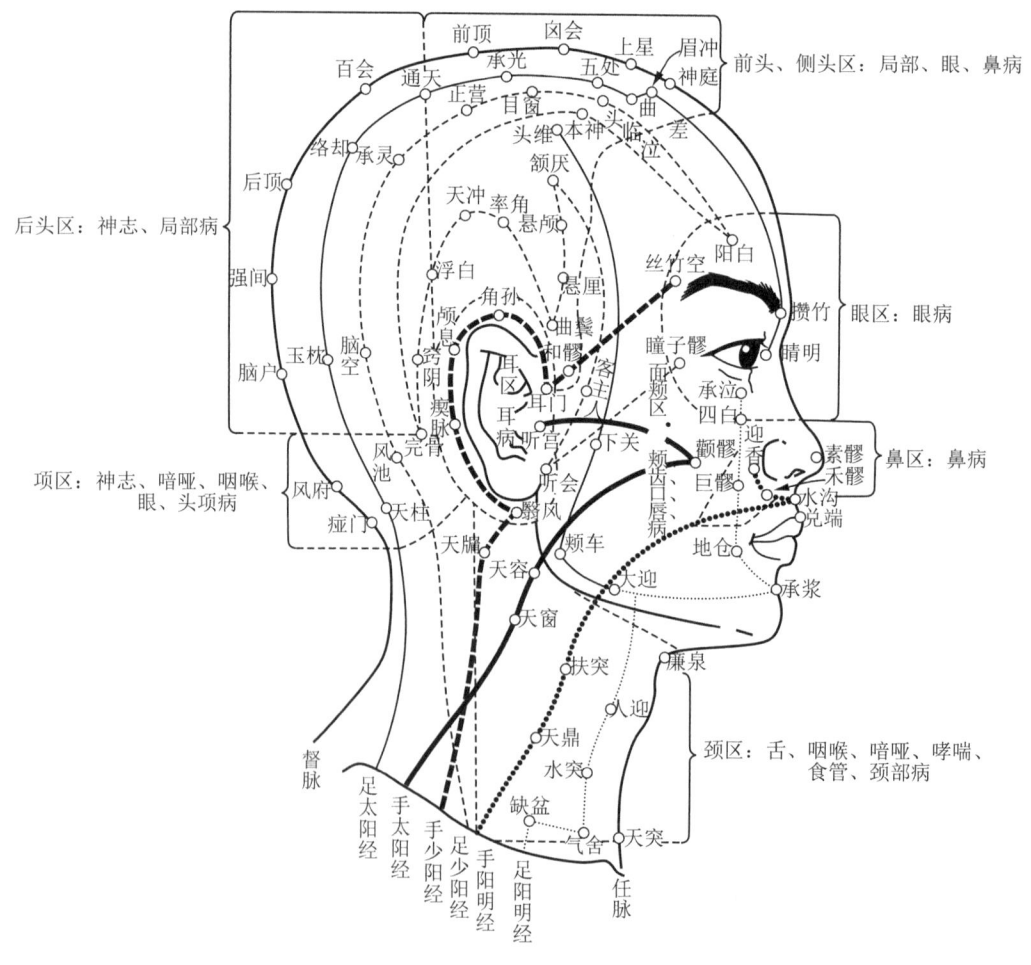

(1) 头面颈项部

图 1-5　十四经腧穴主治分部示意图

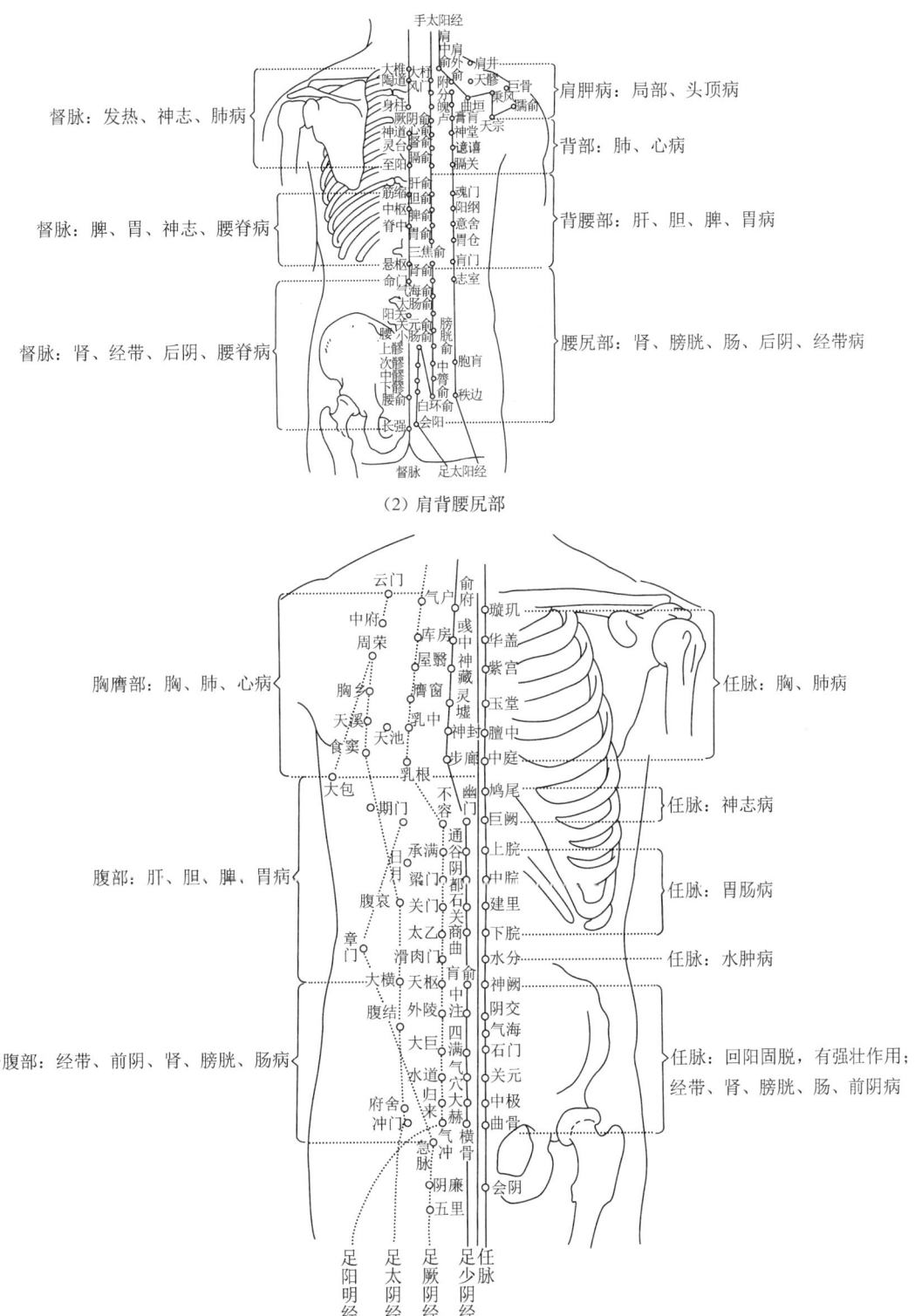

(2) 肩背腰尻部

(3) 胸膺胁腹部

图1-5 十四经腧穴主治分部示意图(续)

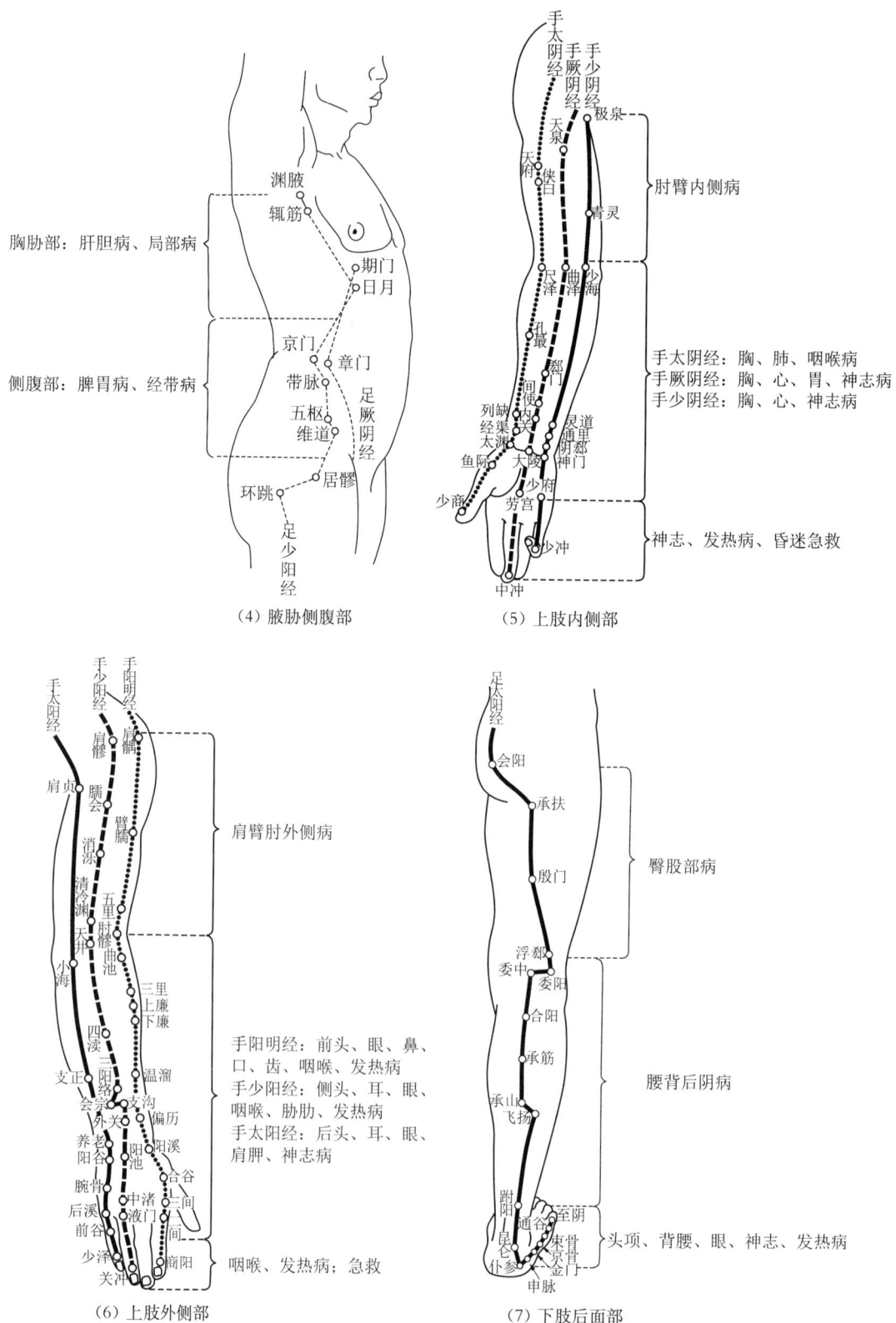

图 1-5 十四经腧穴主治分部示意图(续)

1 腧穴学概论

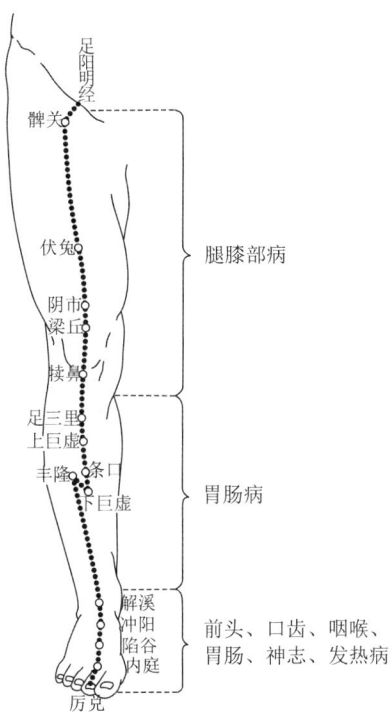

(8) 下肢前面部

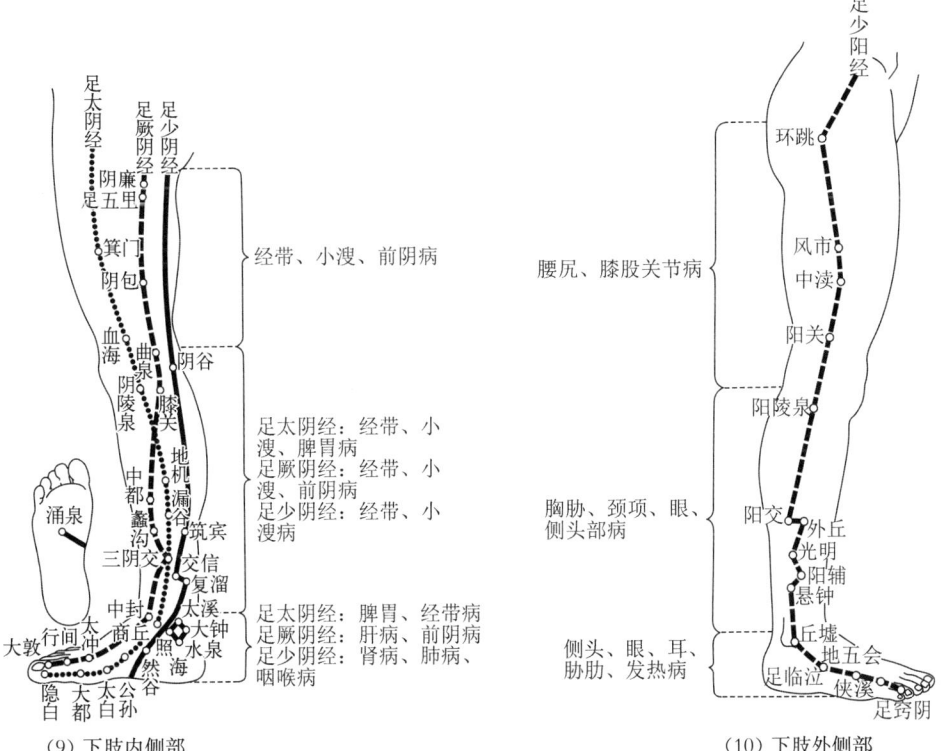

(9) 下肢内侧部 　　　　　　　　　　　　　　(10) 下肢外侧部

图 1-5　十四经腧穴主治分部示意图（续）

2

腧穴学各论

2·1 手太阴肺经经穴

本经经穴分布在胸部的外上方,上肢的掌面桡侧和手掌及拇指的桡侧。起于中府,止于少商,左右各11个穴位。(图2-1)

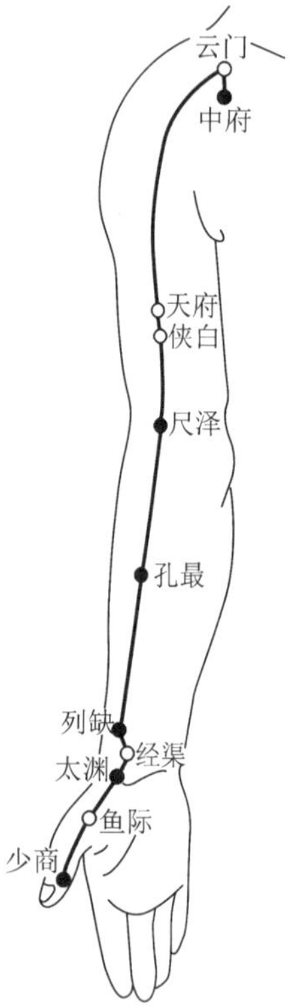

手太阴肺经经穴分寸歌

乳上三肋间中府,上行云门一寸许,
云在璇玑旁六寸,天府腋三动脉求,
侠白肘上五寸主,尺泽肘中约纹是,
孔最腕后七寸拟,列缺腕上一寸半,
经渠寸口陷中取,太渊掌后横纹头,
鱼际节后散脉里,少商大指内侧端,
鼻衄喉痹刺可已。

2·1·1 中府 Zhōng fǔ 募穴

【别名】 膺中俞(《甲乙》);膺俞(《大成》)。

【位置】 在云门下一寸,乳上三肋间陷者中,动脉应手,仰而取之。(《甲乙》)

【取法】 在胸壁之外上部,平第一肋间隙,距胸骨正中线6寸,仰卧取穴。(图2-2)

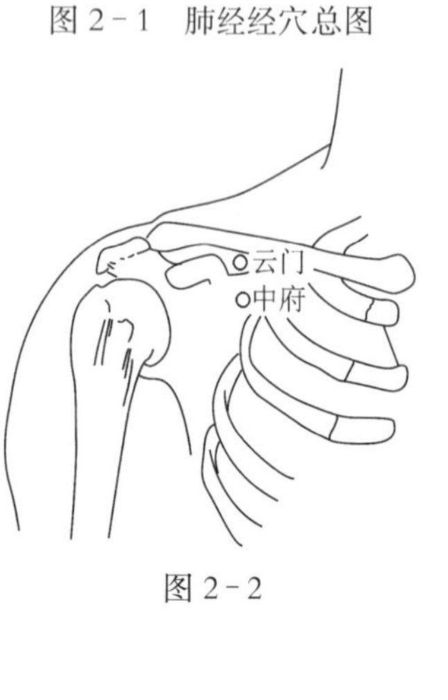

【局部解剖】 有胸大肌、胸小肌,内侧深层为第一肋间内外肌;上外侧有腋动、静脉及胸肩峰动、静脉;布有锁骨上神经的中间支、第一肋间神经的外侧皮支和胸神经外侧支。

【主治】 咳嗽,气喘,胸中烦满,胸痛,肩背痛,腹胀,呕逆,喉痹,浮肿。

【配伍举例】《千金方》 中府、阳交,主喉痹;中府、间使、合谷,主面、腹肿。

《百症赋》 胸满更加噎塞,中府、意舍所行。

【刺灸法】 向外斜刺0.5~0.8寸。

【文献选摘】《大成》 手足太阴之会。

《素问·水热穴论》 大杼、膺俞(中府)、缺盆、背俞(风门),此八者,以写胸中之热也。

2·1·2 云门 Yún mén

【位置】 在巨骨下,气户两旁各二寸陷者中,动脉应手。

图2-1 肺经经穴总图

图2-2

(《甲乙》)

【取法】 距胸骨中线旁开6寸,当锁骨外端下方,凹陷中取穴。

【局部解剖】 有胸大肌;皮下有头静脉通过,深部有胸肩峰动脉分支;布有胸前神经的分支臂丛外侧束、锁骨上神经中后支。

【主治】 咳嗽,气喘,胸痛,肩背痛,胸中烦热。

【配伍举例】《素问·水热穴论》 云门、髃骨、委中、髓空,此八者,以泻四肢之热也。

《千金方》 云门、中府、隐白、期门、肺俞、魂门、大陵,主胸中痛。

《资生》 云门、人迎、神藏,治咳逆,喘不得息;云门、秉风,治肩痛不能举。

【刺灸法】 向外斜刺0.5~0.8寸,可灸。

【文献选摘】《甲乙》 肩痛不可举,引缺盆痛,云门主之。

《千金方》 瘿上气胸满,灸云门五十壮。

《资生》 云门,疗呕逆。

《铜人》 刺深使人气逆,故不宜深刺。

2·1·3 天府 Tiān fǔ

【位置】 在腋下三寸,臂臑内廉动脉中。(《甲乙》)

【取法】 在腋前皱襞上端下3寸,肱二头肌桡侧缘。简便取法:臂向前平举,俯头鼻尖接触上臂内侧处是穴。坐位或卧位取。(图2-3)

【局部解剖】 在肱二头肌桡侧;有头静脉,肱动、静脉分支;布有肌皮神经及臂外侧皮神经。

【主治】 气喘,鼻衄,吐血,瘿气,上臂内侧痛。

【配伍举例】《千金方》 天府、臑会、气舍,主瘤瘿气咽肿。

《百症赋》 天府、合谷,鼻中衄血宜追。

【刺灸法】 直刺0.3~0.5寸,可灸。

【文献选摘】《千金翼》 身重嗜眠,灸天府五十壮,针三分补之。

《资生》 天府,治目眩,远视䀮䀮。

《循经考穴编》 紫、白癜风。

2·1·4 侠白 Xiá bái

【位置】 在天府下,去肘五寸。(《甲乙》)

【取法】 在天府下1寸,肱二头肌桡侧缘,坐位或卧位取穴。(图2-3)

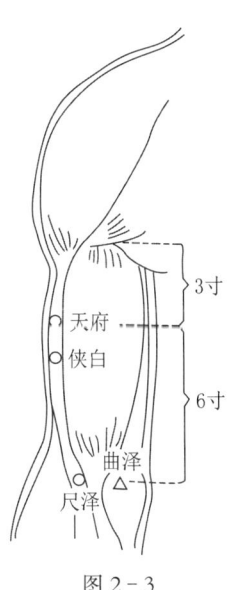

图2-3

【局部解剖】 在肱二头肌桡侧;有头静脉,肱动脉分支;布有臂外侧皮神经及肌皮神经。

【主治】 咳嗽,气短,干呕,烦满,心痛,上臂内侧痛。

【刺灸法】 直刺0.3~0.5寸,可灸。

2·1·5 尺泽 Chǐ zé 合穴

【别名】 鬼受(《千金方》);鬼堂(《千金翼》)。

【位置】 在肘中横纹上动脉。(《甲乙》)

【取法】 微屈肘,在肘横纹上,肱二头肌腱的桡侧缘。(图2-3)

【局部解剖】 在肱二头肌腱的桡侧,肱桡肌起始部;有头静脉,桡返动、静脉分支;布有前臂外侧皮神经,桡神经本干。

【主治】 咳嗽,气喘,咯血,潮热,咽喉肿痛,舌干,胸部胀满,吐泻,小儿惊风,肘臂挛痛,乳痈。

【配伍举例】《千金方》 尺泽、少泽,主短气,胁痛心烦;尺泽、关冲、外关、窍阴,主臂不及头。

《大成》 挫闪腰胁痛:尺泽、委中、人中……复刺后穴,昆仑、束骨、支沟、阳陵泉;惊痫:尺泽(一壮)、少冲、前顶、束骨;肘挛:尺泽、肩髃、小海、间使、大陵、后溪、鱼际;口干:尺泽、曲泽、大陵、二间、少商、商阳。

《集成》 心痛,面苍黑欲死:尺泽,针,支沟,泻,下三里,留针,合谷,二七壮,大陵,三壮,大冲;干呕:尺泽、章门、间使、关冲、中渚、隐白、乳下一寸,三壮。

《天元太乙歌》 五般肘疼针尺泽,冷渊一刺有神功。

【刺灸法】 直刺0.5~0.8寸;或点刺出血。可灸。

【文献选摘】《资生》 尺泽,主呕泄上下出,胁下痛。

《集成》 热病极热头痛引饮三日,以柔索缠肩下臂上左右尺泽穴,上下青络血贯刺多出血弃如粪汁。

《肘后歌》 鹤膝肿劳难移步,尺泽能舒筋骨疼。

《玉龙歌》 筋急不开手难伸,尺泽从来要认真。

《灵光赋》 吐血定喘补尺泽。

2·1·6 孔最 Kǒng zuì 郄穴

【位置】 去腕七寸。(《甲乙》)

【取法】 在尺泽与太渊的联线上,距太渊7寸。伸臂仰掌取穴。(图2-4)

【局部解剖】 有肱桡肌及旋前圆肌,上端外缘为桡侧腕长、短伸肌内缘;有头静脉,桡动、静脉;布有前臂外侧皮神经和桡神经浅支。

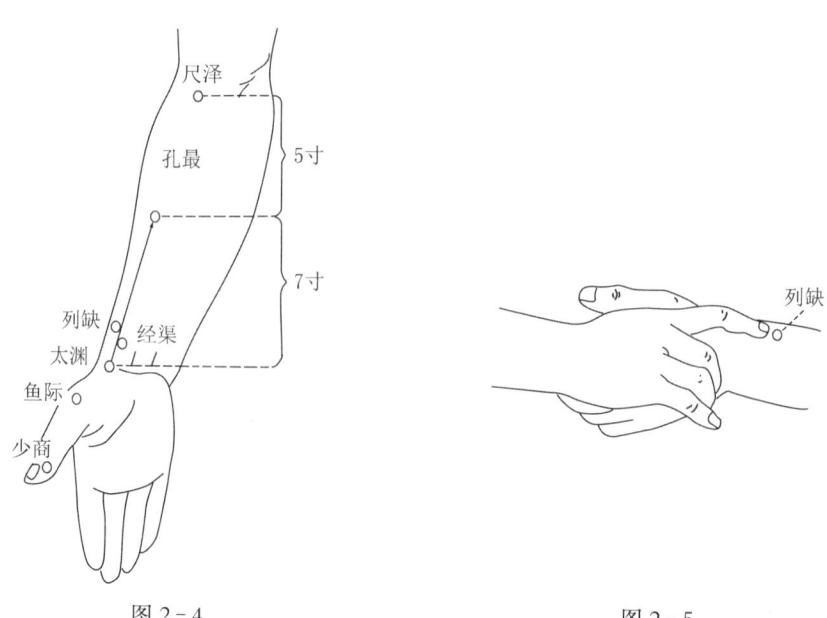

图2-4　　　　　　图2-5

【主治】 咳嗽,气喘,咯血,咽喉肿痛,失音,热病无汗,头痛,肘臂挛痛,痔疮。

【配伍举例】《资生》 孔最、曲泽、肺俞,疗唾血;孔最、哑门,疗失音;孔最、后溪。主头痛。

【刺灸法】 直刺0.5～0.8寸;可灸。

2·1·7 列缺 Liè quē 络穴 八脉交会穴——通任脉

【位置】 去腕上一寸五分。(《甲乙》)

【取法】 在桡骨茎突上方,腕横纹上1.5寸,侧掌取穴。简便取法:两手虎口相交,一手食指压在另一手的桡骨茎突上,当食指尖端到达的凹陷中是穴。(图2-5)

【局部解剖】 在肱桡肌腱与拇长展肌腱之间;有头静脉及桡动、静脉分支;布有前臂外侧皮神经和桡神经浅支的混合支。

【主治】 咳嗽,气喘,咽喉痛,掌中热,半身不遂,口眼㖞斜,偏正头痛,项强,惊痫,溺血,小便热,阴茎痛,牙痛。

【配伍举例】《千金方》 列缺、后溪、少泽、前谷,主疟寒热。

《资生》 列缺、完骨,治口面㖞。

《大成》 健忘失记:列缺、心俞、神门、少海……复刺后穴,中脘、三里;偏风:列缺、冲阳;掌中热:列缺、经渠、太渊;咳血:列缺、三里、肺俞、百劳、乳根、风门、肝俞。

《四总穴歌》 头项寻列缺。

【刺灸法】 向肘部斜刺0.2～0.3寸,可灸。

【文献选摘】《资生》 列缺,主汗出,四肢肿。

《肘后歌》 或患伤寒热未收,牙关风壅药难投,项强反张目直视,金针用意列缺求。

《马丹阳天星十二穴并治杂病歌》(简称《马丹阳十二穴歌》) 列缺腕侧上,次指手交叉,善治偏头患,遍身风痹麻,痰涎频壅上,口噤不开牙,若能明补泻,应手即如拿。

《八脉八穴治症歌》 痔疟便肿泄痢,唾红溺血咳痰,牙疼喉肿小便难,心胸腹疼噎咽,产后发强不语,腰痛血疾脐寒,死胎不下膈中寒,列缺乳痈多散。

2·1·8 经渠 Jīng qú 经穴

【位置】 在寸口陷者中。(《甲乙》)

【取法】 仰掌,在腕横纹上1寸,当桡骨茎突内侧与桡动脉之间陷中取穴。(图2-4)

【局部解剖】 内侧为桡侧腕屈肌,深层有旋前方肌;在桡动、静脉桡侧;布有前臂外侧皮神经和桡神经浅支之混合支。

【主治】 咳嗽,气喘,喉痹,胸部胀满,掌中热,胸背痛。

【配伍举例】《千金方》 经渠、丘墟,主胸背急,胸中澎澎;经渠、行间,主善咳。

《大成》 背痛:经渠、丘墟、鱼际、昆仑、京骨。

【刺灸法】 直刺0.2～0.3寸;禁灸。

【文献选摘】《甲乙》 不可灸,灸之伤人神明。

《资生》 经渠,治足心痛。

《大成》 经渠在寸口动脉陷中。

2·1·9 太渊 Tài yuān 输穴 原穴 八会之——脉会

【别名】 大泉。(《千金方》)

【位置】 在掌后陷者中。(《甲乙》)

【取法】 仰掌,腕横纹上,于桡动脉桡侧陷中取穴。(图2-4)
【局部解剖】 在桡侧腕屈肌之外侧,拇长展肌腱内侧;有桡动、静脉;布有前臂外侧皮神经和桡神经浅支的混合支。
【主治】 咳嗽,气喘,咳血,呕血,烦满,胸背痛,掌中热,缺盆中痛,喉痹,腹胀,噫气,呕吐,妒乳,无脉症,手腕无力疼痛。
【配伍举例】《千金方》 大泉、神门,主唾血振寒,呕血上气。
《大成》 胃脘痛:太渊、鱼际、三里、两乳下(各一寸,各三十壮)、膈俞、胃俞、肾俞(随年壮);咽干:太渊、鱼际;缺盆肿:太渊、商阳、足临泣;目赤肤翳:太渊、侠溪、攒竹、风池;舌缓:太渊、合谷、冲阳、内庭、昆仑、三阴交、风府;噫气上逆:太渊、神门。
《十二经治症主客原络》 肺之主大肠客:太阴多气而少血,心胸气胀掌发热,喘咳缺盆痛莫禁,咽肿喉干身汗越,肩内前廉两乳疼,痰结膈中气如缺,所生病者何穴求,太渊偏历与君说。
《席弘赋》 气刺两乳求太渊,未应之时泻列缺。
《玉龙赋》 咳嗽风痰,太渊、列缺宜刺。
【刺灸法】 直刺0.2~0.3寸;可灸。
【文献选摘】《大成》 掌后内侧横纹头,动脉中。

2·1·10 鱼际 Yú jì 荥穴
【位置】 在手大指本节后内侧散脉中。(《甲乙》)
【取法】 仰掌,在第一掌指关节后,掌骨中点,赤白肉际处取穴。(图2-4)
【局部解剖】 有拇短展肌,拇指对掌肌;有拇指静脉回流支;布有前臂外侧皮神经和桡神经浅支混合支,掌侧为正中神经掌皮支。
【主治】 咳嗽,咳血,失喑,喉痹,咽干,身热,乳痈,肘挛,掌心热。
【配伍举例】《灵枢·热病》 热病而汗且出,及脉顺可汗者,取之鱼际、太渊、大都、太白,泻之则热去,补之则汗出。
《灵枢·厥病》 厥心痛,卧若徒居,心痛间,动作痛益甚,色不变,肺心痛也,取之鱼际、太渊。
《甲乙》 凡唾血,泻鱼际,补尺泽。
《资生》 鱼际、少商、公孙、解溪、至阴、完骨,治头痛烦心;鱼际、列缺、少泽、缺盆治咳嗽。
《集成》 失音:鱼际、合谷、间使、神门、肺俞、肾俞。
【刺灸法】 直刺0.5~0.8寸;可灸。
【文献选摘】《千金方》 产后……乳急痛……急灸两手鱼际各二七壮。
《资生》 鱼际,主胃逆霍乱;鱼际,治心痹,悲恐;鱼际,疗短气心痹,悲怒逆气,狂惕,胃气逆;鱼际,治热病寒栗鼓颔,腹满阴痿。
《素问·刺禁论》 刺手鱼腹内陷为肿。
《大成》 刺二分,留二呼,禁灸。
《金鉴》 惟牙痛可灸。

2·1·11 少商 Shào shāng 井穴
【位置】 在手大指端内侧,去爪甲角如韭叶。(《甲乙》)

【取法】 在拇指桡侧,去指甲角0.1寸许取穴。(图2-4)

【局部解剖】 有指掌侧固有动、静脉所形成的动、静脉网;布有前臂外侧皮神经和桡神经浅支的混合支,正中神经的掌侧固有神经的末梢神经网。

【主治】 喉痹,咳嗽,气喘,重舌,鼻衄,心下满,中风昏迷,癫,狂,中暑呕吐,热病,小儿惊风,指腕挛急。

【配伍举例】《千金方》 少商、劳宫,主呕吐;少商、大陵,主咳逆喘。

《大成》 咽喉肿痛:少商、天突、合谷。

《百症赋》 少商、曲泽,血虚口渴同施。

【刺灸法】 向腕平刺0.2～0.3寸或三棱针点刺出血;可灸。

【文献选摘】《铜人》 唐刺史成君绰,忽腮颔肿大如升,喉中闭塞,水粒不下三日,甄权针之立愈。

《资生》 秦承祖灸狐魅神邪,及癫狂病,医治不差者,并两手大指,用软丝急缚,灸三壮,艾炷着四处,半在甲上,半在肉上,四处尽烧,一处不烧,其疾不愈。小儿胎痫,奶痫,惊痫,依此灸一壮,炷如麦。

《肘后歌》 刚柔二痉最乖张,口噤眼合面红妆,热血流入心肺腑,须要金针刺少商。

本经小结

(1) 取穴要点 主要应掌握肱二头肌的桡侧缘,肱二头肌肌腱的桡侧缘,腕横纹,桡动脉,及掌指关节后方等解剖标志。

① 上臂,在肱二头肌的桡侧缘取天府、侠白。

② 肘关节,在肱二头肌腱桡侧缘与肘横纹交点处取尺泽。

③ 前臂,在太渊与尺泽的连线上取孔最、经渠。

④ 腕关节,在腕横纹上,桡动脉桡侧取太渊。

⑤ 掌指关节,在掌指关节后,赤白肉际处取鱼际。

(2) 主治重点 本经经穴主要用于咳喘,咯血,咽喉痛等与肺脏有关的疾病。

① 咳喘:中府治咳喘;尺泽治胸满喘咳;列缺治外感咳嗽;太渊治咳嗽痰多;鱼际治咳嗽痰少。

② 咯血:尺泽、鱼际治肺热咯血;孔最治急性咯血。

③ 咽喉痛:少商治咽喉肿痛;鱼际治咽喉疼痛;列缺治咽喉干痛。

(3) 刺灸注意事项 中府、云门,不可深刺,以免刺伤肺脏造成气胸;少商治实证热证时,用三棱针刺出血;尺泽、经渠、太渊,穴在关节与动脉处,一般不宜用直接灸。

2·2 手阳明大肠经经穴

本经经穴分布在食指桡侧,上肢背面的桡侧及颈、面部。起于商阳,止于迎香,左右各20穴。(图2-6)

手阳明大肠经经穴分寸歌

商阳食指内侧边,二间寻来本节前,三间握拳节后取,合谷虎口岐骨间,
阳溪腕上筋间是,偏历腕后三寸安,温溜腕后去五寸,池前四寸下廉看,
池前三寸上廉中,池前二寸三里逢,曲池屈肘纹头尽,肘髎大骨外廉近,
大筋中央寻五里,肘上三寸行向里,臂臑肘上七寸量,肩髃肩端举臂取,

巨骨肩尖端上行，天鼎扶下一寸真，扶突人迎后寸五，禾髎水沟旁五分，
鼻翼中点外迎香，大肠经穴是分明。

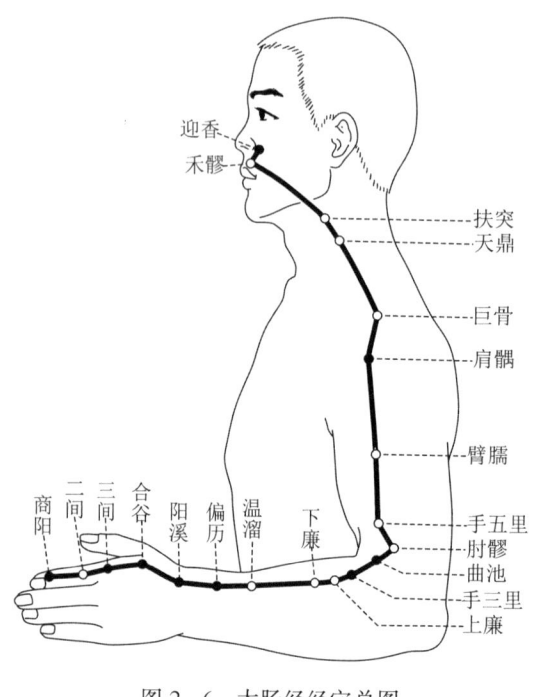

图 2-6 大肠经经穴总图

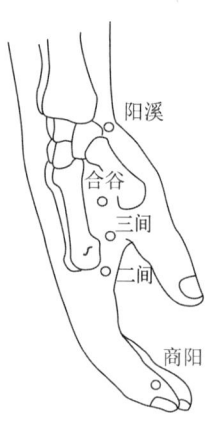

图 2-7

2·2·1 商阳 Shāng yáng   井穴

【别名】 绝阳。(《甲乙》)

【位置】 在手大指次指内侧，去爪甲如韭叶。(《甲乙》)

【取法】 在食指桡侧，去指甲角 0.1 寸许取穴。(图 2-7)

【局部解剖】 有食指固有伸肌腱；指及掌背动脉及静脉网；布有正中神经，指掌侧固有神经，桡神经，指背侧神经。

【主治】 咽喉肿痛，颐颔肿，下齿痛，耳聋，耳鸣，青盲，热病汗不出，昏厥，中风昏迷，喘咳，肩痛引缺盆。

【配伍举例】《千金方》 商阳、巨髎、上关、承光、瞳子髎、络却，主青盲无所见。

《大成》 热病汗不出：商阳、合谷、阳谷、侠溪、厉兑、劳宫、腕骨。

《百症赋》 寒疟兮，商阳、太溪验。

《杂病穴法歌》 两井两商二三间，手上诸风得其所。

【刺灸法】 向上斜刺 0.2~0.3 寸，或点刺出血；可灸。

【文献选摘】《素问·缪刺论》 邪客于手阳明之络，令人气满胸中，喘息而支胠，胸中热，刺手大指次指爪甲上，去端如韭叶，各一痏，左取右，右取左，如食顷已……邪客于手阳明之络，令人耳聋，时不闻音，刺手大指次指爪甲上，去端如韭叶，各一痏，立闻……左刺右，右刺左。

《金鉴》 商阳主治初中风跌倒，卒暴昏沉，痰盛不省人事，牙关紧闭，汤水不下。

2·2·2 二间 Èr jiān 荥穴

【别名】 间谷。(《甲乙》)

【位置】 在手大指次指本节前内侧陷者中。(《甲乙》)

【取法】 微握拳,在第二掌指关节前缘桡侧,当赤白肉际处取穴。(图 2－7)

【局部解剖】 有指屈深、浅肌腱;指背及掌侧动、静脉;布有指掌侧固有神经(正中神经),指背侧神经(桡神经)。

【主治】 喉痹,颔肿,衄血,目痛,目黄,大便脓血,齿痛口干,口眼㖞斜,身热,嗜睡,肩背痛振寒。

【配伍举例】《大成》 肩背相引:二间、商阳;委中、昆仑。

《集成》 二间三间,疗多卧喜睡。

《百症赋》 寒栗恶寒,二间疏通阴郄暗。

《席弘赋》 牙疼,腰痛并喉痹,二间阳溪疾怎逃。

《长桑君天星秘诀歌》(简称《天星秘诀》) 牙痛,头痛兼喉痹,先刺二间后三里。

《天元太乙歌》 牙风头痛孰能调,二间妙穴莫能逃,更有三间神妙穴。

【刺灸法】 直刺 0.2～0.3 寸;可灸。

2·2·3 三间 Sān jiān 输穴

【别名】 少谷。(《甲乙》)

【位置】 在手大指次指本节后内侧陷者中。(《甲乙》)

【取法】 微握拳,在食指桡侧,第二掌指关节后,第二掌骨小头上方取穴。(图 2－7)

【局部解剖】 有第一骨间背侧肌,深层为拇内收肌横头;有手背静脉网(头静脉起始部),指掌侧固有动脉;布有桡神经浅支。

【主治】 目痛,齿痛,咽喉肿痛,手指及手背肿痛,衄血,唇焦口干,嗜眠,腹满,肠鸣洞泄。

【配伍举例】《千金方》 三间、阳溪,主喉痹咽如哽;三间、前谷,主目急痛。

《千金翼》 三间、合谷,主喜惊。

《资生》 二间、大迎、正营,治齿龋痛;三间、肺俞、不容、章门、商阳、窍阴、兑端,治口干。

《大成》 唇干饮不下:三间、少商。

《席弘赋》 更有三间肾俞妙,善治肩背浮风劳。

【刺灸法】 直刺 0.3～0.5 寸;可灸。

2·2·4 合谷 Hé gǔ 原穴

【别名】 虎口。(《甲乙》)

【位置】 在手大指、次指间。(《甲乙》)

【取法】 在第一、二掌骨之间,约当第二掌骨桡侧之中点取穴。(图 2－7)

简便取法:以一手的拇指指骨关节横纹,放在另一手的拇、食指之间的指蹼缘上,屈指当拇指尖尽处是穴。(图 2－8)

【局部解剖】 在第一骨间背侧肌中,深层为拇内收肌横头;有手背静脉网,近侧正当桡动脉穿向手掌处;布有桡神经浅支的掌侧神经,深部为正中神经的指掌侧固有神经。

【主治】 头痛,眩晕,目赤肿痛,鼻衄,鼻渊,齿痛,耳聋,面肿,疔疮,咽喉肿痛,失喑,牙关紧闭,口眼㖞斜,痄腮,指挛,臂痛,半身不遂,发热恶寒,无汗,多汗,咳嗽,经闭,滞产,胃痛,腹痛,便秘,痢疾,小儿惊风,瘾疹,疥疮,疟疾。

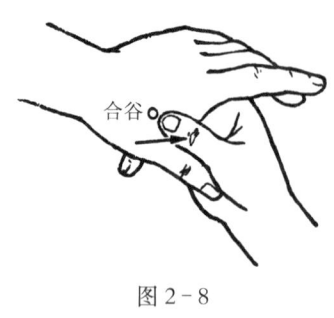

图 2-8

【配伍举例】《千金方》 合谷、五处,主风头热;合谷、水沟,主唇吻不收,喑不能言,口禁不开。

《资生》 合谷,偏历、三阳络、耳门,治齿龋;合谷、曲池,疗大小人遍身风疹。

《大成》 头风眩晕:合谷、丰隆、解溪、风池;伤寒头痛:合谷、攒竹、太阳(眉后紫脉上);六脉俱无:合谷、复溜、中极(阴证多有此);重舌,腰痛:合谷、承浆、金津、玉液、海泉、人中;目翳膜:合谷、临泣、角孙、液门、后溪、中渚、睛明;少汗:先补合谷,次泻复溜;多汗:先泻合谷,次补复溜;咽喉肿痛,闭塞,水粒不下:合谷、少商;难产:合谷(补)、三阴交(泻)、太冲;牙疼:针合谷、内庭、浮白、阳白、三间;疟:针合谷、曲池、公孙先针,后灸大椎第一节三七壮;阳证,中风不语,手足瘫痪者:合谷、肩髃、手三里、百会、肩井、风市、环跳、足三里、委中、阳陵泉(先针无病手足,后针有病手足);阴证,中风半身不遂,拘急,手足拘挛,此是阴证也,亦依此法,但先补后泻;眼赤暴痛:合谷、三里、太阳、睛明……复刺后穴……太阳、攒竹、丝竹空;鼻衄不止:合谷、上星、百劳、风府……复刺后穴、迎香、人中、印堂、京骨;两颊红肿生疮:合谷、列缺、地仓、颊车……复刺后穴,承浆、三里、金津、玉液;心烦热、头目昏沉:合谷、百劳、中泉、心俞、劳宫、涌泉……复刺后穴,少商、曲池、肩井、心俞;十二经治症主客原络:大肠主肺之客:阳明大肠侠鼻孔,面痛齿疼腮颊肿,生疾目黄口亦干,鼻流清涕及血涌,喉痹肩前痛莫当,大指次指为一统,合谷列缺取为奇,二穴针之居病总。

《集成》 齿龈腐:合谷、中脘、下三里并针,承浆,七壮,劳宫,一壮;口眼㖞斜:合谷、地仓、承浆、大迎、下三里、间使,灸三七壮;月经不通:合谷、阴交、血海、气冲;子上逼心闷乱:补合谷,泻三阴交,巨阙针,留七呼,灸七壮至七七壮;儿生一七日内多啼,客风中于脐至心脾:合谷、太冲、神门、列缺、七壮、承浆、七壮。

《席弘赋》 手连肩脊痛难忍,合谷针时要太冲;睛明治眼未效时,合谷光明安可缺;冷嗽先宜补合谷,却须针泻三阴交。

《拦江赋》 无汗更将合谷补,复溜穴泻好施针,倘若汗多流不绝,合谷收补效如神。

《杂病穴法歌》 汗吐下法非有他,合谷内关阴交杵;鼻塞鼻痔及鼻渊,合谷太冲随手取;痢疾合谷三里宜,甚者必须加中膂。

《刺灸法》 直刺 0.5～0.8 寸;可灸。

【文献选摘】《千金翼》 合谷在虎口后纵纹头。

《千金翼》 产后脉绝不还,针合谷入三分,急补之。

《大成》 疗疮生面上与口角:灸合谷;小儿疳眼:灸合谷(二穴),各一壮。

《马丹阳十二穴歌》 合谷在虎口,两指岐骨间。头疼并面肿,疟病热还寒,齿龋鼻衄血,口禁不开言。针入五分深,令人即便安(灸三壮)。

《铜人》 妇人妊娠刺之,损胎气。

《大成》 合谷,妇人妊娠可泻不可补,补即堕胎。

2·2·5 阳溪 Yáng xī 经穴

【别名】 中魁。(《甲乙》)

【位置】 在腕中上侧两旁间陷者中。(《甲乙》)

【取法】 在腕背桡侧,拇指跷起时,当拇短伸肌腱与拇长伸肌腱之间的凹陷中取穴。(图 2-7)

【局部解剖】 在拇短伸肌腱与拇长伸肌腱之间;有头静脉,桡动脉本干及其腕背支;布有桡神经浅支,前臂外侧皮神经。

【主治】 头痛,耳聋,耳鸣,咽喉肿痛,龋齿痛,目赤,目翳,热病心烦,臂腕痛,癫、狂、痫证。

【配伍举例】《千金方》 阳溪、阳谷,主目赤痛。

《资生》 阳溪、仆参、温溜,治狂言见鬼;阳溪、神封,治胸满不得息,咳逆。

《百症赋》 惊悸怔忡,取阳溪、解溪勿误。

【刺灸法】 直刺 0.3～0.5 寸;可灸。

【文献选摘】《甲乙》 痂疥,阳溪主之。

《千金方》 阳溪主疟。

《资生》 阳溪,主惊瘈。

2·2·6 偏历 Piān lì 络穴

【位置】 在腕后三寸。(《甲乙》)

【取法】 侧腕屈肘,在阳溪与曲池的连线上,阳溪上 3 寸取穴。(图 2-9)

【局部解剖】 在桡侧腕伸肌腱与拇长展肌之间;有头静脉;布有桡神经浅支,前臂外侧皮神经。

【主治】 鼻衄,目赤,耳聋,耳鸣,口眼歪斜,喉痛,癫疾,水肿,肩膊肘腕痠痛。

【刺灸法】 斜刺 0.3～0.5 寸;可灸。

【文献选摘】《灵枢·经脉》 实则龋聋,虚则齿寒痹膈,取之所别也。

《甲乙》 风疟汗不出,偏历主之。

《标幽赋》 刺偏历利小便,医大人水蛊。

2·2·7 温溜 Wēn liu 郄穴

【别名】 逆注、蛇头(《甲乙》);池头(《资生》)。

【位置】 在腕后,少士五寸,大士六寸。(《甲乙》)

【取法】 侧腕屈肘,在阳溪与曲池的连线上,阳溪上 5 寸取穴。(图 2-9)

【局部解剖】 在桡侧腕伸肌腱与拇长展肌之间;有桡动脉支及头静脉;布有前臂背侧皮神经,桡神经深支。

【主治】 头痛,面肿,鼻衄,口舌肿痛,咽喉肿痛,肩背痠痛,肠鸣腹痛,癫,狂,吐舌。

【配伍举例】《甲乙》 喉痹不能言,温溜及曲池主之。

《千金方》 温溜、液门、京骨,主狂仆;温溜、仆参,主癫疾,吐舌鼓颔,狂言。

《百症赋》 审他项强伤寒,温溜期门而主之。

【刺灸法】 直刺 0.5～0.8 寸;可灸。

【文献选摘】《千金方》 温溜主疟。

《千金翼》 狂癫哭泣,灸手逆注三十壮。

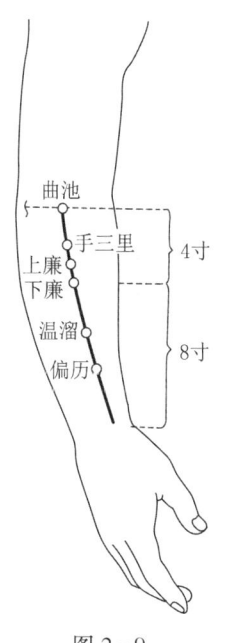

图 2-9

2·2·8 下廉 Xià lián

【位置】 在辅骨下,去上廉一寸。(《甲乙》)

【取法】 侧腕屈肘,在阳溪与曲池的连线上,曲池下四寸取穴。(图2-9)

【局部解剖】 有桡侧腕短伸肌,桡侧腕长伸肌,深层为旋后肌;有桡动脉分支;布有前臂背侧皮神经及桡神经深支。

【主治】 头风,眩晕,目痛,肘臂痛,腹痛,食物不化,乳痛。

【配伍举例】《大成》 乳痛:下廉、三里、侠溪、鱼际、委中、足临泣、少泽。

【刺灸法】 直刺0.5~0.8寸;可灸。

【文献选摘】《大成》 胃热不食:下廉;毛发焦脱:下廉。

2·2·9 上廉 shàng lián

【位置】 在三里下一寸。(《甲乙》)

【取法】 侧腕屈肘,在阳溪与曲池的连线上,曲池下3寸取穴。(图2-9)

【局部解剖】 有桡侧腕短伸肌,桡侧腕长伸肌,深层为旋后肌;有桡动脉分支;布有前臂背侧皮神经,桡神经深支。

【主治】 头痛,偏瘫,手臂肩膊酸痛麻木,腹痛,肠鸣,泄泻。

【刺灸法】 直刺0.5~0.8寸;可灸。

【文献选摘】《大成》 上廉治侠脐痛。

《图翼》 上廉治胸痛喘息,小便涩,此穴主泻胃中之热。

2·2·10 手三里 shǒu sān lǐ

【位置】 在曲池下二寸。(《甲乙》)

【取法】 侧腕屈肘,在阳溪与曲池的连线上,曲池下2寸取穴。(图2-9)

【局部解剖】 有桡侧腕短伸肌,桡侧腕长伸肌,深层为旋后肌;有桡反动脉分支;布有前臂北侧皮神经及桡神经深支。

【主治】 腹胀,吐泻,齿痛,失喑,颊肿,瘰疬,偏瘫,手臂麻痛,肘挛不伸,眼目诸疾。

【配伍举例】《席弘赋》 手足上下针三里,食癖气块凭此取。

【刺灸法】 直刺0.5~0.8寸;可灸。

【文献选摘】《甲乙》 腰痛不得卧,手三里主之。

《席弘赋》 肩上痛连脐不休,手中三里便须求。

《通玄指要赋》 肩背患,责肘前之三里。

《杂病穴法歌》 手三里治舌风舞。

2·2·11 曲池 Qū chí 合穴

【别名】 鬼臣(《千金方》);阳泽(《千金翼》)。

【位置】 在肘外辅骨肘骨之中……以手按胸取之。(《甲乙》)

【取法】 屈肘,在肘横纹桡侧端凹陷处取穴。约当尺泽(手太阴肺经)与肱骨外上髁连线之中点。(图2-9)

【局部解剖】 在肱桡肌的桡侧,桡侧腕长伸肌起始部;有桡返动脉分支;布有前臂背侧皮神经,内侧深层为桡神经本干。

【主治】 热病,咽喉肿痛,手臂肿痛;上肢不遂,手肘无力;月经不调,瘰疬,疮,疖,瘾疹,丹毒;腹痛吐泻,痢疾;齿痛,目赤痛,目不明;高血压,胸中烦满,瘈疭,癫,狂;疟疾,善惊。

【配伍举例】《千金方》 曲池、少泽,主瘈疭癫疾。

《大成》 浑身浮肿生疮:曲池、合谷、三里、三阴交、行间、内庭;疟先热后寒:曲池(先补后泻)、绝骨(先泻后补)、膏肓、百劳;浑身生疮:曲池、合谷、三里、行间;伤寒大热不退:曲池、绝骨、三里、大椎、涌泉、合谷(俱宜泻);发狂不识尊卑:曲池、绝骨、百劳、涌泉;左瘫右痪:曲池、阳溪、合谷、中渚、三里、阳辅、昆仑;女子月事不来,面黄干呕,妊娠不成:曲池、支沟、三里、三阴交;手臂红肿:曲池、通里、中渚、合谷、手三里、液门;大热:曲池、三里、复溜。

《杂病穴法歌》 头面耳目口鼻病,曲池、合谷为之主。

《玉龙歌》 伛补曲池泻人中;两手拘挛筋骨连,艰难动作欠安然,只将曲池针泻动,尺泽兼行见圣传。

《席弘赋》 曲池两手不如意,合谷下针宜仔细。

《胜玉歌》 两手酸痛难执物,曲池、合谷共肩髃。

【刺灸法】 直刺0.8~1.2寸;可灸。

【文献选摘】《千金方》 曲池主耳痛。

《大成》 疔疮生手:曲池(灸)。

《马丹阳十二穴歌》 曲池拱手取,屈肘骨边求,善治肘中痛,偏风手不收,挽弓开不得,筋缓莫梳头,喉闭促欲死,发热更无休,遍身风癣癞,针着即时瘳。(针五分,灸三壮)

《肘后歌》 腰背若患挛急风,曲池一寸五分攻。

《杂病十一穴歌》 肘膝疼时刺曲池,进针一寸是相宜,左病针右右针左,依此三分泻气奇。

2·2·12 肘髎 Zhǒu liáo

【位置】 在肘大骨外廉陷者中。(《甲乙》)

【取法】 屈肘,在曲池外上方1寸,肱骨边缘取穴。(图2-10)

【局部解剖】 在肱桡肌的起始部,肱三头肌外缘;有桡侧副动脉;布有前臂背侧皮神经,深层为桡神经本干。

【主治】 肘臂痛、拘挛、麻木、嗜卧。

【刺灸法】 直刺0.5~0.8寸;可灸。

2·2·13 手五里 Shǒu wǔ lǐ

【位置】 在肘上三寸,行向里大脉中央。(《甲乙》)

【取法】 在曲池与肩髃的连线上,曲池上3寸处取穴。(图2-10)

【局部解剖】 在肱桡肌起始部,肱三头肌前缘;深层为桡侧副动脉;布有前臂背侧皮神经,深层为桡神经。

【主治】 肘臂挛急、疼痛,瘰疬,咳嗽吐血,嗜卧身黄,疟疾。

【配伍举例】《资生》 五里、大钟、照海、二间,治嗜卧;五里、天井、下廉,治臂肘痛。

《百症赋》 五里、臂臑,生疬疮而能治。

【刺灸法】 直刺0.5~0.8寸;可灸。

【文献选摘】《发挥》 在肘上二寸,行向里。

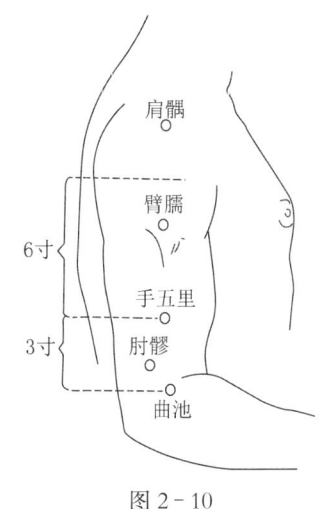

图2-10

《资生》 五里,治惊恐。
《甲乙》 禁不可刺。

2·2·14 臂臑 Bì nào

【别名】 头冲(《千金方》);颈冲(《千金翼》)。

【位置】 肘上七寸䐃肉端。(《甲乙》)

【取法】 在曲池和肩髃的连线上,曲池上7寸取穴。垂臂屈肘时,在肱骨外侧三角肌下端。(图2-10)

【局部解剖】 在肱骨桡侧,三角肌下端,肱三头肌外侧头的前缘;有旋后动脉的分支,肱深动脉;布有前臂背侧皮神经,深层有桡神经本干。

【主治】 瘰疬,颈项拘急,肩臂疼痛,目疾。

【刺灸法】 直刺0.5~1寸,或斜刺0.8~1.2寸;可灸。

【文献选摘】《大成》 手、足太阳,阳维之会。

2·2·15 肩髃 Jiān yú

【别名】 中肩井、肩偏(《千金方》);扁骨(《外台》)。

【位置】 在肩端两骨间。(《甲乙》)

【取法】 在肩峰前下方,当肩峰与肱骨大结节之间取穴。上臂平举时,肩部出现两个凹陷,前方的凹陷就是肩髃穴。(图2-11)

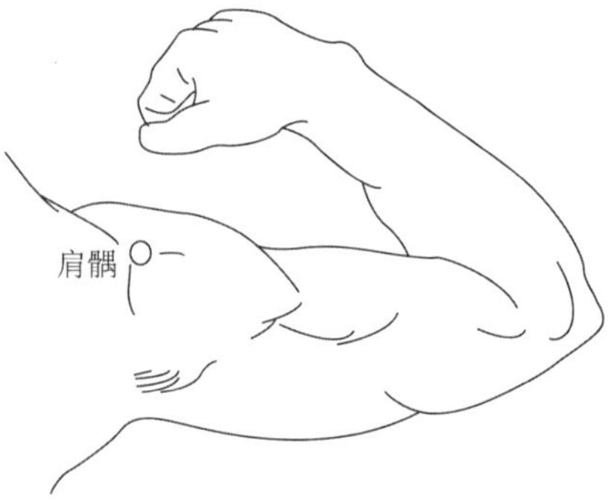

【局部解剖】 在三角肌上部中央,肩峰与肱骨大结节之间;有旋肱后动、静脉;布有锁骨上神经及腋神经。

【主治】 肩臂疼痛,手臂挛急,肩中热,半身不遂,风热瘾疹,瘰疬诸瘿。

【配伍举例】《图翼》 此穴主泻四支之热,与云门、委中、腰俞治同。

《集成》 臂细无力,肩髃、曲池、列缺、尺泽、支沟、中渚。

图2-11

【刺灸法】 直刺0.5~0.8寸;可灸。

【文献选摘】《甲乙》 手阳明、跷脉之会。

《奇经八脉考》 手阳明、少阳、阳跷之会。

《图翼》 手太阳、阳明、阳跷之会。

《千金方》 诸瘿,灸肩髃左右相对宛宛处,男左十八壮,右十七壮,女右十八壮,左十七壮。

《铜人》 唐鲁州刺史库狄钦,风痹,不能挽弓,甄权针肩髃,针进即可射。

《天星秘诀歌》 手臂挛痹取肩髃。

《铜人》 若灸偏风不遂,七七壮止,不宜多灸,恐手臂细,若风病筋骨无力久不差,当灸不畏细也。

2·2·16 巨骨 Jù gǔ

【位置】 在肩端上行两叉骨间陷者中。(《甲乙》)

【取法】 在肩端上,锁骨肩峰端与肩胛冈之间凹陷部取穴。(图2-12)

【局部解剖】 有斜方肌、冈上肌,在锁骨肩峰端与肩胛冈之间;深层有肩胛上动、静脉;布有锁骨上神经后支,副神经分支,深层为肩胛上神经。

【主治】 肩背、手臂疼痛,不得屈伸;瘰疬,瘿气,惊痫吐血。

【刺灸法】 直刺0.4～0.6寸,不可深刺,以免刺入胸腔造成气胸;可灸。

【文献选摘】《甲乙》 手阳明、跷脉之会。

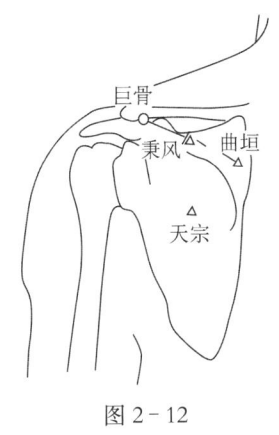

图 2 - 12

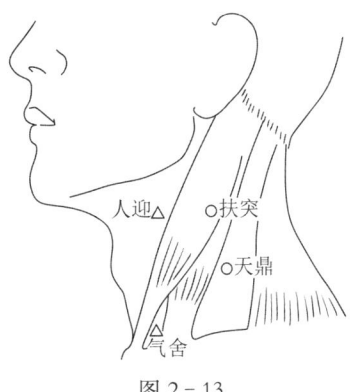

图 2 - 13

2·2·17 天鼎 Tiān dǐng

【位置】 在缺盆上,直扶突,气舍后一寸五分。(《甲乙》)

【取法】 正坐,微仰头,在扶突穴直下1寸,当胸锁乳突肌后缘取穴。(图 2 - 13)

【局部解剖】 浅层为颈阔肌,胸锁乳突肌后缘,深层为中斜角肌起点;深层内侧有颈升动脉;布有耳大神经,枕小神经,副神经,深层有膈神经。

【主治】 咽喉肿痛,暴喑,气梗,瘿气,瘰疬。

【配伍举例】《百症赋》 天鼎、间使,失音嗫嚅而休迟。

【刺灸法】 直刺0.3～0.5寸;可灸。

2·2·18 扶突 Fú tū

【别名】 水穴。(《外台》)

【位置】 在人迎后一寸五分。(《甲乙》)

【取法】 正坐,微仰头,在颈部侧面,结喉旁开3寸,约当胸锁乳突肌的胸骨头与锁骨头之间取穴。(图 2 - 13)

【局部解剖】 有颈阔肌,胸锁乳突肌,深层为中斜角肌起点;深层内侧有颈升动脉;布有耳大神经,颈皮神经,枕小神经及副神经。

【主治】 咳嗽,气喘,咽喉肿痛,暴喑,瘿气,瘰疬。

【刺灸法】 直刺0.5～0.8寸;可灸。

2·2·19 禾髎 Hé liáo

【别名】 长频。(《图翼》)

【位置】 在直鼻孔下,侠水沟旁五分。(《甲乙》)

【取法】 在鼻孔外缘直下,平水沟处。(图 2 - 14)

【局部解剖】 在上唇方肌止端;有面动、静脉的上唇支;布有三叉神经第二支之下支与面神经的吻合支。

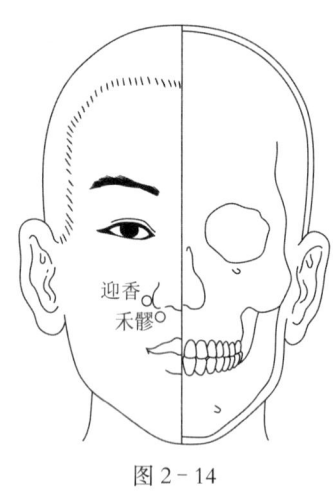

图 2-14

【主治】 鼻疮息肉,鼻衄,鼻塞,鼻流清涕,口㖞,口禁不开。

【刺灸法】 直刺 0.3～0.5 寸;禁灸。

2·2·20 迎香 Yíng xiāng

【别名】 冲阳。(《甲乙》)

【位置】 在禾髎上,鼻下孔傍。(《甲乙》)

【取法】 在鼻翼外缘中点旁开,当鼻唇沟中取穴。(图 2-14)

【局部解剖】 有上唇方肌;面动、静脉及眶下动、静脉分支;布有面神经与眶下神经吻合丛。

【主治】 鼻塞,不闻香臭,鼻衄,鼻渊,口眼歪斜,面痒,面浮肿,鼻息肉。

【配伍举例】《大成》 鼻室不闻香臭,迎香、上星、五处、禾髎……复刺后穴,水沟、风府、百劳、太渊;面痒肿:迎香、合谷。

【刺灸法】 直刺 0.1～0.2 寸,或斜刺 0.3～0.5 寸;不宜灸。

【文献选摘】《甲乙》 手足阳明之会。

《百症赋》 面上虫行有验,迎香可取。

《玉龙歌》 心火炎上两眼红,迎香穴内刺为通。

本经小结

(1) 取穴要点 主要应掌握第二掌指关节前后,掌骨间,筋骨间,屈肘纹头,胸锁乳突肌与喉结等解剖标志取穴。

第二掌指关节前取二间,后取三间;在第一、二掌骨间,第二掌骨中点取合谷;腕部在拇长、短伸肌腱、舟状骨、桡骨茎突之间取阳溪穴;肘部,屈肘桡侧横纹头取曲池穴;前臂部,在阳溪与曲池的连线上取偏历、温溜、下廉、上廉、手三里各穴;上臂部,曲池和肩髃的连线上取手五里、臂臑二穴;颈部,与喉结平齐,在胸锁乳突肌之间取扶突穴。

(2) 主治重点 本经经穴,主要治疗头面疾病、肠胃疾病、神志病、皮肤病及发热等疾病。

① 头面部疾病:商阳治喉痹,颐颔肿,下齿痛等疾病;二间治喉痹,颔肿,目痛,目黄等疾病;合谷治面部一切疾病;臂臑治眼部疾患,温溜治衄血;迎香治面痒,鼻病。

② 肠胃疾病:手三里是治疗胃病的主要配穴;上廉是治大肠病的主要配穴;下廉是治小肠病的主要配穴;合谷是治肠胃疾病的主要配穴。

③ 神志病:三间治嗜眠;阳溪治癫、狂、痫;曲池治癫狂善惊。

④ 皮肤病:曲池治一切皮肤病;合谷治风疹,疥疮;肩髃治瘾疹。

⑤ 发热病:曲池治一切热病;商阳治热病昏厥;合谷治发热恶寒。

(3) 刺灸注意事项 合谷针刺透劳宫时,要手指呈半握拳,针尖向小指侧,要缓慢向深部进针,以防止刺破动脉,引起内出血;巨骨穴不可深刺,以防造成气胸;扶突、天鼎,位于颈部,进针必须缓慢,防止刺破颈动脉;前臂与肘部取穴,均需屈肘侧掌体位,以便取穴准确,便于针刺得气。

2·3 足阳明胃经经穴

本经经穴分布在头面部、颈部、胸腹部、下肢的前外侧面。起于承泣,止于厉兑,左右各四十五穴。(图 2-15)

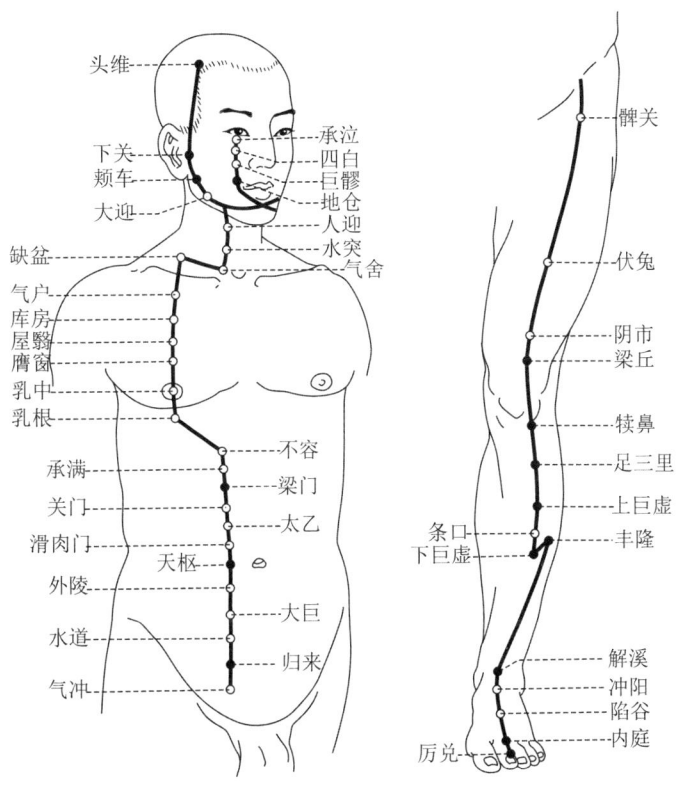

图 2-15 胃经经穴总图

足阳明胃经经穴分寸歌

胃之经兮足阳明,承泣目下七分寻,四白目下方一寸,巨髎鼻孔旁八分,
地仓侠吻四分近,大迎颔前寸三分,颊车耳下曲颊陷,下关耳前颧弓下,
头维神庭旁四五,人迎喉旁寸五真,水突筋前迎下在,气舍突下穴相乘,
缺盆舍外锁骨上,相去中线四寸明,气户锁骨下缘取,库房屋翳膺窗近,
均隔寸六到乳头,乳中正在乳头心,次有乳根出乳下,第五肋间细扣循,
不容巨阙旁二寸,以下诸穴与君陈,其下承满与梁门,关门太乙滑肉门,
上下一寸无多少,共去中行二寸寻,天枢脐旁二寸间,枢下一寸外陵安,
枢下二寸大巨穴,枢下三寸水道全,水下一寸归来好,共去中行二寸边,
气冲归来下一寸,髀关髂下对承扶,伏兔膝上六寸是,阴市膝上方三寸,
梁丘膝上二寸记,膝髌陷中犊鼻存,膝下三寸三里至,胫外一指需细温,
膝下六寸上廉穴,膝下八寸条口位,膝下九寸下廉看,条口之旁丰隆系,
却是踝上八寸量,解溪跗上系鞋处,冲阳跗上五寸唤,陷谷跖趾关节后,
内庭次趾外间陷,厉兑大次趾外端。

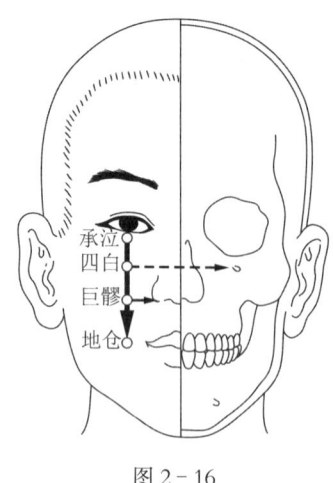

图 2-16

2·3·1 承泣 Chéng qì
【别名】 鼷穴、面窌。(《甲乙》)
【位置】 在目下七分,直目瞳子。(《甲乙》)
【取法】 正坐,两目正视,瞳孔之下 0.7 寸,当眼球与眶下缘之间取穴。(图 2-16)
【局部解剖】 在眼轮匝肌中,深层眶内有眼球下直肌,下斜肌;有眶下动脉分支,静脉属支及眼动、静脉分支;布有上颌神经眶下神经支,动眼神经下支之肌支及面神经颧支。
【主治】 眼睑瞤动,目赤肿痛,迎风流泪,夜盲,口眼㖞斜。
【刺灸法】 紧靠眶下缘缓慢直刺 0.3～0.7 寸,不宜提插,以防刺破血管引起血肿;禁灸。
【文献选摘】 《甲乙》 阳蹻、任脉、足阳明之会。

2·3·2 四白 Sì bái
【位置】 在目下一寸。(《甲乙》)
【取法】 正坐,在承泣直下 3 分,当眶下孔凹陷处取穴。(图 2-16)
【局部解剖】 在眼轮匝肌与上唇方肌之间,有面动、静脉支,眶下动、静脉;布有眶下神经,面神经颧支。
【主治】 目赤痛、痒,目翳,眼睑瞤动,迎风流泪,头面疼痛,口眼㖞斜,眩晕。
【配伍举例】 《资生》 四白、涌泉、大杼,疗头痛目眩。
【刺灸法】 直刺 0.2～0.3 寸;不宜灸。
【文献选摘】 《铜人》 凡用针稳审方得下针,若针深即令人目乌色。

2·3·3 巨髎 Jù liáo
【位置】 在侠鼻孔旁八分,直瞳子。(《甲乙》)
【取法】 目正视,瞳孔直下,与鼻翼下缘平齐处取穴。(图 2-16)
【局部解剖】 有上唇方肌,深层为犬齿肌;有面动、静脉及眶下动、静脉会合支;布有眶下神经支及面神经颊支。
【主治】 口眼㖞斜,眼睑瞤动,鼻衄,齿痛,唇颊肿,目翳。
【配伍举例】 《资生》 巨髎、天窗,主颊肿痛。
【刺灸法】 直刺 0.3～0.6 寸;可灸。
【文献选摘】 《甲乙》 蹻脉、足阳明之会。

2·3·4 地仓 Dì cāng
【别名】 会维(《甲乙》);胃维(《外台》)。
【位置】 侠口旁四分。(《甲乙》)
【取法】 巨髎之下与口角水平的交界点,约口角旁 0.4 寸取穴。(图 2-16)
【局部解剖】 在口轮匝肌中,深层为颊肌;有面动、静脉,布有面神经颊支,眶下神经分支,深层为颊神经的末支。
【主治】 唇缓不收,眼睑瞤动,口角㖞斜,齿痛颊肿,流涎。
【配伍举例】 《千金》 地仓、大迎,主口缓不收不能言。

《玉龙歌》 口眼㖞斜最可嗟,地仓妙穴连颊车,㖞左泻右依师正,㖞右泻左莫令斜。

【刺灸法】 直刺 0.2 寸,或向颊车方向平刺 0.5~0.8 寸;可灸。

【文献选摘】《甲乙》 跷脉、手足阳明之会。

《奇经八脉考》 手足阳明、任脉、阳跷之会。

《甲乙》 足缓不收,痿不能行,不能言语,手足痿躄不能行,地仓主之。

《肘后歌》 狐惑伤寒满口疮,须下黄连犀角汤,虫在脏腑食肌肉,须要神针刺地仓。

2·3·5 大迎 Dà yíng

【别名】 髓孔。(《甲乙》)

【位置】 在曲颊前一寸三分,骨陷者中动脉。(《甲乙》)

【取法】 在下颌角前下 1.3 寸,当咬肌附着部的前缘,下颌骨上。简便取法:当闭口鼓气时,下颌角前下方即出现一沟形凹陷中取穴。(图 2-17)

【局部解剖】 在咬肌停止部前缘;前方有面动、静脉;布有面神经的下颌缘支及三叉神经第三支的颊神经。

【主治】 牙关紧闭,口㖞,颊肿,齿痛,面肿,牙关脱臼,唇吻瞤动,瘰疬,颈痛。

【配伍举例】《千金方》 大迎、颧髎、听会、曲池,主齿痛恶寒;大迎、五里、臂臑,主寒热颈瘰疬。

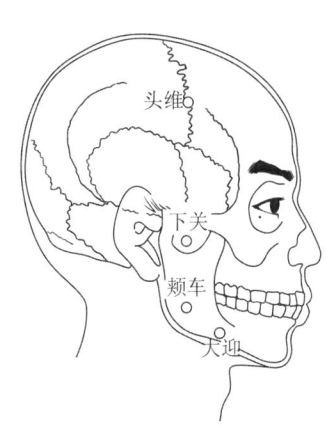

图 2-17

【刺灸法】 直刺 0.2~0.3 寸;可灸。

【文献选摘】《资生》 大迎,治目不得闭。

2·3·6 颊车 Jiá chē

【别名】 鬼床(《千金》);机关、曲牙(《大成》)。

【位置】 在耳下面颊端陷者中,开口有孔。(《甲乙》)

【取法】 开口取穴,在下颌角前上方一横指凹陷中。上下齿咬紧时,在隆起的咬肌高点处。(图 2-17)

【局部解剖】 在咬肌中,有咬肌动、静脉;布有三叉神经第三分支来的咬肌神经,面神经下颌缘支及耳大神经。

【主治】 口眼㖞斜,颊肿,齿痛,牙关紧闭,失音,颈项强痛。

【配伍举例】《大成》 中风口噤不开:颊车、人中、百会、承浆、合谷俱宜泻;喉痹:颊车、合谷、少商、尺泽、经渠、阳溪、大陵、二间、前谷;头强痛:颊车、风池、肩井、少海、后溪、前谷。

《百症赋》 颊车、地仓穴,正口㖞于片时。

【刺灸法】 直刺 0.3~0.4 寸,或向地仓方向斜刺 0.7~0.9 寸;可灸。

2·3·7 下关 Xià guān

【位置】 在客主人下,耳前动脉下空下廉,合口有空,张口即闭。(《甲乙》)

【取法】 在颧弓下缘凹陷处,当下颌骨髁状突的前方,闭口取穴。(图 2-17)

【局部解剖】 皮下有腮腺,深层为咬肌;有面横动、静脉,最深层为下颌动、静脉;布有下颌神经耳颞神经支,最深层为下颌神经,面神经颧支。

【主治】 齿痛,面疼,耳聋,耳鸣,聤耳,牙关开合不利,口眼㖞斜,眩晕。

【配伍举例】《甲乙》 耳聋鸣:下关及阳溪、关冲、液门、阳谷主之。

《千金方》 下关、大迎、翳风、完骨,主牙齿龋痛。
【刺灸法】 直刺 0.3～0.5 寸;可灸。
【文献选摘】《甲乙》 足阳明、少阳之会。

2·3·8 头维 Tóu wéi

【别名】 颡大。(《灵枢·根结》马莳注)
【位置】 在额角发际,侠本神两旁各一寸五分。(《甲乙》)
【取法】 当鬓发前缘直上入发际 0.5 寸处取穴,距神庭穴 4.5 寸。(图 2-17)
【局部解剖】 在颞肌上缘,帽状腱膜中;有颞浅动、静脉额支;布有耳颞神经支,上颌神经,颧颞神经及面神经颞支。
【主治】 眼痛,头痛,目眩,迎风流泪,眼睑瞤动,视物不明。
【配伍举例】《千金方》 头维、大陵,主头痛如破,目痛如脱。
《大成》 迎风流泪:头维、睛明、临泣、风池;眼睑瞤动:头维、攒竹。
【刺灸法】 针刺向下或向后,平刺 0.5～0.8 寸;不可灸。
【文献选摘】《素问·气府论》 王冰注:足少阳、阳明之会。
《千金方》 头维主喘逆烦满,呕沫流汁。

2·3·9 人迎 Rén yíng

【别名】 天五会(《甲乙》);五会(《铜人》)。
【位置】 在颈,大脉动应手,侠结喉。(《甲乙》)
【取法】 与喉结相平,在胸锁乳突肌前缘,距喉结 1.5 寸取穴。(图 2-18)

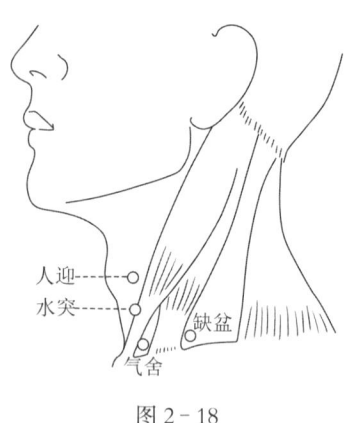

图 2-18

【局部解剖】 在颈阔肌,胸锁乳突肌前缘;有甲状腺上动脉,约当颈内、外动脉分支处,颈前浅动脉,外为颈内静脉;布有颈皮神经,面神经颈支,深层颈动脉球,最深层为交感神经干,外侧有舌下神经支及迷走神经。
【主治】 胸满喘息,咽喉肿痛,头痛,高血压,瘰疬,瘿气,饮食难下。
【配伍举例】《集成》 霍乱,头痛,胸痛,呼吸喘鸣:人迎、内关、关门、三阴交、下三里。
【刺灸法】 避开动脉直刺 0.2～0.4 寸。
【文献选摘】《聚英》 足阳明、少阳之会。
《铜人》 治吐逆霍乱,胸满喘呼不得息。
《甲乙》 禁不可灸,刺入四分,过深不幸杀人。

2·3·10 水突 Shuǐ tū

【别名】 水门。(《甲乙》)
【位置】 在颈大筋前,直人迎下,气舍上。(《甲乙》)
【取法】 在人迎与气舍之中间,胸锁乳突肌前缘取穴。(图 2-18)
【局部解剖】 有颈阔肌,胸锁乳突肌与肩胛舌骨肌上腹的交叉处;外侧为颈总动脉;布有颈皮神经,深层为交感神经发出的心上神经及交感干。
【主治】 咳逆上气,喘息不得卧,咽喉肿痛,肩肿,呃逆,瘿瘤,瘰疬。
【刺灸法】 直刺 0.3～0.4 寸;可灸。

2·3·11　气舍 Qì shě

【位置】　在颈,直人迎下,侠天突陷者中。(《甲乙》)

【取法】　锁骨内侧端之上缘,当胸锁乳突肌的胸骨头与锁骨头之间取穴。(图 2-18)

【局部解剖】　有颈阔肌,在胸锁乳突肌的胸骨头与锁骨头之间;有颈前浅动脉,深层为颈总动脉;布有锁骨上神经前支及舌下神经襻肌支。

【主治】　咽喉肿痛,喘息,呃逆,瘿瘤,瘰疬,颈项强痛,肩肿。

【刺灸法】　直刺 0.3～0.4 寸;可灸。

2·3·12　缺盆 Quē pén

【别名】　天盖。(《甲乙》)

【位置】　在肩上横骨陷者中。(《甲乙》)

【取法】　乳中线直上,在锁骨上窝正中取穴。(图 2-18)

【局部解剖】　有颈阔肌,肩胛舌骨肌之中间腱;下方有颈横动脉,内侧为锁骨下动脉;布有锁骨上神经中支,深层为臂丛的锁骨上部。

【主治】　咳嗽气喘,咽喉肿痛,缺盆中痛,瘰疬。

【配伍举例】《千金方》　缺盆、心俞、肝俞、巨阙、鸠尾,主咳吐血。

《图翼》　主泻胸中之热,治与大杼、中府、风府同。

【刺灸法】　直刺 0.2～0.4 寸;可灸。

【文献选摘】《大成》　水肿。

《甲乙》　刺太深,令人逆息。

《图翼》　谓孕妇禁针。

2·3·13　气户 Qì hù

【位置】　在巨骨下,输府两旁各二寸陷者中。(《甲乙》)

【取法】　在乳中线上,锁骨中点之下缘仰卧取穴。(图 2-19)

【局部解剖】　在胸大肌起始部,深层上方为锁骨下肌;有胸肩峰动、静脉之支;布有锁骨上神经、胸前神经分支。

【主治】　气喘,咳嗽,胸胁胀满,吐血,呃逆,胸背、胁肋疼痛。

【配伍举例】《千金方》　气户、云门、天府、神门,主喘逆上气,呼吸肩息。

《百症赋》　久知胁肋疼痛,气户华盖有灵。

【刺灸法】　直刺 0.2～0.4 寸;可灸。

2·3·14　库房 Kù fáng

【位置】　在气户下一寸六分陷者中。(《甲乙》)

【取法】　在乳中线上第一肋间隙中,仰卧取穴。(图 2-19)

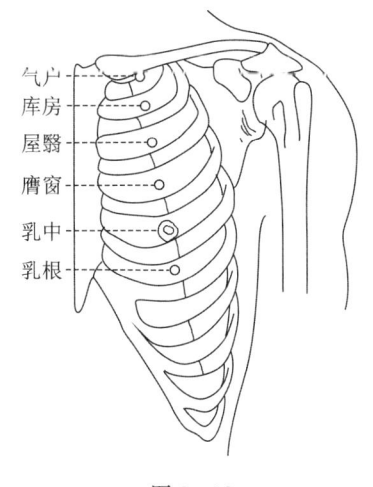

图 2-19

【局部解剖】　有胸大肌、胸小肌,深层为第一肋间内、外肌;有胸肩峰动、静脉及胸外侧动、静脉之支;布有胸前神经分支。

【主治】　咳嗽,气逆,咳唾脓血,胸胁胀痛。

【配伍举例】《资生》　库房、屋翳、膏肓,治上气咳逆。

【刺灸法】 向内斜刺 0.5～0.8 寸；可灸。

2·3·15　屋翳 Wū yì
【位置】 在库房下一寸六分。(《甲乙》)
【取法】 在乳中线上第二肋间隙中，仰卧取穴。(图 2-19)
【局部解剖】 有胸大肌、胸小肌，深层为第二肋间内、外肌；有胸肩峰动、静脉及胸外侧动、静脉之支；布有胸前神经的胸大肌肌支。
【主治】 咳嗽，气喘，唾脓血痰，胸胁胀痛，乳痈，皮肤疼痛，瘰疬，身肿。
【刺灸法】 直刺 0.2～0.3 寸，或向内斜刺 0.5～0.8 寸；可灸。

2·3·16　膺窗 Yīng chuāng
【位置】 在屋翳下一寸六分。(《甲乙》)
【取法】 在乳中线上第三肋间隙中，仰卧取穴。(图 2-19)
【局部解剖】 有胸大肌，深层为第三肋间内、外肌；有胸外侧动、静脉；布有胸前神经分支。
【主治】 咳嗽，气喘，胸胁胀痛，乳痈。
【刺灸法】 直刺 0.2～0.4 寸，或向内斜刺 0.5～0.8 寸；可灸。

2·3·17　乳中 Rǔ zhōng
【位置】 乳中。(《甲乙》)
【取法】 乳头正中央。此穴不针不灸，只作胸腹部取穴的定位标志。两乳头之间作 8 寸折量。
【文献选摘】《甲乙》 禁不可刺灸，灸刺之，不幸生蚀疮，疮中有清汁脓血者可治，疮中有息肉若蚀疮者死。

2·3·18　乳根 Rǔ gēn
【位置】 在乳下一寸六分陷者中。(《甲乙》)
【取法】 仰卧，乳头直下，在第五肋间隙中取穴。(图 2-19)
【局部解剖】 在胸大肌下部，深层有第五肋间内、外肌；有肋间动脉，胸壁浅静脉；布有第五肋间神经外侧支的内侧皮支，深层为肋间神经干。
【主治】 咳喘，胸闷胸痛，乳痈，乳汁少，噎膈。
【配伍举例】《玉龙赋》 乳根俞府疗嗽气痰哮。
【刺灸法】 斜刺 0.5～0.8 寸；可灸。
【文献选摘】《金鉴》 小儿龟胸。
《席弘赋》 但向乳根二肋间，又治妇人生产难。

2·3·19　不容 Bù róng
【位置】 在幽门旁各一寸五分，去任脉二寸。(《甲乙》)
【取法】 仰卧，在脐上 6 寸，巨阙穴(任脉)旁开 2 寸取穴。(图 2-20)
【局部解剖】 在腹直肌及其鞘处，深层为腹横肌；有腹壁上动、静脉及第七肋间动、静脉之支；布有第七肋间神经分支。
【主治】 腹胀，呕吐，胃痛，食欲不振，喘咳，呕血，心痛，胸背胁痛。
【配伍举例】《千金方》 不容、期门，主心切痛噫酸。
【刺灸法】 直刺 0.5～0.8 寸；可灸。

2·3·20 承满 Chéng mǎn

【位置】 在不容下一寸。(《甲乙》)

【取法】 仰卧,在脐上5寸,上脘(任脉)旁开2寸取穴。(图2-20)

【局部解剖】 在腹直肌及其鞘处,深层为腹横肌;有腹壁上动、静脉、第七肋间动、静脉之支;布有第七肋间神经分支。

【主治】 胃痛,呕吐,腹胀,肠鸣,食欲不振,喘逆,吐血,胁下坚痛。

【刺灸法】 直刺0.5～0.8寸;可灸。

【文献选摘】《大成》 不容下一寸,去中行各三寸。

《千金翼》 承满主肠中雷鸣相逐痢下。

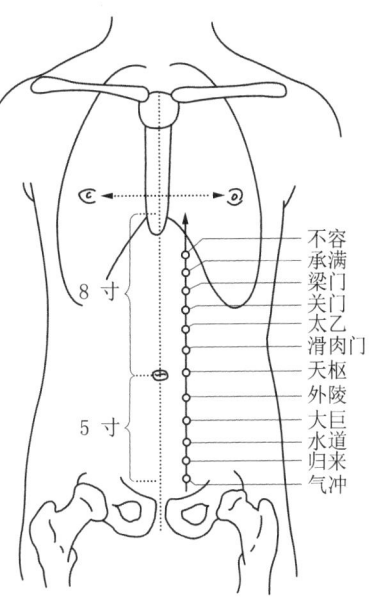

图2-20

2·3·21 梁门 Liáng mén

【位置】 在承满下一寸。(《甲乙》)

【取法】 仰卧,在脐上4寸,中脘穴(任脉)旁开2寸取穴。(图2-20)

【局部解剖】 在腹直肌及其鞘处,深层为腹横肌;有第七肋间动、静脉之支及腹壁上动、静脉;布有第八肋间神经分支。

【主治】 胃疼,呕吐,食欲不振,大便溏。

【刺灸法】 直刺0.5～0.8寸;可灸。

【文献选摘】《大成》 承满下一寸,去中行各三寸。

2·3·22 关门 Guān mén

【位置】 在梁门下,太乙上。(《甲乙》)

【取法】 仰卧,在脐上3寸,建里穴(任脉)旁开2寸取穴。(图2-20)

【局部解剖】 在腹直肌及其鞘处;有第八肋间动、静脉之支及腹壁动、静脉;布有第八肋间神经分支。

【主治】 腹痛,腹胀,肠鸣泄泻,食欲不振,水肿,遗尿。

【配伍举例】《甲乙》 遗溺:关门及神门、委中主之。

【刺灸法】 直刺0.8～1.2寸;可灸。

【文献选摘】《大成》 梁门下一寸,去中行三寸。

《千金方》 关门,主身肿身重。

《图翼》 痎疟振寒。

2·3·23 太乙 Tài yǐ

【位置】 在关门下一寸。(《甲乙》)

【取法】 仰卧,在脐上2寸,下脘穴(任脉)旁开2寸取穴。(图2-20)

【局部解剖】 在腹直肌及其鞘处;有第八肋间动、静脉之支及腹壁下动、静脉;布有第八肋间神经之支。

【主治】 癫狂,心烦不宁,胃痛,消化不良。

【配伍举例】《甲乙》 狂癫疾,吐舌:太乙及滑肉门主之。

【刺灸法】 直刺 0.8～1.2 寸;可灸。

【文献选摘】《大成》 关门下一寸,去中行三寸。

2·3·24 滑肉门 Huá ròu mén

【位置】 在太乙下一寸。(《甲乙》)

【取法】 仰卧,在脐上 1 寸,水分穴(任脉)旁开 2 寸取穴。(图 2-20)

【局部解剖】 在腹直肌及其鞘处;有第九肋间动、静脉之支及腹壁下动、静脉;布有第九肋间神经之支。

【主治】 癫狂,呕吐,胃疼。

【刺灸法】 直刺 0.8～1.2 寸;可灸。

【文献选摘】《大成》 太乙下一寸,去中行各三寸。

2·3·25 天枢 Tiān shū 大肠募

【别名】 长溪、谷门。(《甲乙》)

【位置】 去肓俞一寸五分,侠脐两旁各二寸陷者中。(《甲乙》)

【取法】 仰卧,在脐中——神阙穴(任脉)旁开 2 寸取穴。(图 2-20)

【局部解剖】 在腹直肌及其鞘处;有第十肋间动、静脉之支及腹壁下动、静脉;布有第十肋间神经分支。

【主治】 绕脐腹痛,呕吐,腹胀,肠鸣,癥瘕,痢疾,泄泻,便秘,肠痈,痛经,月经不调,热甚狂言,疝气,水肿。

【配伍举例】《千金方》 尺脉紧,脐下痛……灸天枢针关元补之;天枢、丰隆、厉兑、陷谷、冲阳,主面浮肿。

《资生》 天枢、外陵,主腹中尽疼;天枢、志室、肾俞,治食不化。

《集成》 癥瘕肠鸣,泄痢绕脐绞痛,天枢百壮,章门、大肠俞、曲泉、曲池,对脐脊骨上三七壮,灸宜先阳后阴。

《百症赋》 月潮违限,天枢、水泉细详。

【刺灸法】 直刺 0.8～1.2 寸;可灸。

【文献选摘】《千金方》 小便不利……灸天枢百壮;天枢主疟振寒,热盛狂言;天枢,主冬月重感于寒则泄,当脐痛,肠胃间游气切痛。

《大成》 妇人女子癥瘕,血结成块,漏下赤白,月事不时。

《标幽赋》 虚损天枢而可取。

2·3·26 外陵 Wài líng

【位置】 在天枢下,大巨上。(《甲乙》)

【取法】 仰卧,在天枢下 1 寸,阴交穴(任脉)旁开 2 寸取穴。(图 2-20)

【局部解剖】 在腹直肌及其鞘处;有第十肋间动、静脉之支及腹壁下动、静脉;布有第十肋间神经。

【主治】 腹痛,疝气,月经痛,心如悬引脐腹痛。

【刺灸法】 直刺 0.8～1.2 寸;可灸。

2·3·27 大巨 Dà jù

【别名】 腋门。(《甲乙》)

【位置】 在长溪下二寸。(《甲乙》)
【取法】 仰卧,在天枢下 2 寸,石门穴(任脉)旁开 2 寸取穴。(图 2-20)
【局部解剖】 在腹直肌及其鞘处;有第十一肋间动、静脉之支,外侧为腹壁下动、静脉;布有第十一肋间神经。
【主治】 小腹胀满,小便不利,疝气,遗精,早泄,惊悸不眠,偏枯。
【刺灸法】 直刺 0.8~1.2 寸;可灸。
【文献选摘】《甲乙》 偏枯,四肢不用。

2·3·28 水道 Shuǐ dào
【位置】 在大巨下一寸。(《循经考穴编》)
【取法】 天枢直下 3 寸,关元穴(任脉)旁开 2 寸取穴。(图 2-20)
【局部解剖】 在腹直肌及其鞘处;有第十二肋间动、静脉之支,外侧为腹壁下动、静脉;布有第十二肋间神经。
【主治】 小腹胀满,疝气,痛经,小便不利。
【配伍举例】《百症赋》 脊强兮,水道、筋缩。
【刺灸法】 直刺 0.8~1.2 寸;可灸。
【文献选摘】《甲乙》 三焦约,大小便不通,水道主之。
《千金方》 三焦,膀胱,肾中热气,灸水道随年壮。
《千金翼》 妊胎不成,若堕胎腹痛,漏胞见赤,灸胞门五十壮。关元左边二寸是也,右边名子户;子藏闭塞不受精,灸胞门五十壮;胞衣不出,或腹中积聚,皆针胞门入一寸,先补后泻。去关元左二寸;子死腹中及难产,皆针胞门。

2·3·29 归来 Guī lái
【别名】 溪穴。(《甲乙》)
【位置】 在水道下一寸。(《针灸逢源》)
【取法】 仰卧,在水道下 1 寸,中极穴(任脉)旁开 2 寸取穴。(图 2-20)
【局部解剖】 在腹直肌外缘,有腹内斜肌,腹横肌腱膜;外侧有腹壁下动、静脉;布有髂腹下神经。
【主治】 少腹疼痛,经闭,阴挺,白带,疝气,茎中痛。
【刺灸法】 直刺 0.8~1.2 寸;可灸。
【文献选摘】《腧穴折衷》 在水道下一寸。

2·3·30 气冲 Qì chōng
【别名】 气街(《铜人》)。
【位置】 归来下,鼠鼷上一寸,动脉应手。(《甲乙》)
【取法】 仰卧,在天枢穴下 5 寸,曲骨穴(任脉)旁开 2 寸取穴。(图 2-20)
【局部解剖】 有腹外斜肌腱膜,在腹内斜肌和腹横肌下部;有腹壁浅动、静脉之支,外侧为腹壁下动、静脉;布有髂腹股沟神经。
【主治】 外阴肿痛,腹痛,疝气,月经不调,不孕,胎产诸疾,阳痿,阴茎中痛。
【刺灸法】 直刺 0.8~1.2 寸。
【文献选摘】《素问·水热穴论》 气街、三里、巨虚上、下廉,此八者,以泻胃中之热也。
《甲乙》 腰痛控睾,小腹及股,卒俛不得仰,刺气街;脱肛,气街主之。

《千金方》 气冲主腹中满热,淋闭不得尿。

《铜人》 炷如大麦,禁不可针。

2·3·31 髀关 Bì guān

【位置】 在膝上,伏兔后交分中。(《甲乙》)

【取法】 仰卧,在髂前上棘与髌骨外缘的连线上,平臀横纹,与承扶穴(膀胱经)相对处取穴。(图2-21)

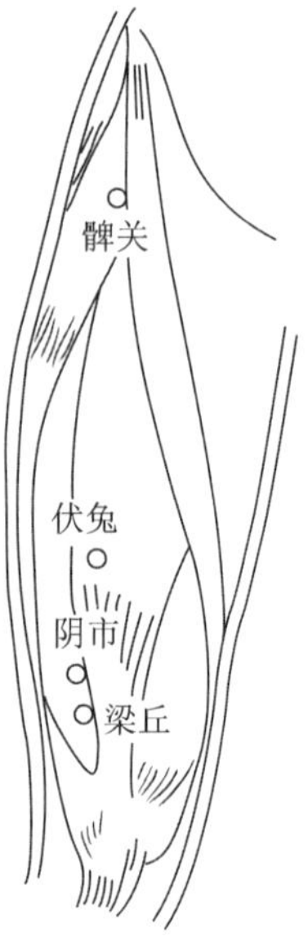

【局部解剖】 在缝匠肌与阔筋膜张肌之间;深层有旋股外侧动、静脉之支;布有股外侧皮神经。

【主治】 髀股痿痹,足麻不仁,腰腿疼痛,筋急不得屈伸。

【刺灸法】 直刺0.6～1.2寸;可灸。

【文献选摘】《图翼》 黄疸。

2·3·32 伏兔 Fú tù

【位置】 在膝上六寸起肉间。(《甲乙》)

【取法】 在膝髌上缘上6寸。当髂前上棘与髌骨外上缘的连线上,仰卧取穴。(图2-21)

【局部解剖】 在股直肌的肌腹中;有旋股外侧动、静脉之支;布有股前皮神经,股外侧皮神经。

【主治】 腰胯疼痛,腿膝寒冷,麻痹,脚气,疝气,腹胀。

【刺灸法】 直刺0.6～1.2寸;可灸。

【文献选摘】《图翼》 一云在膝盖上七寸。

《大成》 伏兔治:狂邪,手挛缩,瘾疹,腹胀,头重,脚气。

图2-21

2·3·33 阴市 Yīn shì

【别名】 阴鼎。(《甲乙》)

【位置】 在膝上三寸,伏兔下。(《甲乙》)

【取法】 仰卧,在髌骨外上缘上3寸,当髂前上棘与髌骨外上缘的连线上取穴。(图2-21)

【局部解剖】 在股直肌与股外侧肌之间;有旋股外侧动脉降支;布有股前皮神经,股外侧皮神经。

【主治】 腿膝麻痹、痠痛、屈伸不利,下肢不遂,腰痛,寒疝,腹胀腹痛。

【配伍举例】《资生》 阴市、肝俞,疗寒疝,腰脚如冷水。

【刺灸法】 直刺0.5～1寸;可灸。

【文献选摘】《玉龙歌》 膝腿无力身立难,原因风湿致伤残,倘知二市穴能灸,步履悠然渐自安。

《灵光赋》 两足拘挛觅阴市。

2·3·34 梁丘 Liáng qiū　郄穴

【位置】 在膝上二寸两筋间。(《甲乙》)

【取法】 仰卧,在膝髌上外缘上2寸凹陷处,当髂前上棘与髌骨外上缘之连线上取穴。(图2-21)

【局部解剖】 在股直肌与股外侧肌之间;有旋股外侧动脉降支;布有股前皮神经,股外侧皮神经。

【主治】 胃痛,膝肿,下肢不遂,乳痈。

【配伍举例】《千金方》 梁丘、曲泉、阳关,主筋挛,膝不得屈伸,不可以行。

《资生》 梁丘、地五会,治乳痈。

【刺灸法】 直刺0.5~0.8寸;可灸。

2·3·35 犊鼻 Dú bí

【位置】 在膝髌下胻上,侠解大筋中。(《甲乙》)

【取法】 屈膝,在髌骨下方,髌韧带外侧凹陷中取穴。(图2-22)

【局部解剖】 内侧为髌韧带;有膝关节动、静脉网;布有腓肠外侧皮神经及腓总神经关节支。

【主治】 膝关节痛,脚气。

【配伍举例】《大成》 膝以下病,灸犊鼻、膝关、三里、阳陵。

【刺灸法】 稍向髌韧带内方斜刺0.5~1.2寸;可灸。

【文献选摘】《图翼》 膝痛不仁,难跪起,脚气,若膝髌痈肿,溃者不可治,不溃者可疗,若犊鼻坚鞕,勿便攻之,先用洗熨,而后微刺之愈。

《灵光赋》 犊鼻治疗风邪疼。

《素问·刺禁论》 刺膝髌出液为跛。

2·3·36 足三里 Zú sān lǐ 合穴

【别名】 下陵(《灵枢·本输》);鬼邪(《千金方》)。

【位置】 在膝下三寸,胻外廉。(《甲乙》)

【取法】 在犊鼻下3寸,距胫骨前嵴外侧一横指,当胫骨前肌上,屈膝或平卧取穴。(图2-22)

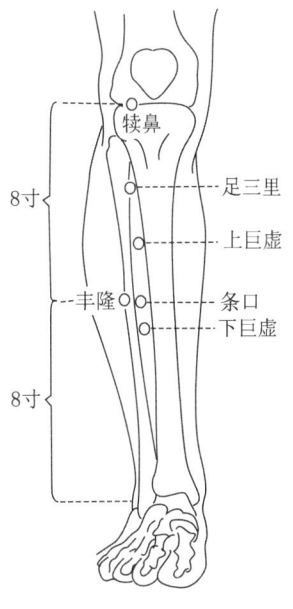

图2-22

【局部解剖】 有胫骨前肌,外侧为趾长伸肌;有胫前动、静脉;布有腓肠外侧皮神经及隐神经的皮支,深层为腓深神经。

【主治】 胃痛,呕吐,腹胀,肠鸣,消化不良,泄泻,便秘,痢疾,疳疾;喘咳痰多;乳痈;头晕,耳鸣,心悸,气短;癫狂,妄笑,中风;脚气,水肿,膝胫疼痛,鼻疾,产妇血晕。

【配伍举例】《甲乙》 热病先头重颔痛,烦闷,热争则腰痛不可俛仰,腹胀食不化,饥不欲食,先取三里,后取太白、章门主之。

《资生》 三里、冲阳、仆参、飞扬、复溜、完骨,主足痿失履不收;三里、条口、承山、承筋,主足下热,不能久立。

《大成》 不省人事:三里、大敦;腹坚大:三里、阴陵、丘墟、解溪、冲阳、期门、水分、神阙、膀胱俞;胸满血膨有积块,霍乱肠鸣善噫:三里、期门;未中风时,一两月前或三四个月前,不时足胫上发痠重麻,良久方解,此将中风之候也,便宜急灸三里、绝骨,四处各三壮;中风:三里、阳溪、合谷、中渚、阳辅、昆仑、行间……不效……复刺后穴,先针无病手足,后针有病手足,风市、丘墟、阳陵泉。

《集成》 催孕:下三里、至阴、合谷、三阴交、曲骨,七壮至七七壮,即有子。

《天星秘诀》 若是胃中停宿食,后寻三里起璇玑。

《玉龙歌》 寒湿脚气不可熬,先针三里及阴交。

《杂病穴法歌》 泄泻肚腹诸般疾,三里内庭功无比;三里、至阴催孕妊。

《席弘赋》 手足上下针三里,食癖气块凭此取;耳内蝉鸣腰欲折,膝下明存三里穴,若能补泻五会间,且莫向人容易说;脚痛膝肿针三里,悬钟、二陵、三阴交,更向太冲须引气,指头麻木自轻飘。

《天元太乙歌》 腰腹胀满治何难,三里腨肠针承山。

【刺灸法】 直刺0.5～1.5寸;可灸。

【文献选摘】《灵枢·五邪》 邪在脾胃,则病肌肉痛,阳气有余,阴气不足,则热中善饥;阳气不足,阴气有余,则寒中肠鸣腹痛;阴阳俱有余,若俱不足,则有寒有热,皆调于三里。

《灵枢·邪气脏腑病形》 胃病者,腹䐜胀,胃脘当心而痛,上支两胁,膈咽不通,食欲不下,取之三里也。

《灵枢·四时气》 著痹不去,久寒不已,卒取其三里骨为干。肠中不便,取三里,盛泻之,虚补之……善呕,呕有苦,长太息,心中憺憺,恐人将捕之,邪在胆,逆在胃,胆液泄则口苦,胃气逆则呕苦,故曰呕胆,取三里以下胃气逆。

《甲乙》 痓身反折,口噤,喉痹不能言,三里主之;五脏六腑之胀皆取三里;水肿胀,皮肿,三里主之。

《铜人》 秦承祖云:诸病皆治。

《资生》 华佗云,疗五劳羸瘦,七伤虚乏,胸中瘀血,乳痈。

《玉龙赋》 心悸虚烦刺三里。

《马丹阳十二穴歌》 三里膝眼下,三寸两筋间,能通心腹胀,善治胃中寒,肠鸣并泄泻,腿肿膝胻酸,伤寒羸瘦损,气蛊及诸般。年过三旬后,针灸眼便宽,取穴当审的,八分三壮安。

《图翼》 一云小儿禁灸三里,三十外方可灸,不尔反生疾;外台明堂云,人年三十以外,若不灸三里,令气上冲目,使眼无光,盖以三里能下气也。

2·3·37 上巨虚 Shàng jù xū 大肠下合穴

【别名】 巨虚上廉(《甲乙》)。

【位置】 在三里下三寸。(《甲乙》)

【取法】 卧位或坐位,在犊鼻下6寸,当足三里与下巨虚连线的中点取穴。(图2-22)

【局部解剖】 有胫骨前肌;有胫前动、静脉;布有腓肠外侧皮神经及隐神经的皮支,深层为腓深神经。

【主治】 肠中切痛,痢疾,肠鸣,腹胀,便秘,泄泻,肠痈,中风瘫痪,脚气。

【刺灸法】 直刺0.5～1.2寸;可灸。

【文献选摘】《灵枢·邪气脏腑病形》 大肠病者,肠中切痛而鸣濯濯。冬日重感于寒即泄,当脐而痛,不能久立,与胃同候,取巨虚上廉。

《甲乙》 膝肿,巨虚上廉主之;恶闻人声与木音,巨虚上廉主之。

《千金方》 骨髓冷疼痛,灸上廉七十壮。

2·3·38 条口 Tiáo kǒu

【位置】 在下廉上一寸。(《甲乙》)

【取法】 仰卧,在犊鼻下8寸,犊鼻与下巨虚的连线上取穴。(图2-22)

【局部解剖】 有胫骨前肌;有胫前动、静脉;布有腓肠外侧皮神经及隐神经的皮支,深层为腓深神经。

【主治】 小腿冷痛、麻痹,脘腹疼痛,跗肿,转筋,肩臂痛。

【刺灸法】 直刺 0.5～0.9 寸;可灸。

【文献选摘】《甲乙》 胫痛,足缓失履,湿痹,足下热,不能久立,条口主之。

2·3·39 下巨虚 Xià jù xū 小肠下合穴

【别名】 巨虚下廉。(《甲乙》)

【位置】 在上廉下三寸。(《甲乙》)

【取法】 在犊鼻下 9 寸,条口下约一横指,距胫骨前嵴约一横指处。当犊鼻与解溪穴的连线上取穴。(图 2-22)

【局部解剖】 在胫骨前肌与趾长伸肌之间,深层为𨂂长伸肌;有胫前动、静脉;布有腓浅神经分支,深层为腓深神经。

【主治】 小腹痛,腰脊痛引睾丸,乳痛,下肢痿痹,泄泻,大便脓血。

【刺灸法】 直刺 0.5～0.9 寸;可灸。

【文献选摘】《灵枢·邪气脏腑病形》 小肠病者,小腹痛,腰脊控睾而痛,时窘之后,当耳前热,若寒甚,若独肩上热甚,及手小指次指之间热,若脉陷者,此其候也,手太阳病也,取之巨虚下廉。

2·3·40 丰隆 Fēng lóng 络穴

【位置】 在外踝上八寸,下廉胻外廉陷者中。(《甲乙》)

【取法】 仰卧,在条口穴后方一横指取之,约当犊鼻与外踝高点的中点处。(图 2-22)

【局部解剖】 有趾长伸肌和腓骨短肌;有胫前动脉;布有腓浅神经。

【主治】 痰多,哮喘,咳嗽,胸疼,头痛,头晕,咽喉肿痛,大便难,癫狂,善笑,痫证,下肢痿痹,肿痛。

【配伍举例】《千金方》 丰隆、丘墟,主胸痛如刺。

《资生》 丰隆、复溜,十四肢肿;丰隆、承浆、阳交,治面肿。

《玉龙赋》 丰隆、肺俞痰嗽称奇。

【刺灸法】 直刺 0.5～1.2 寸;可灸。

【文献选摘】《甲乙》 厥头痛,面浮肿,心烦狂见鬼,善笑不休,发于外有所大喜,喉痹不能言,丰隆主之。

《千金方》 丰隆主大小便涩难;丰隆主不能食。

《玉龙歌》 痰多宜向丰隆寻。

《肘后歌》 哮喘发来寝不得,丰隆刺入三分深。

2·3·41 解溪 Jiě xī 经穴

【位置】 在冲阳后一寸五分,腕上陷者中。(《甲乙》)

【取法】 平齐外踝高点,在足背与小腿交界处的横纹中,𨂂长伸肌腱与趾长伸肌腱之间取穴。(图 2-23)

【局部解剖】 在𨂂长伸肌腱与趾长伸肌腱之间;有胫前动、静脉;浅部为腓浅神经,深部为腓深神经。

【主治】 头面浮肿,面赤,目赤,头痛,眩晕,腹胀,便秘,下肢痿痹,癫疾,胃热谵语,眉棱骨疼。

【配伍举例】《千金方》 解溪、条口、丘墟、太白,主膝股肿,胻疫转筋;解溪、阳跷,主癫疾。

《资生》 解溪、阴陵泉,治霍乱;解溪、承光,治眩头痛,呕吐心烦;解溪、血海、商丘,治腹胀。

【刺灸法】 直刺0.4~0.6寸;可灸。

【文献选摘】《千金方》 白幕复珠子,无所见。

《大成》 头风,面赤,目赤,眉钻痛不可忍。

2·3·42 冲阳 Chōng yáng 原穴

【别名】 会原。(《甲乙》)。

【位置】 在足跗上五寸,骨间动脉上,去陷谷三寸。(《甲乙》)

【取法】 在足背部,距陷谷穴3寸,当足背动脉搏动处取穴。(图2-23)

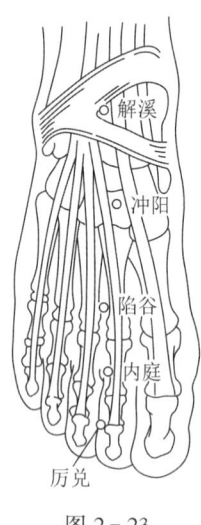

图2-23

【局部解剖】 在趾长伸肌腱外侧;有足背动、静脉及足背静脉网;布有来自腓浅神经的足背内侧皮神经,深层为腓深神经。

【主治】 胃痛腹胀,不嗜食,口眼㖞斜,面肿齿痛,足痿无力,脚背红肿,善惊狂疾。

【配伍举例】《千金方》 冲阳、三里、仆参、飞扬、复溜、完骨,主足痿履不收;冲阳、丰隆,主狂妄行,登高而歌,弃衣而走。

《资生》 冲阳、地仓,治偏风口㖞。

《大成·十二经治症主客原络》 胃主脾客:腹膜心闷意凄怆,恶人恶火恶灯光,耳闻响动心中惕,鼻衄唇㖞疟又伤,弃衣骤步身中热,痰多足痛与疮疡,气蛊胸腿疼难止,冲阳、公孙一刺康。

【刺灸法】 避开动脉,直刺0.2~0.3寸;可灸。

【文献选摘】《素问·刺禁论》 刺跗上中大脉,血出不止死。

2·3·43 陷谷 Xiàn gǔ 输穴

【位置】 在足大指次指间,本节后陷者中。(《甲乙》)

【取法】 在第二、三跖趾关节后方,第二、三跖骨结合部之前的凹陷中取穴。(图2-23)

【局部解剖】 有第二趾骨间肌;有足背静脉网;布有足背内侧皮神经。

【主治】 面目浮肿,水肿,肠鸣腹痛,足背肿痛。

【配伍举例】《资生》 陷谷、上星、囟会、前顶、公孙,治卒面肿。

【刺灸法】 直刺0.3~0.5寸;可灸。

【文献选摘】《甲乙》 胸胁支满,刺陷谷出血立已。

《资生》 陷谷,主腹大满,喜噫。

2·3·44 内庭 Nèi tíng 荥穴

【位置】 在足大指次指外间陷者中。(《甲乙》)

【取法】 在第二跖趾关节前方,第二、三趾缝间的纹头处取穴。(图2-23)

【局部解剖】 有足背静脉网;在足背内侧皮神经第二支分出的趾背神经分歧处。

【主治】 齿痛,口㖞,喉痹,鼻衄,腹痛,腹胀,泄泻,痢疾,足背肿痛,热病,鼻衄。

【配伍举例】《千金方》 内庭、环跳,主胫痛不可屈伸。

《大成》 赤白痢疾,如赤:内庭、天枢、隐白、气海、照海、内关;如白,里急后重,大痛者:外关、中脘、隐白、天枢、申脉。

【刺灸法】 直或斜刺0.3~0.5寸;可灸。

【文献选摘】《马丹阳十二穴歌》 内庭次指外,本属足阳明。能治四肢厥,喜静恶闻声,瘾疹咽喉痛,数欠及牙疼,疟疾不能食,针着便惺惺。(针三分,灸三壮)

《通玄指要赋》 腹膨而胀,夺内庭兮休迟。

《玉龙歌》 小腹胀满气攻心,内庭二穴要先针。

2·3·45 厉兑 Lì duì 井穴

【位置】 在足大指次指之端,去爪甲角如韭叶。(《甲乙》)

【取法】 在第二趾外侧,距爪甲角0.1寸许取穴。(图2-23)

【局部解剖】 有趾背动脉形成的动脉网及腓浅神经的趾背神经。

【主治】 面肿,口㖞,齿痛,鼻衄,鼻流黄涕,胸腹胀满,足胫寒冷,热病,梦魇,癫狂。

【配伍举例】《千金方》 厉兑、条口、三阴交,主胫寒不得卧。

《资生》 厉兑、大敦,治喜寐。

《大成》 疮疡从髭出者:厉兑、内庭、陷谷、冲阳、解溪。

《百症赋》 梦魇不宁,厉兑相谐于隐白。

【刺灸法】 向上斜刺0.2~0.3寸;可灸。

【文献选摘】《资生》 儿睡中惊掣:灸足大指次指端,去爪甲如韭叶,各一壮。

《大成》 尸厥如死及不知人,灸厉兑三壮。

本经小结

(1) 取穴要点 主要应掌握对瞳孔的直线,口角,下颌角,鬓角,颧弓,胸锁乳突肌,喉结,肋间隙,髂前上棘,髌骨外上缘,外膝眼,胫骨前嵴,外踝高点,第二跖趾关节等解剖标志。

面部:瞳孔中点到口角旁的直线上取承泣、四白、巨髎、地仓穴;下颌角前一横指取颊车穴;颧弓下方取下关穴;鬓角上0.5寸取头维穴。

颈部的人迎穴,平喉结,在胸锁乳突肌的前缘。

胸部各穴:均在肋间隙中,任脉旁开4寸处。

腹部各穴:上下相距1寸,在任脉旁开2寸处。

大腿部:在髂前上棘与髌骨外上缘的连线上,取髀关、伏兔、阴市、梁丘各穴。

小腿部:在外膝眼(即犊鼻)直下,距胫骨前嵴一横指处,取足三里、上巨虚、条口、下巨虚各穴,条口向外旁开一横指取丰隆穴。

踝关节部:解溪穴与外踝高点同高,在𧿹长、短伸肌腱之间。

跖趾关节部:在第二、三跖趾关节的前方取内庭、后方取陷谷穴。

(2) 主治重点 本经经穴,主要用于胃肠病,血病,神志病,头面,皮肤,热病及本经循行路线上的疾病。

① 胃肠疾病:足三里能通降腑气,治一切胃肠疾病;上巨虚、天枢治大肠疾病;下巨虚治小肠病。

② 血病:天枢治妇人癥瘕血结成块;足三里治产妇血晕;下巨虚治大便脓血;内庭治赤痢,鼻衄;厉兑治衄衄。

③ 神志病：太乙治癫狂；足三里、丰隆治癫狂，善笑；解溪治癫疾悲泣；冲阳治狂疾，善惊；厉兑治梦魇。

④ 头面疾病：四白治眼弦痒，口眼歪斜；地仓治口眼歪斜，流涎；颊车治口眼歪斜，牙关紧闭；头维治头目痛；解溪治面赤，眉棱骨疼；内庭治咽喉肿痛，牙痛；厉兑治鼻流黄涕。

⑤ 热病：天枢治热病狂言；足三里治热病前额痛；解溪治胃热谵语；厉兑治热病无汗。

⑥ 皮肤病：厉兑治髭中疮疡；内庭治瘾疹。

(3) 刺灸注意事项　面部血管丰富，进针要慢，防止出血，引起血肿。

颈部：深部有重要血管，不可深刺。

胸部：内容心、肺二脏，应浅刺，严防伤及心、肺，造成不良后果。

腹部：进针必须缓慢，达到一定深度时，要少提插，避免刺伤腹腔器官。

面部、关节部：各穴不宜用直接灸，避免引起瘢痕，有碍面部美观和关节活动。

2·4　足太阴脾经经穴

本经经穴分布在足大趾，内踝、下肢内侧，腹胸部第三侧线。起于隐白，止于大包，左右各21穴。（图2-24）

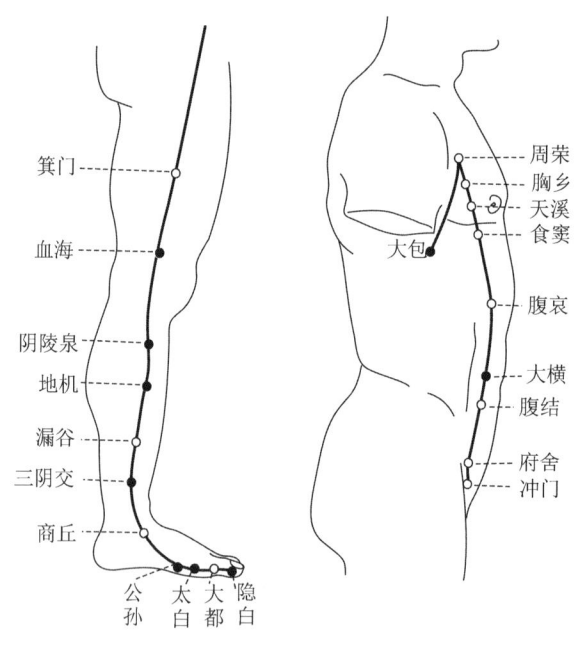

图2-24　脾经经穴总图

足太阴脾经经穴分寸歌

大趾内侧端隐白，节前陷中求大都，太白节后白肉际，节后一寸公孙呼，
商丘踝前下陷逢，踝上三寸三阴交，踝上六寸漏谷是，阴陵下三地机朝，
胫髁起点阴陵泉，血海膝膑上内廉，箕门穴在股肌尾，冲门曲骨旁三五，
冲上七分府舍求，舍上三寸腹结算，结上三寸是大横，却与脐平莫胡乱，
建里之旁四寸处，便是腹哀分一段，中庭旁六食窦穴，膻中去六是天溪，
再上一肋胸乡穴，周荣相去亦同然，大包腋下有六寸，渊腋之下三寸悬。

2·4·1 隐白 Yǐn bái 井穴

【别名】 鬼垒(《千金方》);鬼眼(《医灯续焰》)。

【位置】 在足大趾端内侧,去爪甲如韭叶。(《甲乙》)

【取法】 在踇趾内侧,去指甲角0.1寸许取穴。(图2-25)

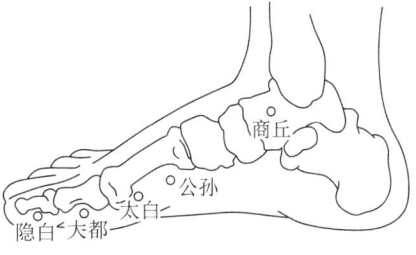

图2-25

【局部解剖】 有趾背动脉;布有腓浅神经的趾背神经,深层为胫神经的足底内侧神经。

【主治】 腹胀,暴泄,善呕,烦心善悲,梦魇,胸痛,心痛,胸满,咳吐,喘息,慢惊风,昏厥,月经过时不止,崩漏,吐血,衄血,尿血,便血,癫狂,多梦,尸厥。

【配伍举例】《甲乙》 尸厥,死不知人,脉动如故,隐白及大敦主之。

《资生》 隐白、委中,治衄血剧不止。

《大成》 下血,针隐白,灸三里;吐、衄血,针隐白、脾俞、肝俞、上脘。

【刺灸法】 斜刺0.1寸,或用三棱针点刺出血;可灸。

【文献选摘】《千金方》 疝。

《金鉴》 隐白主治心脾疼痛。

2·4·2 大都 Dà dū 荥穴

【位置】 在足大指本节后陷者中。(《甲乙》)

【取法】 于踇趾内侧,第一跖趾关节前下方,赤白肉际处取穴。(图2-25)

【局部解剖】 在踇趾展肌止点;有足底内侧动、静脉的分支;布有足底内侧神经的趾底固有神经。

【主治】 腹胀,胃疼,食不化,呕逆,泄泻,便秘;热病无汗;体重肢肿,厥心痛,不得卧,心烦。

【配伍举例】《甲乙》 热病汗不出,且厥,手足清,暴泄,心痛,腹胀,心尤痛甚,此胃心痛也,大都主之,并取隐白。

《百症赋》 热病汗不出,大都更接于经渠。

【刺灸法】 直刺0.3~0.5寸;可灸。

【文献选摘】《甲乙》 四肢肿,大都主之。

《千金翼》 霍乱下若不止,灸大都七壮。

《大成》 腰痛不可俯仰,绕踝风,小儿客忤,大都主之。

《金鉴》 大都治大便难。

《图翼》 凡妇人孕,不论月数及生产后未满百日,俱不宜灸。

2·4·3 太白 Tài bái 输穴、原穴

【位置】 在足内侧核骨下陷者中。(《甲乙》)

【取法】 于第一跖趾关节后缘,赤白肉际处取穴。(图2-25)

【局部解剖】 在踇趾展肌中;有足背静脉网,足底内侧动脉及跗内侧动脉分支;布有隐神经及腓浅神经的吻合支。

【主治】 胃痛,腹胀,腹痛,肠鸣,呕吐,泄泻,痢疾,便秘,痔漏,脚气,饥不欲食,善噫食不化,心痛脉缓,胸胁胀痛,体重节痛,痿证。

【配伍举例】《千金方》 太白、公孙,主腹胀,食不化;肠痈痛:太白、陷谷,大肠俞。

《大成·十二经治症主客原络》 脾主胃客:脾经为病舌本强,呕吐胃翻疼腹脏,阴气上冲嗌难瘳,体重脾摇心事安,疟生振栗兼体羸,秘结疸黄手执杖,股膝内肿厥而疼,太白、丰隆取为尚。

《金鉴》 太白、丰隆二穴应刺之症,即身重,倦怠,面黄,舌强而疼,腹满时时作痛,或吐或泄,善饥而不欲食,皆脾胃病也。

【刺灸法】 直刺0.3～0.5寸;可灸。

【文献选摘】《千金方》 太白主腹胀食不化,喜呕,泻有脓血;热病先头重,颜痛,心热,身烦闷,热争则腰痛,不可以俯仰,热病烦闷不得卧;霍乱。

《大成》 太白主膝、股、胫痠转筋,心痛脉缓。

2·4·4 公孙 Gōng sūn 络穴、八脉交会穴——通冲脉

【位置】 在足大指本节后一寸。(《甲乙》)

【取法】 于第一跖骨基底前下缘,赤白肉际处取穴,距太白1寸。(图2-25)

【局部解剖】 在蹬趾展肌中;有跗内侧动脉及足背静脉网;布有隐神经及腓浅神经分支吻合支。

【主治】 胃疼,呕吐,饮食不化,肠鸣腹胀,腹痛,痢疾,泄泻,多饮,霍乱,水肿,烦心失眠,发狂妄言,嗜卧,肠风下血,脚气。

【配伍举例】《甲乙》 凡好太息,不嗜食,多寒热,汗出,病至则善呕,呕已乃衰,即取公孙及井(隐白)、输(太白)。

《大成》 脚弱无力:公孙、三里、绝骨、申脉,复刺后穴,昆仑、阳辅;脚气:公孙、冲阳、灸足三里;久疟不食:公孙、内庭、厉兑。

《席弘赋》 肚疼须是公孙妙,内关相应必然瘳。

【刺灸法】 直刺0.5～0.8寸;可灸。

【文献选摘】《甲乙》 公孙,主狂,多饮。

《金鉴》 公孙,主痰壅胸膈,肠风下血,积块及妇人气蛊等证。

《八脉八穴治症歌》 九种心痛延闷,结胸翻胃难停,酒食积聚胃肠鸣,水食气疾膈病,脐痛腹疼胁胀,肠风疟疾心疼,胎衣不下血迷心,泄泻公孙立应。

《标幽赋》 脾冷胃疼,泻公孙而立愈。

2·4·5 商丘 Shāng qiū 经穴

【位置】 在足内踝下微前陷者中。(《甲乙》)

【取法】 于内踝前下方凹陷处。当舟骨结节与内踝高点连线之中点取穴。(图2-25)

【局部解剖】 有跗内侧动脉,大隐静脉;布有隐神经及腓浅神经分支。

【主治】 腹胀,肠鸣,泄泻,便秘,食不化,舌本强痛,黄疸,怠惰嗜卧,癫狂,善笑,梦魇,不乐好太息,咳嗽,小儿痫瘛,痔疾,足踝痛。

【配伍举例】《千金方》 商丘、幽门、通谷,主喜呕;商丘、复溜,主痔血泻后重。

《大成》 绝子:商丘、中极。

【刺灸法】 直刺0.3～0.5寸;可灸。

【文献选摘】《甲乙》 商丘主寒热善呕;心下寒痛;阴股内痛少腹痛不可俯仰;小儿咳即泄,不欲食,手足扰,目昏,口噤,溺黄。

《千金翼》 商丘主偏风痹,脚不得履地,半身不遂。

《外台》 商丘主喉痹。

《百症赋》 商丘痔瘤而最良。

《胜玉歌》 脚背疼时商丘刺。

2·4·6 三阴交 Sān yīn jiāo

【别名】 承命、太阴。(《千金方》)

【位置】 在内踝上三寸,骨下陷者中。(《甲乙》)

【取法】 于内踝高点上3寸,胫骨内后缘取穴。(图2-26)

【局部解剖】 在胫骨后缘和比目鱼肌之间,深层有趾长屈肌;有大隐静脉,深层有胫后动、静脉;布有小腿内侧皮神经,深层后方有胫神经。

【主治】 脾胃虚弱,肠鸣腹胀,飧泄,消化不良;月经不调,崩漏,赤白带下,阴挺,经闭,癥瘕,难产,产后血晕,恶露不行,梦遗,遗精,阳痿,阴茎痛,疝气;水肿,小便不利,睾丸缩腹,遗尿;足痿痹痛,脚气;失眠,神经性皮炎,湿疹,荨麻疹,高血压等。

【配伍举例】《甲乙》 飧泄:补三阴交,上补阴陵泉,皆久留之,热行乃止。

《大成》 足踝以上病,灸三阴交、绝骨、昆仑。

《天星秘诀》 胸膈痞满先阴交,针到承山饮食喜。

《乾坤生意》 三阴交兼大敦,治小肠疝气。

《百症赋》 针三阴交于气海,专司白浊久遗精。

【刺灸法】 直刺0.5～1寸;可灸。

【文献选摘】《甲乙》 足太阴、厥阴、少阴之会。

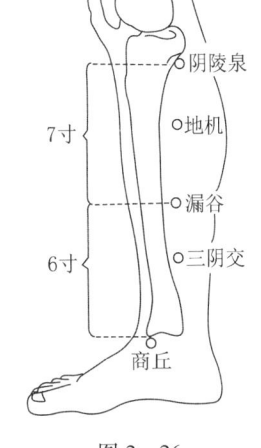

图 2-26

《甲乙》 三阴交主足下热痛,不能久坐,湿痹不能行;惊不得眠。

《千金方》 三阴交主劳淋,妇人下血泄痢;惊狂走;霍乱,手足逆冷;卵偏大入腹,灸随年壮;梦泄精灸七壮;髀中痛不得行,足外反寒,胫寒不得卧。

《大成》 食后吐水,呵欠,颊车蹉开,张口不合,脐下痛不可忍,小儿客忤。

《图翼》 三阴交主中风卒厥,不省人事,浑身浮肿。

《针灸则》 臁疮不愈,灸三阴交三壮至三十壮,则再不发。

《眼科锦囊》 上睑低垂,轻症者灸三阴交。

《杂病穴法歌》 呕噎阴交不可饶,死胎阴交不可缓。

《胜玉歌》 阴交针入下胎衣。

《铜人》 昔有宋太子,性善医术,出苑,逢一怀娠妇人,太子诊曰:是一女也,令徐文伯亦诊之,此一男一女也,太子性急,欲剖视之,臣请针之,泻足三阴交,补手阳明合谷,应针而落,果如文伯之言,故妊娠不可刺也。

2·4·7 漏谷 Lòu gǔ

【别名】 太阴络。(《铜人》)

【位置】 在内踝上六寸,骨下陷者中。(《甲乙》)

【取法】 内踝高点上6寸,胫骨后缘,当阴陵泉和三阴交的连线上取穴。(图2-26)

【局部解剖】 在胫骨后缘和比目鱼肌之间,深层有趾长屈肌;有大隐静脉,深层有胫后动、静脉；布有小腿内侧皮神经，深层后方有胫神经。

【主治】 腹胀，肠鸣，偏坠，腿膝厥冷，麻痹不仁，足踝肿痛，小便不利。

【刺灸法】 直刺 0.5～0.8 寸；可灸。

【文献选摘】《图翼》 主膝痹脚冷不仁，疝癖冷气，小腹痛、失精。

2·4·8 地机 Dì jī 郄穴

【别名】 脾舍。（《甲乙》）

【位置】 在膝下五寸。（《甲乙》）

【取法】 在阴陵泉下 3 寸，当阴陵泉与三阴交的连线上取穴。（图 2－26）

【局部解剖】 在胫骨后缘与比目鱼肌之间；前方有大隐静脉及膝最上动脉，深层有胫后动、静脉；布有小腿内侧皮神经，深层后方有胫神经。

【主治】 腹胀，腹痛，食欲不振，泻泄，痢疾，月经不调，痛经，遗精，女子癥瘕，腰痛不可俯仰，小便不利，水肿。

【配伍举例】《百症赋》 妇人经事改常，自有地机、血海。

【刺灸法】 直刺 0.5～0.8 寸；可灸。

2·4·9 阴陵泉 Yīn líng quán 合穴

【位置】 在膝下内侧辅骨下陷者中，伸足乃得之。（《甲乙》）

【取法】 在胫骨内侧髁下缘凹陷处取穴。（图 2－26）

【局部解剖】 在胫骨后缘和腓肠肌之间，比目鱼肌起点上方；前方有大隐静脉，膝最上动脉，最深层有胫后动、静脉；布有小腿内侧皮神经本干，深层有胫神经。

【主治】 腹胀，喘逆，水肿，黄疸，暴泄，小便不利或失禁，阴茎痛，妇人阴痛，遗精，膝痛。

【配伍举例】《千金方》 阴陵泉、关元，主寒热不节，肾病不可俯仰，气癃尿黄；阴陵泉、阳陵泉，主失禁遗尿不自知；阴陵泉、隐白，主胸中热，暴泄。

《大成》 小便不通，阴陵泉、气海、三阴交……复针后穴，阴谷、大陵；疝瘕：阴陵、太溪、丘墟、照海；霍乱：阴陵、承山、解溪、太白。

《百症赋》 阴陵、水分，去水肿之脐盈。

《天星秘诀》 如是小肠连脐痛，先刺阴陵后涌泉。

【刺灸法】 直刺 0.5～0.8 寸；可灸。

【文献选摘】《甲乙》 阴陵泉主妇人阴中痛，少腹坚急痛。

《千金翼》 水肿不得卧，灸阴陵泉百壮。

《外台》 阴陵泉主女子疝瘕。

《杂病穴法歌》 心胸痞满阴陵泉；小便不通阴陵泉。

2·4·10 血海 Xuè hǎi

【别名】 百虫窠。（《图翼》）

【位置】 在膝髌上内廉白肉际二寸。（《铜人》）

【取法】 屈膝，在髌骨内上缘上 2 寸，当股四头肌内侧头的隆起处取穴。（图 2－27）

简便取法：患者屈膝，医者以左手掌心按于患者右膝髌骨上缘，第二至五指向上伸直，拇指约成 45°斜置，拇指尖下是穴。对侧取法仿此。

【局部解剖】 在股骨内上髁上缘，股内侧肌中间；有股动、静脉肌支；布有股前皮神经及股神经肌支。

【主治】 月经不调,痛经,经闭,崩漏,股内侧痛;皮肤湿疹,瘾疹,湿疮,瘙痒,丹毒;小便淋涩,气逆腹胀。

【刺灸法】 直刺0.8～1寸;可灸。

【文献选摘】《甲乙》 若血闭不通,逆气胀,血海主之。

《大成》 暴崩不止,血海主之。

《金鉴》 血海治男子肾脏风,两腿疮痒湿痛等症。

《图翼》 血海主带下气逆腹胀。

《胜玉歌》 热疮臁内年年发,血海寻来可治之。

《杂病穴法歌》 五淋血海通男妇。

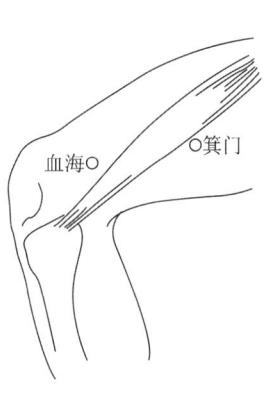

图 2-27

2·4·11 箕门 Jī mén

【位置】 在鱼腹上越两筋间,动脉应手。(《甲乙》)

【取法】 于血海上6寸,缝匠肌内侧取穴。(图2-27)

【局部解剖】 在缝匠肌内侧缘,深层有内收大肌;有大隐静脉,深层之外方有股动、静脉;布有股前皮神经,深部有隐神经。

【主治】 小便不通,遗溺,腹股沟肿痛,五淋。

【刺灸法】 直刺0.3～0.5寸。

【文献选摘】《素问·刺禁论》 刺阴股中大脉,出血不止死。

2·4·12 冲门 Chōng mén

【别名】 慈宫。(《甲乙》)

【位置】 上去大横五寸,在府舍下横骨两端约纹中动脉。(《甲乙》)

【取法】 仰卧,平耻骨联合上缘中点旁开3.5寸处取穴。约当腹股沟外端上缘,股动脉外侧。(图2-28)

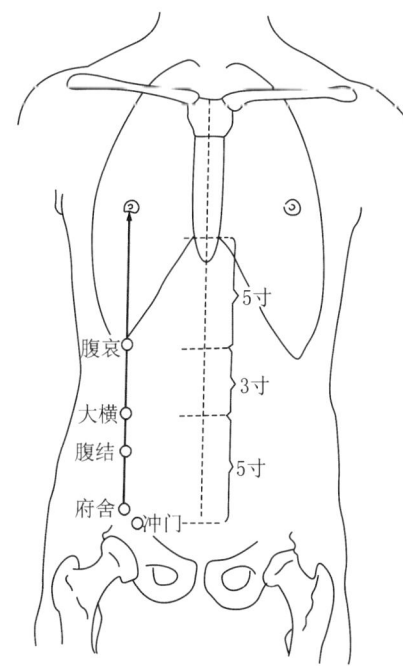

图 2-28

【局部解剖】 在腹股沟韧带中点外侧的上方,腹外斜肌腱膜及腹内斜肌下部;内侧为股动、静脉;当股神经经过处。

【主治】 腹痛,疝气,痔痛,小便不利,胎气上冲。

【配伍举例】《百症赋》 带下产崩,冲门、气冲宜审;痃癖兮,冲门、血海强。

【刺灸法】 直刺0.5～0.7寸;可灸。

【文献选摘】《甲乙》 冲门为足太阴、厥阴之会。

《发挥》 冲门在府舍下,横骨端纹中动脉,去腹中行四寸半。

《六集》 去腹中行四寸。

《甲乙》 冲门治寒气腹满,癃,身热,腹中积聚疼痛,又主阴疝。

《千金方》 冲门主乳难。

2·4·13 府舍 Fǔ shè

【位置】 在腹结下三寸。(《甲乙》)

【取法】 仰卧,在冲门上 0.7 寸,任脉旁开四寸处取穴。(图 2-28)
【局部解剖】 在腹股沟韧带上方外侧,腹外斜肌腱膜及腹内斜肌下部,深层为腹横肌下部(右当盲肠下部,左当乙状结肠下部);有腹壁浅动脉,肋间动、静脉;布有髂腹股沟神经。
【主治】 腹痛,疝气,腹满积聚,霍乱吐泻。
【刺灸法】 直刺 0.5~0.8 寸;可灸。
【文献选摘】《甲乙》 足太阴、阴维、厥阴之会。
《发挥》 府舍在腹结下三寸,去腹中行各四寸半。
《六集》 腹舍去腹中行四寸。

2·4·14 腹结 Fù jié
【别名】 腹屈(《甲乙》);肠结(《千金翼》);肠窟(《外台》)。
【位置】 在大横下一寸三分。(《甲乙》)
【取法】 仰卧,在府舍上 3 寸,距任脉 4 寸,当府舍与大横的连线上取穴。(图 2-28)
【局部解剖】 有腹内、外斜肌及腹横肌;布有第十一肋间动、静脉和肋间神经。
【主治】 绕脐腹痛,疝气,腹寒泄泻。
【刺灸法】 直刺 0.8~1.2 寸;可灸。
【文献选摘】《发挥》 腹结去腹中行四寸半。
《图翼》 腹结去腹中行三寸半。
《六集》 腹结去腹中行四寸。

2·4·15 大横 Dà héng
【别名】 肾气。(《医学纲目》)
【位置】 在腹哀下三寸,直脐旁。(《甲乙》)
【取法】 仰卧,在神阙(任脉)旁开 4 寸处取穴。(图 2-28)
【局部解剖】 有腹内、外斜肌及腹横肌;布有第十肋间动、静脉和肋间神经。
【主治】 虚寒泻痢,大便秘结,小腹痛。
【刺灸法】 直刺 0.8~1.2 寸;可灸。
【文献选摘】《甲乙》 足太阴、阴维之会。
《千金方》 大横在腹哀下二寸,直脐旁。
《铜人》 大横在腹哀下三寸五分,直脐旁。
《六集》 大横去腹中行四寸。

2·4·16 腹哀 Fù'āi
【位置】 在日月下一寸五分。(《甲乙》)
【取法】 仰卧,在脐中上 3 寸,建里(任脉)旁开 4 寸处取穴。(图 2-28)
【局部解剖】 在腹内、外斜肌及腹横肌肌部;布有第八肋间动、静脉及肋间神经。
【主治】 绕脐痛,消化不良,便秘,痢疾。
【刺灸法】 直刺 0.5~0.8 寸;可灸。
【文献选摘】《甲乙》 足太阴、阴维之会。

2·4·17 食窦 Shí dòu
【别名】 命关。(《扁鹊心书》)

【位置】 在天溪下一寸六分陷者中。(《甲乙》)

【取法】 仰卧,在中庭(任脉)旁开6寸,第五肋间隙中取穴。(图2-29)

【局部解剖】 在第五肋间隙前锯肌中,深层有肋间内、外肌;有胸腹壁静脉;布有第五肋间神经外侧皮支。

【主治】 胸胁胀痛,腹胀肠鸣,翻胃,食已即吐,噫气,水肿。

【刺灸法】 斜刺0.5~0.8寸;可灸。

【文献选摘】《千金方》 食窦主膈中雷鸣,常常隐隐常有水声。

《大成》 食窦主膈痛。

《图翼》 食窦主咳嗽,气逆,饮不下。

《扁鹊心书》 妇人产后,腹胀水肿,灸命关百壮;黄疸,眼目及遍身皆黄,小便赤色,乃冷物伤脾所致,灸右命关一百壮,忌服凉药,若兼黑疸及房劳伤肾,再灸命门三百壮;翻胃食已即吐,乃饮食失节,脾气损也,灸命关三百壮;老人大便不禁,乃脾肾气衰,灸左命关,关元各二百壮;此穴属脾,又名食窦穴,能接脾脏真气,治三十六种脾病;盖脾为五脏之母,后天之本,属土,生长万物者也,若脾气在,虽病甚不死,此法试之极验。

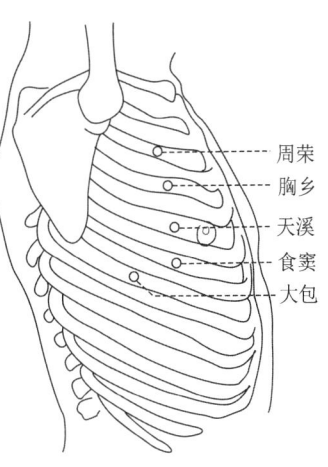

图2-29

2·4·18 天溪 Tiān xī

【位置】 在胸乡下一寸六分陷者中,仰而取之。(《甲乙》)

【取法】 仰卧,在食窦上一肋,任脉旁开6寸,平第四肋间隙中取穴。(图2-29)

【局部解剖】 在胸大肌外下缘,下层为前锯肌,再深层有肋间内、外肌;有胸外侧动、静脉分支,胸腹壁动、静脉,第四肋间动、静脉;布有第四肋间神经。

【主治】 胸部疼痛,咳嗽,乳痈,乳汁少。

【配伍举例】《千金方》 天溪、侠溪,主乳肿痛溃。

【刺灸法】 平刺或斜刺0.5~0.8寸;可灸。

【文献选摘】《外台》 天溪灸五壮,主胸中满痛,乳肿,咳逆上气,喉鸣有声。

2·4·19 胸乡 Xiōng xiāng

【位置】 在周荣下一寸六分陷者中,仰而取之。(《甲乙》)

【取法】 仰卧,在天溪上一肋,(任脉)旁开6寸,第三肋间隙中取穴。(图2-29)

【局部解剖】 在胸大肌、胸小肌外缘,有前锯肌,下层为肋间内、外肌;有胸外侧动、静脉及第三肋间动、静脉;布有第三肋间神经。

【主治】 胸胁胀痛,胸引背痛不得卧。

【刺灸法】 斜刺0.5~0.8寸;可灸。

2·4·20 周荣 Zhōu róng

【位置】 在中府下一寸六分陷者中。(《甲乙》)

【取法】 仰卧,在胸乡上一肋,任脉旁开6寸,第二肋间隙中取穴。(图2-29)

【局部解剖】 在胸大肌中,下层为胸小肌,肋间内、外肌;有胸外侧动、静脉,第二肋间动、静脉;布有胸前神经肌支。

【主治】 胸胁胀满,咳嗽,气喘,胁肋痛,食不下。

【刺灸法】 平刺或斜刺 0.5～0.8 寸;可灸。

2·4·21　大包 Dà bāo　脾之大络

【位置】 渊腋下三寸。(《甲乙》)

【取法】 侧卧举臂,在腋下 6 寸,腋中线上,第六肋间隙中取穴。(图 2-29)

【局部解剖】 有前锯肌;胸背动、静脉及第六肋间动、静脉;布有第六肋间神经,当胸长神经直系的末端。

【主治】 胸胁痛,气喘,全身疼痛,四肢无力。

【刺灸法】 斜刺 0.5～0.8 寸;可灸。

本经小结

(1) 取穴要点　主要应掌握:第一跖趾关节前后,胫骨内侧后缘,股内侧肌等解剖标志。大都和太白分别在跖趾关节的前、后方取。

小腿部:三阴交、阴陵泉都在胫骨内侧后缘。漏谷、地机,在三阴交和阴陵泉的连线上。

大腿部:血海在股内侧肌腹隆起的高点处,箕门在股内侧肌隆起的尾端。

腹部:府舍、腹结、大横、腹哀,都在任脉旁开四寸。

胸部:食窦、天溪、胸乡、周荣各穴,都在任脉旁开六寸的肋间隙中取穴。

(2) 主治重点　本经经穴主要用于脾脏及与脾脏有密切关系的胃、心、肺、肝、肾,以及脾不统血等疾病。

① 脾胃疾病:隐白治腹满、暴泄、善呕;太白治饥不欲食、善噫,肠鸣,大便泄泻,腹中切痛,体重节痛,痿证;公孙治多饮,霍乱,水肿,腹胀如鼓,腹中切痛;商丘治黄疸,嗜睡;三阴交治飧泄,腹胀肠鸣,小便不利,足痿,肌肉疼痛;阴陵泉治大便暴泄,小便不利。

② 心病:隐白主烦心善悲,梦魇、胸痛;太白治心痛脉缓;公孙治心烦失眠,发狂妄言,嗜睡;商丘治癫狂,善笑,梦魇;三阴交治梦遗失精。

③ 肺病:隐白治喘息,咳吐;商丘治咳嗽;阴陵泉治腹胀喘逆。

④ 肝病:隐白主惊风,昏厥;大都治烦心目眩;太白治胸胁胀痛;商丘治小儿痫瘈;三阴交治睾丸缩腹,阴茎痛。

⑤ 肾病:三阴交治遗尿、遗精,久不成孕;阴陵泉主肾虚之小便失禁,妇人阴痛。

⑥ 脾不统血:隐白主月经过时不止,便血,吐血,衄血;太白治大便脓血;公孙治肠风下血;三阴交治赤白带下,崩漏,产后血晕,月经失调;血海主崩及月经失调。

(3) 刺灸注意事项　胸部穴位,如大包、周荣、胸乡、天溪、食窦,各穴的深部为心、肺,故皆不宜深刺。腹部的腹结、大横、腹哀、府舍,深部为胃肠,在针刺到达一定深度时,注意要少提插,以免引起事故。

2·5 手少阴心经经穴

本经经穴分布在腋下,上肢掌侧面的尺侧缘和小指的桡侧端。起于极泉,止于少冲,左右各 9 穴。(图 2-30)

手少阴心经经穴分寸歌

少阴心起极泉中,腋下筋间动脉凭,青灵肘上三寸觅,少海屈肘横纹头,
　灵道掌后一寸半,通里腕后一寸同,阴郄去腕五分的,神门肌腱桡侧逢,
少府小指本节后,小指内侧是少冲。

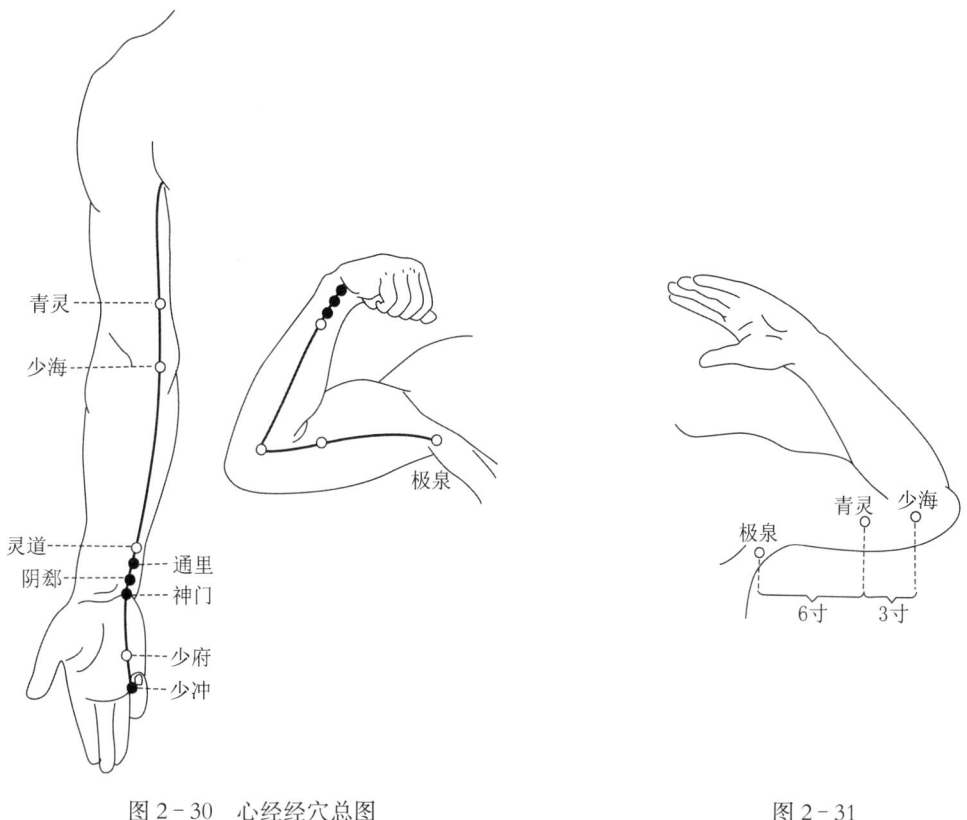

图 2-30　心经经穴总图　　　　　　　　图 2-31

2·5·1　极泉 Jí quán

【位置】　在腋下筋间动脉。(《甲乙》)

【取法】　上臂外展,在腋窝正中,腋动脉跳动处。(图 2-31)

【局部解剖】　在胸大肌的外下缘,深层为喙肱肌;外侧为腋动脉;布有尺神经,正中神经,前臂内侧皮神经及臂内侧皮神经。

【主治】　心痛,胸闷,心悸,气短,心悲不乐,干呕,胁肋疼痛,咽干烦渴,目黄,瘰疬,肘臂冷痛,四肢不举。

【配伍举例】《资生》　极泉、侠白,治心痛干呕,烦满。

【刺灸法】　避开动脉,直刺 0.2～0.3 寸;可灸。

【文献选摘】《外台》　极泉主心腹痛,干呕,嗌干……掌中热痛。

《大成》　极泉主臂肘厥寒,四肢不收,烦渴。

2·5·2　青灵 Qīng líng

【位置】　在肘上三寸。(《铜人》)

【取法】　举臂,在少海与极泉的连线上,少海上 3 寸,肱二头肌的尺侧缘。(图 2-31)

【局部解剖】　在肱二头肌内侧沟中,有肱三头肌;有肱动脉,贵要静脉,尺侧上副动脉,布有前臂内侧皮神经,臂内侧皮神经,尺神经。

【主治】　目黄,头痛,振寒,胁痛,肩臂痛。

【刺灸法】　直刺 0.3～0.5 寸;可灸。

2·5·3 少海 Shào hǎi 合穴

【别名】 曲节。(《甲乙》)

【位置】 在肘内廉节后陷者中,动脉应手。(《甲乙》)

【取法】 屈肘,在肘横纹尺侧纹头陷凹中取穴。(图 2-31)

【局部解剖】 有旋前圆肌,肱肌;有贵要静脉,尺侧上下副动脉,尺侧返动脉;布有前臂内侧皮神经,外前方有正中神经。

【主治】 心痛,臂麻,手颤健忘,暴喑,手挛,腋胁痛,瘰疬,颈痛,癫狂善笑,痫证,头痛,目眩,齿龋痛。

【配伍举例】《大成》 瘰疬:少海、天池、章门、临泣、支沟、阳辅、丘墟、足临泣、申脉;发狂:少海、间使、神门、合谷、后溪、复溜、丝竹空。

《百症赋》 且如两臂顽麻,少海就傍于三里。

《胜玉歌》 瘰疬少海、天井边。

【刺灸法】 直刺 0.5~0.8 寸。

【文献选摘】《甲乙》 少海主风眩头痛。

《千金方》 少海主疟,背振寒。

《外台》 少海主寒热,齿龋痛,狂。

《席弘赋》 心疼手颤少海间。

2·5·4 灵道 Líng dào 经穴

【位置】 在掌后一寸五分。(《甲乙》)

【取法】 仰掌,在尺侧腕屈肌腱的桡侧缘,腕横纹上 1.5 寸取穴。(图 2-32)

【局部解剖】 在尺侧腕屈肌腱与指浅屈肌之间,深层为指深屈肌;有尺动脉通过;布有前臂内侧皮神经,尺侧为尺神经。

【主治】 心悸怔忡,心痛,悲恐,善笑,暴喑,舌强不语,腕臂挛急,足跗上痛,头昏目眩。

【配伍举例】《资生》 灵道、天突、天窗,治暴喑不能言,口噤。

【刺灸法】 直刺 0.3~0.4 寸;可灸。

【文献选摘】《图翼》 灵道治干呕。

《肘后歌》 骨寒髓冷火未烧,灵道妙穴分明记。

2·5·5 通里 Tōng lǐ 络穴

【位置】 在腕后一寸。(《甲乙》)

【取法】 仰掌,在尺侧腕屈肌腱的桡侧缘,腕横纹上 1 寸。(图 2-32)

【局部解剖】 在尺侧腕屈肌腱与指浅屈肌之间,深层为指深屈肌;有尺动脉通过;布有前臂内侧皮神经,尺侧为尺神经。

【主治】 暴喑,舌强不语,心悸怔忡,悲恐畏人,头痛目眩,妇人经血过多,崩漏,肩臑肘臂内后侧痛。

【配伍举例】《大成》 头风,面目赤:通里、解溪;经血过多:通里、行间、三阴交。

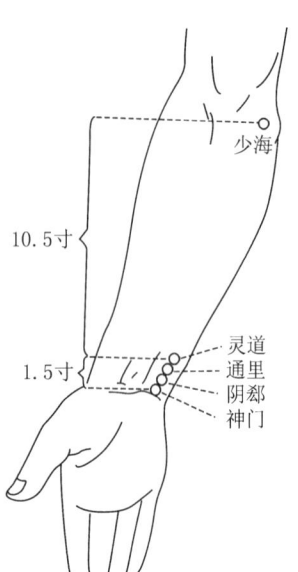

图 2-32

《百症赋》 倦言嗜卧,往通里、大钟而明。
【刺灸法】 直刺 0.2~0.5 寸;可灸。
【文献选摘】《外台》 通里主热病,卒心中懊恢,悲恐,癫,少气,遗溺。
《玉龙歌》 连日虚烦面赤妆,心中惊悸亦难当,若须通里穴寻得,一用金针体便康。
《马丹阳十二穴歌》 通里腕侧后,去腕一寸中,欲言声不出,懊恢及怔忡,实则四肢重,头腮面颊红,虚则不能食,暴瘖面无容,毫针微微刺,方信有神功。

2·5·6 阴郄 Yīn xī 郄穴

【位置】 在掌后脉中,去腕五分。(《甲乙》)
【取法】 仰掌,在尺侧腕屈肌腱的桡侧缘,腕横纹上 0.5 寸。(见图 2-32)
【局部解剖】 在尺侧腕屈肌腱与指浅屈肌之间,深层为指深屈肌;有尺动脉通过;布有前臂内侧皮神经,尺侧为尺神经。
【主治】 心痛,惊恐,心悸,骨蒸盗汗,吐血,衄血,失语。
【配伍举例】《百症赋》 阴郄、后溪,治盗汗之多出。
【刺灸法】 直刺 0.2~0.5 寸;可灸。
【文献选摘】《甲乙》 阴郄主凄凄寒嗽。
《标幽赋》 泻阴郄止盗汗,治小儿骨蒸。

2·5·7 神门 Shén mén 原穴、输穴

【别名】 兑冲、中都(《甲乙》);兑骨(《难经》);锐中(《聚英》)。
【位置】 在掌后兑骨之端陷者中。(《甲乙》)
【取法】 仰掌,在尺侧腕屈肌腱的桡侧缘,腕横纹上取穴。(图 2-32)
【局部解剖】 在尺侧腕屈肌腱与指浅屈肌之间,深层为指深屈肌;有尺动脉通过;布有前臂内侧皮神经,尺侧为尺神经。
【主治】 心痛,心烦,恍惚,健忘失眠,惊悸怔忡,痴呆悲哭,癫狂痫证,目黄胁痛,掌中热,呕血,吐血,大便脓血,头痛眩晕,咽干不嗜食,失音,喘逆上气。
【配伍举例】《千金方》 神门、阳谷,主笑若狂。
《千金翼》 神门、合谷,主喉痹心烦。
《大成》 遗溺:神门、鱼际、太冲、大敦、关元;失志痴呆:神门、鬼眼、百会、鸠尾;噫气:神门、太渊、少商、劳宫、太溪、陷谷、太白、大敦;心痹:神门、大敦、大陵、鱼际;喘逆:神门、阴陵泉、昆仑、足临泣;发狂登高而歌,弃衣而走:神门、后溪、冲阳;十二经治症主客原络:真心主小肠客:少阴心痛并干哕,渴欲饮兮为臂厥,生病目黄口亦干,胁臂疼兮掌发热,若人欲治勿差求,专在医人心审察,惊悸呕血及怔忡,神门支正何堪缺。
【刺灸法】 直刺 0.3~0.4 寸;可灸。
【文献选摘】《玉龙歌》 痴呆之症不堪亲,不识尊卑枉骂人,神门独治痴呆病,转手骨开得穴真。

2·5·8 少府 Shào fǔ 荥穴

【位置】 在小指本节后陷者中,直劳宫。(《甲乙》)
【取法】 在第四、五掌指关节后方,仰掌屈指,当小指端定穴。(图 2-33)
【局部解剖】 在第四、五掌骨间,有第四蚓状肌,指浅、深屈肌腱,深部为骨间肌;有指掌侧总动、静脉,在第四指掌侧总神经(尺神经分支)分布处。

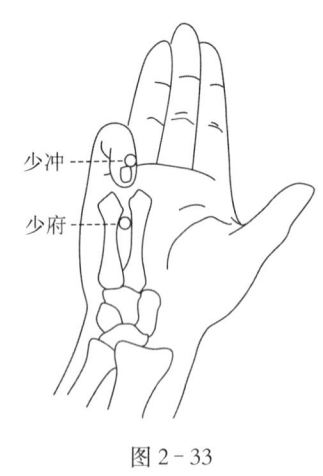

图 2-33

【主治】 心悸,胸痛,痛疡,阴痒,阴挺,阴痛,小便不利,遗尿,手小指拘挛,掌中热,善笑,悲恐善惊。

【配伍举例】《外台》 少府、蠡沟,主嗌中有气如息肉状。

《千金方》 少府、三里,主小便不利、癃。

【刺灸法】 直刺0.2~0.3寸;可灸。

【文献选摘】《大成》 少府主疼疟久不愈,偏坠。

《肘后歌》 心胸有病少府泻。

2·5·9 少冲 Shào chōng 井穴

【别名】 经始。(《甲乙》)

【位置】 在手小指内廉之端,去爪甲如韭叶。(《甲乙》)

【取法】 在小指桡侧,去指甲角0.1寸许取穴。(图2-33)

【局部解剖】 布有指掌侧固有动、静脉所形成的动、静脉网及指掌侧固有神经。(尺神经分支)

【主治】 心悸,心痛,胸胁痛,癫狂,热病,中风昏迷,大便脓血,吐血,臑臂内后廉痛。

【配伍举例】《百症赋》 发热仗少冲,曲池之津。

【刺灸法】 斜刺0.1寸,或三棱针点刺出血;可灸。

【文献选摘】《千金翼》 少冲主咽酸;太息烦满,少气悲惊;胸痛口热;心痛而寒。

《大成》 少冲主上气,嗌干渴,目黄。

《图翼》 少冲主心火上炎,眼赤。

《玉龙赋》 心虚热壅,少冲明于济夺。

本经小结

(1) 取穴要点 主要应掌握:指甲根、掌指关节;尺侧腕屈肌腱;肘横纹;肱二头肌的尺侧缘等体表解剖标志。

指端的少冲穴在小指指甲根的桡侧角;掌部的少府穴在掌指关节后方;前臂的神门、阴郄、通里、灵道四穴都在尺侧腕屈肌腱的桡侧缘;肘部的少海穴在屈肘尺侧横纹头;上臂部的青灵穴在肱二头肌腱的尺侧缘。

(2) 主治重点 本经经穴主要治疗神志病,血证,肢痛痒疮等与心脏有关的疾病。

① 神志病:少海治癫狂善笑,手颤健忘,痫证;灵道治善笑悲恐;通里治暴喑心悸,悲恐;阴郄治惊恐盗汗;神门治恍惚,健忘,痴呆,悲哭,惊悸,怔忡;少府治善笑,悲恐善惊;少冲治癫狂。

② 血证:通里治妇人经血过多,崩漏;阴郄治吐血,鼻衄;神门、少冲治大便脓血,吐血。

③ 肢痛痒疮:少海治瘰疬,齿龋痛;灵道治足跗痛;通里治肩臑肘臂内后侧痛;少府治痈疡,阴痒,阴痛,阴挺;少冲治臑臂内后廉痛。

(3) 刺灸注意事项 极泉穴针刺时,上肢向外展,避开腋动脉,向肩髃方向刺;青灵穴针刺时要缓慢进针,避免刺伤血管,引起血肿;少海、阴郄、神门、少府位于肘腕掌指关节处,不宜直接灸,避免影响关节活动。

2·6 手太阳小肠经经穴

本经经穴分布在指、掌尺侧,上肢背侧面的尺侧缘,肩胛及面部。起于少泽,止于听宫,左右各 19 穴。(图 2-34)

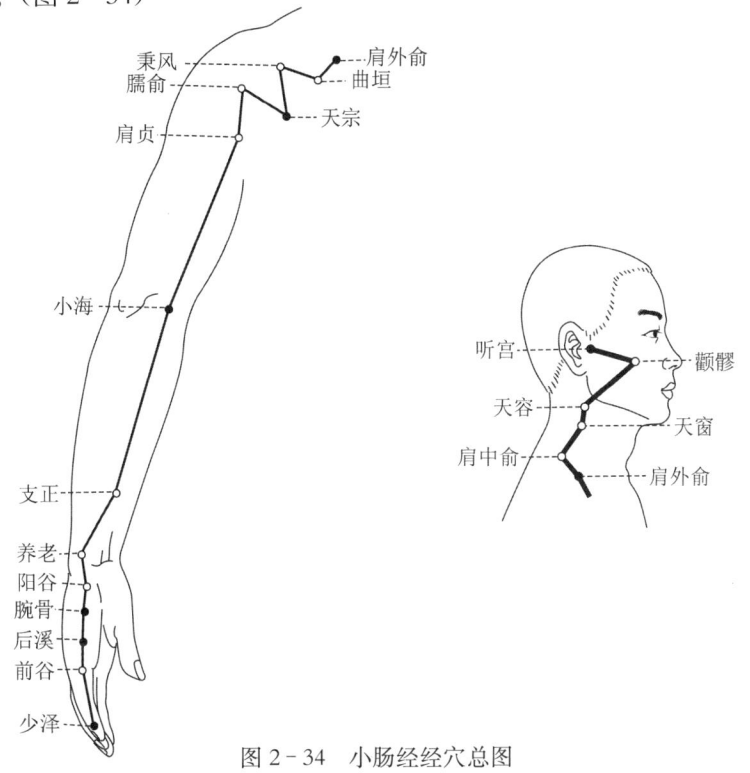

图 2-34 小肠经经穴总图

手太阳小肠经经穴分寸歌

小指端外为少泽,前谷外侧节前觅,节后捏拳取后溪,腕骨腕前骨陷侧,锐骨下陷阳谷讨,腕后锐上觅养老,支正腕后五寸量,小海肘踝鹰嘴中,肩贞腋上一寸寻,臑俞贞上冈下缘,天宗秉风下窝中,秉风冈上举有空,曲垣冈端上内陷,外俞陶道三寸从,中俞二寸大椎旁,天窗扶突后陷详,天容耳下曲颊后,颧髎面鸠锐端量,听宫耳中大如菽,此为小肠手太阳。

2·6·1 少泽 Shào zé 井穴

【别名】 小吉(《甲乙》);小结(《图翼》)。

【位置】 在手小指之端,去爪甲一分陷者中。(《甲乙》)

【取法】 在小指尺侧,去指甲角 0.1 寸许取穴。(图 2-35)

【局部解剖】 有指掌侧固有动、静脉,指背动脉形成的动、静脉网;布有指背神经和指掌侧固有神经(尺神经)。

【主治】 热病,中风昏迷,乳汁少,乳痈,咽喉肿痛,目翳,疟疾,头痛,耳聋,耳鸣,肩臂外后侧疼痛。

【配伍举例】《千金方》 少泽、前谷、后溪、阳谷、完骨、昆仑、小海、攒竹,主项强急痛不可以顾;少泽、复溜、昆仑主疟。

《大成》 妇人无乳,少泽、合谷、膻中。

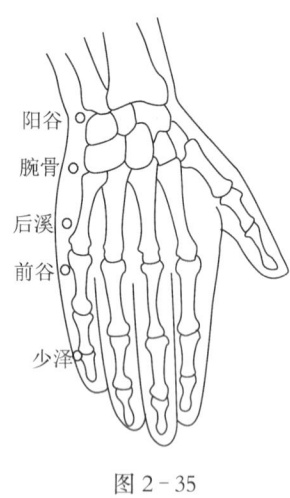

图 2-35

《百症赋》 攀睛攻少泽、肝俞之所。

【刺灸法】 斜刺0.1寸;可灸。

【文献选摘】《铜人》 目生肤翳复瞳子,少泽主之。

《金鉴》 少泽主治鼻衄不止。

《玉龙歌》 妇人吹乳痛难消,吐血风痰稠似胶,少泽穴内明补泻,应时神效气能调。

《灵光赋》 少泽应除心下寒。

2·6·2 前谷 Qián gǔ 荥穴

【位置】 在手小指外侧,本节前陷者中。(《甲乙》)

【取法】 于第五掌指关节前尺侧,握拳时,当掌指关节前之横纹头赤白肉际取穴。(图2-35)

【局部解剖】 有指背动、静脉;指背神经,指掌侧固有神经(尺神经)。

【主治】 热病汗不出,疟疾,癫狂痫证,耳鸣,目痛,目翳,头项急痛,颊肿,鼻塞,咽喉肿痛,产后无乳,臂痛,肘挛,手指麻木。

【配伍举例】《千金方》 前谷、京骨,主目中白翳;前谷、后溪、阳谷,主臂重痛肘挛。

《资生》 前谷、委中,主尿赤难;前谷、照海、中封,主嗌偏肿不可咽。

《大成》 癫疾:前谷、后溪、水沟、解溪、金门、申脉。

【刺灸法】 直刺0.2~0.3寸;可灸。

2·6·3 后溪 Hòu xī 输穴、八脉交会穴——通督脉

【位置】 在手小指外侧本节后陷者中。(《甲乙》)

【取法】 第五掌指关节尺侧后方,第五掌骨小头后缘,赤白肉际处取穴;握拳时,穴在掌指关节后的横纹头处。(图2-35)

【局部解剖】 在小指展肌起点外缘,有指背侧动、静脉,手背静脉网;布有掌背神经(尺神经分支)。

【主治】 头项强痛,耳聋,目赤目翳;肘臂及手指挛急;热病,疟疾,癫、狂、痫证,盗汗,目眩,目眦烂,疥疮。

【配伍举例】《百症赋》 后溪环跳,腿疼刺而即轻;治疸消黄,谐后溪劳宫而看。

《胜玉歌》 后溪鸠尾及神门,治疗五痫立便痊。

【刺灸法】 直刺0.5~0.8寸;可灸。

【文献选摘】《千金翼》 后溪主五指尽痛。

《玉龙歌》 时行疟疾最难禁,穴法由来未审明,若把后溪穴寻得,多加艾火即时轻。

《通玄指要赋》 痫发癫狂兮,凭后溪而疗理;头项痛拟后溪以安然。

《拦江赋》 后溪专治督脉病,癫狂此穴治还轻。

《肘后歌》 胁肋腿疼后溪妙。

2·6·4 腕骨 Wàn gǔ 原穴

【位置】 在手外侧腕前,起骨下陷者中。(《甲乙》)

【取法】 在腕前方,三角骨的前缘,赤白肉际处取穴。(图2-35)

【局部解剖】 在手小指展肌起点外下缘;有腕背侧动脉(尺动脉分支),手背静脉网及尺

神经支。

【主治】 头痛,项强,耳鸣,目翳,指挛臂痛,黄疸,热病汗不出,疟疾,胁痛,颈项颔肿,消渴,目流冷泪,惊风,瘈疭。

【配伍举例】《千金方》 腕骨、阳谷、肩贞、窍阴、侠溪,主颔痛引耳,嘈嘈,耳鸣无所闻;腕骨、阳谷,主胁下痛不得息;腕骨、中渚,主五指掣,不屈伸;腕骨、前谷、曲池、阳谷,主臂腕急,腕外侧痛。

《大成·十二经治症主客原络》 小肠主真心客:小肠之病岂为良,颊肿肩疼两臂傍,项颈强疼难转侧,嗌颔肿痛甚非常,肩似拔兮臑似折,生病耳聋及目黄,臑肘臂外后廉痛,腕骨通里取为详。

《玉龙歌》 脾家之症有多般,致成翻胃吐食难,黄疸亦须寻腕骨,金针必定夺中脘。

【刺灸法】 直刺0.3～0.5寸;可灸。

【文献选摘】《甲乙》 偏枯,腕骨主之;消渴,腕骨主之。

《金鉴》 腕骨主治臂腕五指疼痛。

《通玄指要赋》 固知腕骨祛黄。

《杂病穴法歌》 腰连腿疼腕骨升。

《玉龙歌》 腕中无力痛艰难,握物难移体不安,腕骨一针虽见效,莫将补泻等闲看。

2·6·5 阳谷 Yáng gǔ 经穴

【位置】 在手外侧腕中,兑骨下陷者中。(《甲乙》)

【取法】 在三角骨后缘,赤白肉际上,当豌豆骨与尺骨茎突之间取穴。(图2-35)

【局部解剖】 在尺侧腕伸肌腱的尺侧缘;有腕背侧动脉;布有尺神经的手背支。

【主治】 颈颔肿,臂外侧痛,手腕痛,热病无汗,头眩,目赤肿痛,癫狂妄言,胁痛项肿,疥疮生疣,痔漏,耳聋,耳鸣,齿痛。

【配伍举例】《甲乙》 狂癫疾:阳谷及筑宾、通谷主之;阳谷、太冲、昆仑,主目急痛赤肿;阳谷、正营,主上牙齿痛;阳谷、液门、商阳、二间、四渎,主下齿痛。

《大成》 胁痛:阳谷、腕骨、支沟、臑俞、申脉。

《百症赋》 阳谷、侠溪,颔肿口噤并治。

【刺灸法】 直刺0.3～0.4寸;可灸。

2·6·6 养老 Yǎng lǎo 郄穴

【位置】 在手踝骨上一空,腕后一寸陷者中。(《甲乙》)

【取法】 掌心向下时,在尺骨茎突的高点处取穴;当屈肘掌心向胸时,转手骨开,穴在尺骨茎突的桡侧骨缝中。(图2-36)

【局部解剖】 在尺侧腕伸肌腱和小指固有伸肌腱之间;有前臂骨间背侧动、静脉的末支;布有前臂背侧皮神经和尺神经手背支的吻合支。

【主治】 目视不明,肩背肘臂痛,急性腰疼。

【配伍举例】《千金方》 养老、天柱,主肩痛欲折。

《百症赋》 目觉眈眈,急取养老、天柱。

【刺灸法】 掌心向胸时,向肘方向斜刺0.5～0.8寸;可灸。

【文献选摘】《图翼》 张仲文传灸治仙法,疗腰重痛,不可转

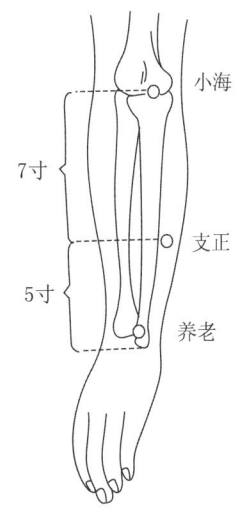

图2-36

侧,起坐艰难,及筋挛脚痹不可屈伸,养老穴也。

2·6·7 支正 Zhī zhèng 络穴

【位置】 上腕五寸。(《灵枢》)

【取法】 在腕上5寸,当阳谷与小海的连线上取穴。(图2-36)

【局部解剖】 在尺侧腕伸肌的尺侧缘,布有前臂内侧皮神经分支,深层桡侧有前臂骨间背侧神经。

【主治】 项强,肘挛,手指痛,热病,头痛,目眩,癫狂,易惊,好笑善忘,惊恐悲愁,消渴,疥疮生疣。

【配伍举例】《千金方》 支正、鱼际、合谷、少海、曲池、腕骨,主狂言。

《百症赋》 目眩兮,支正飞扬。

【刺灸法】 直刺0.3～0.5寸;可灸。

【文献选摘】《金鉴》 支正主治七情郁结不舒,消渴饮水不止。

2·6·8 小海 Xiǎo hǎi 合穴

【位置】 在肘内大骨外,去肘端五分陷者中,屈肘乃得之。(《甲乙》)

【取法】 屈肘,当尺骨鹰嘴与肱骨内上髁之间取穴。(图2-36)

【局部解剖】 在尺侧腕屈肌的起始部;有尺侧上下副动、静脉及尺返动、静脉;布有前臂内侧皮神经,尺神经本干。

【主治】 颊肿,颈项肩臂外后侧痛,头痛目眩,耳聋,耳鸣,癫、狂、痫证,疡肿。

【刺灸法】 直刺0.2～0.3寸;可灸。

【文献选摘】《甲乙》 小海主疟,背膂振寒。

2·6·9 肩贞 Jiān zhēn

【位置】 在肩曲胛下,两骨解间,肩髃后陷者中。(《甲乙》)

【取法】 肩关节后下方,当上臂内收时,在腋后纹头上1寸处取穴。(图2-37)

【局部解剖】 在三角肌后缘,下层为大圆肌;有旋肩胛动、静脉;布有腋神经分支,深层上方为桡神经。

【主治】 肩胛痛,手臂痛麻,不能举,缺盆中痛,瘰疬,耳鸣耳聋。

【配伍举例】《甲乙》 耳鸣无闻,肩贞及完骨主之。

【刺灸法】 直刺0.4～1寸;可灸。

2·6·10 臑俞 Nào shù

【位置】 在肩臑后大骨下胛上廉陷者中。(《甲乙》)

【取法】 正坐,上臂内收,从肩贞直上,肩胛冈下缘取穴。(图2-37)

【局部解剖】 在三角肌后部,深层为冈下肌;有旋后动、静脉,深层为肩胛上动、静脉;布有臂外侧皮神经,腋神经,深层为肩胛上神经。

【主治】 肩臂疫痛无力,肩肿,颈项瘰疬。

【刺灸法】 直刺0.6～1寸;可灸。

【文献选摘】《甲乙》 手足太阳、阳维、跷脉

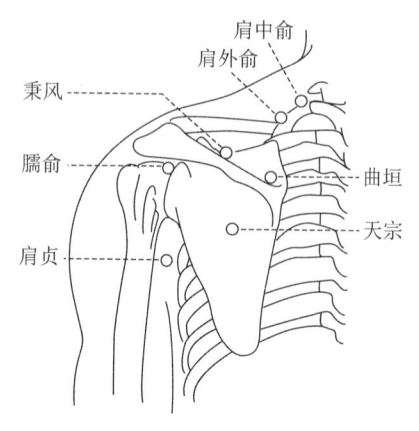

图2-37

之会。

《图翼》 臑俞治胫痛。

2·6·11 天宗 Tiān zōng

【位置】 在秉风后大骨下陷者中。(《甲乙》)

【取法】 正坐,在冈下窝中,约在肩胛冈下缘与肩胛下角之间的上 1/3 折点处取穴,上与秉风直对。(图 2-37)

【局部解剖】 在冈下窝中央冈下肌中;有旋肩胛动、静脉肌支;布有肩胛上神经。

【主治】 肩胛疼痛,肘臂外后侧痛,颊颔肿痛,气喘,乳痈。

【刺灸法】 直刺 0.5～0.7 寸;可灸。

2·6·12 秉风 Bǐng fēng

【位置】 侠天髎,在外肩上小髃骨后,举臂有空。(《甲乙》)

【取法】 正坐,在肩胛冈上窝中点,当天宗穴直上,举臂有凹陷处取穴。(图 2-37)

【局部解剖】 表层为斜方肌,再下为冈上肌;有肩胛上动、静脉;布有锁骨上神经和副神经,深层为肩胛上神经。

【主治】 肩胛疼痛不举,上肢酸麻。

【刺灸法】 直刺 0.3 寸;可灸。

【文献选摘】《甲乙》 手阳明、太阳、手足少阳之会。

2·6·13 曲垣 Qū yuán

【位置】 在肩中央,曲胛陷者中,按之动脉应手。(《甲乙》)

【取法】 在肩胛冈内上端凹陷处,约当臑俞与第二胸椎棘突连线的中点取穴。(图 2-37)

【局部解剖】 在斜方肌和冈上肌中;有颈横动、静脉降支,深层为肩胛上动、静脉肌支;布有第二胸神经后支外侧皮支,副神经,深层为肩胛上神经肌支。

【主治】 肩胛拘挛疼痛。

【刺灸法】 直刺 0.3～0.5 寸;可灸。

2·6·14 肩外俞 Jiān wài shù

【位置】 在肩胛上廉,去脊三寸陷者中。(《甲乙》)

【取法】 正坐,在第一胸椎棘突下,陶道(督脉)旁开 3 寸,当肩胛骨脊柱缘的垂直线上取穴。(图 2-37)

【局部解剖】 表层为斜方肌,深层为肩胛提肌和小菱形肌;有颈横动、静脉;布有第一胸神经后支内侧皮支,肩胛背神经和副神经。

【主治】 肩背酸痛,颈项强急,上肢冷痛。

【刺灸法】 斜刺 0.3～0.6 寸;可灸。

2·6·15 肩中俞 Jiān zhōng shù

【位置】 在肩胛内廉,去脊二寸陷者中。(《甲乙》)

【取法】 正坐,在第七颈椎棘突下,大椎(督脉)旁开 2 寸处取穴。(图 2-37)

【局部解剖】 表层为斜方肌,深层为肩胛提肌;有颈横动、静脉;布有第一胸神经后支内侧皮支,肩胛背神经和副神经。

【主治】 咳嗽,气喘,肩背疼痛,唾血,寒热,目视不明。

【刺灸法】 斜刺 0.3～0.6 寸;可灸。

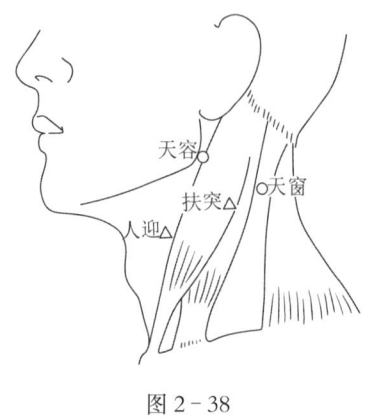

图 2-38

2·6·16 天窗 Tiān chuāng

【别名】 窗笼。(《甲乙》)

【位置】 在曲颊下,扶突后,动脉应手陷者中。(《甲乙》)

【取法】 正坐,平甲状软骨(喉结)于胸锁乳突肌后缘取穴,在扶突穴后方。(图 2-38)

【局部解剖】 在斜方肌前缘,肩胛提肌后缘,深层为头夹肌;有耳后动、静脉及枕动、静脉分支;布有颈皮神经,正当耳大神经丛的发出部及枕小神经处。

【主治】 耳聋,耳鸣,咽喉肿痛,颈项强痛,暴喑不能言,颊肿痛,颈瘿,瘾疹,癫狂、中风。

【配伍举例】《甲乙》 瘿:天窗及臑会主之。

《千金方》 中风失音不能言语,缓纵不随,先灸天窗五十壮,息火仍移百会五十壮。

【刺灸法】 直刺 0.3～0.5 寸;可灸。

【文献选摘】《千金方》 狂邪鬼语,灸天窗九壮。

《千金翼》 头痛瘾疹,灸天窗七壮。

《大成》 天窗主痔漏,齿噤,中风。

2·6·17 天容 Tiān róng

【位置】 在耳曲颊后。(《甲乙》)

【取法】 正坐,平下颌角,在胸锁乳突肌的前缘凹陷中取穴。(图 2-38)

【局部解剖】 在胸锁乳突肌上部前缘,二腹肌后腹的下缘;前为颈外浅静脉,有颈内动、静脉;布有耳大神经的前支、面神经的颈支、副神经,深层为交感神经干的颈上神经节。

【主治】 耳聋,耳鸣,咽喉肿痛,咽中如梗,颊肿,瘿气,头项痈肿,呕逆吐沫。

【配伍举例】《甲乙》 肩痛不可举,天容及秉风主之。

《千金方》 天容、前谷、角孙、腕骨、支正,主颈肿项痛不可以顾;天容、听会、听宫、中渚,主聋,嘈嘈若蝉鸣。

【刺灸法】 直刺 0.5～0.8 寸;可灸。

2·6·18 颧髎 Quán liáo

【别名】 兑骨。(《甲乙》)

【位置】 在面鸠骨下廉,陷者中。(《甲乙》)

【取法】 正坐平视,在目外眦直下,颧骨下缘凹陷处取穴。(图 2-39)

【局部解剖】 在咬肌的起始部,颧肌中;有面横动、静脉分支;布有面神经及眶下神经。

【主治】 口眼歪斜,眼睑瞤动,齿痛,颊肿,目赤,目黄,面赤,唇肿。

【配伍举例】《甲乙》 口僻:颧髎及龈交、下关主之;齿痛:颧髎及二间主之;颧髎、内关,主目赤目黄。

【刺灸法】 直刺 0.2～0.3 寸;可灸。

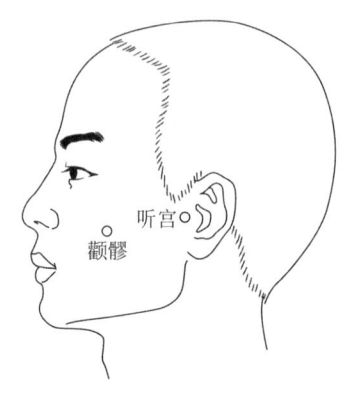

图 2-39

【文献选摘】《铜人》 手少阳、太阳之会。

2·6·19 听宫 Tīng gōng

【别名】 多所闻。(《大成》)

【位置】 在耳中珠子大,明如赤小豆。(《甲乙》)

【取法】 在耳屏与下颌关节之间,微张口呈凹陷处取穴。(图2-39)

【局部解剖】 有颞浅动、静脉的耳前支;布有面神经及三叉神经第三支的耳颞神经。

【主治】 耳聋,耳鸣,聤耳,失音,癫疾,痫证,齿痛。

【配伍举例】《大成》 耳聋气闭:听宫、听会、翳风……复刺后穴,三里、合谷。

《百症赋》 听宫、脾俞,祛残心下之悲凄。

【刺灸法】 直刺0.5~1寸;可灸。

【文献选摘】《甲乙》 手足少阳、手太阳之会。

《大成》 听宫主心腹满。

本经小结

(1) 取穴要点　主要应掌握指甲根,第五掌指关节前后,三角骨前后,尺骨掌侧缘,肩胛冈中点和两端,喉结,胸锁乳突肌和下颌角等解剖标志。

指端的少泽穴在小指指甲根的尺侧角;掌部的前谷、后溪分别在第五掌指关节的前、后方;腕部的腕骨、阳谷分别在三角骨的前后方;前谷、后溪、腕骨、阳谷四穴都在尺侧的赤白肉际上;前臂的支正穴在尺骨的掌面骨边;肩胛部,肩胛冈中点上缘是秉风,下缘是天宗,内上缘外1寸是曲垣,外下缘内1寸是臑俞;颈部的天窗,平喉结,在胸锁乳突肌的后缘,天容穴平下颌角,在胸锁乳突肌的前缘。

(2) 主治重点　本经经穴主要用于神志病,液病,疮痒痈肿,头面诸疾,发热等与小肠有关的病症。

① 神志病:前谷、后溪治癫狂痫;腕骨治惊风瘈疭;阳谷治癫疾发狂,妄言奔走;支正治癫狂易惕,惊恐悲愁,好笑善忘;小海治痫发羊鸣。

② 液病:少泽主治妇人无乳,口干,口中涎唾;前谷治目痛泣出,产后无乳;后溪治盗汗;腕骨治消渴,目流冷泪;支正治消渴,饮水不止;天容治呕逆吐沫。

③ 疮痒痈肿:少泽治妇人乳肿喉痹;前谷治咽肿不可咽,颔颊颈项肿;后溪治目眦烂,疥疮;腕骨治颈项颔肿;阳谷治项肿疥疮,生疣,目赤肿,痔漏;支正主疥疮生疣,小海主疡肿;肩贞、臑俞治颈项瘰疬;天窗治颊肿痛,颈瘿瘾疹;天容治头项痛肿,瘿气颊肿;颧髎治唇肿;听宫治聤耳。

④ 头面病:少泽、前谷、后溪,治头痛耳鸣,目翳;前谷治目痛,项痛,鼻塞;后溪治目赤目眩;腕骨治耳鸣,目翳;阳谷治耳聋鸣,齿痛;养老治目视不明;支正治眩晕;小海治头痛目眩;天窗治耳聋鸣;颧髎治齿痛,面赤、目赤、目黄、眼睑动,口㖞;听宫治耳聋如填塞,耳内蝉鸣。

⑤ 发热:少泽治寒热无汗;前谷、后溪治疟疾。

(3) 刺灸注意事项　肩贞、臑俞不宜向胸侧深刺;秉风、曲垣宜向锁骨上窝上方刺,不宜向胸部深刺;肩外俞、肩中俞慎勿深刺,以免损伤肺脏,引起气胸;前谷、后溪、腕骨、阳谷、颧髎、听宫均不宜用直接灸,因直接灸易起灸疮,会影响面部美观和关节活动。

2·7 足太阳膀胱经经穴

本经经穴分布在眼眶,头,项,背腰部的脊柱两侧,下肢后外侧及小趾末端。起于睛明,止于至阴,左右各 67 穴。(图 2-40)

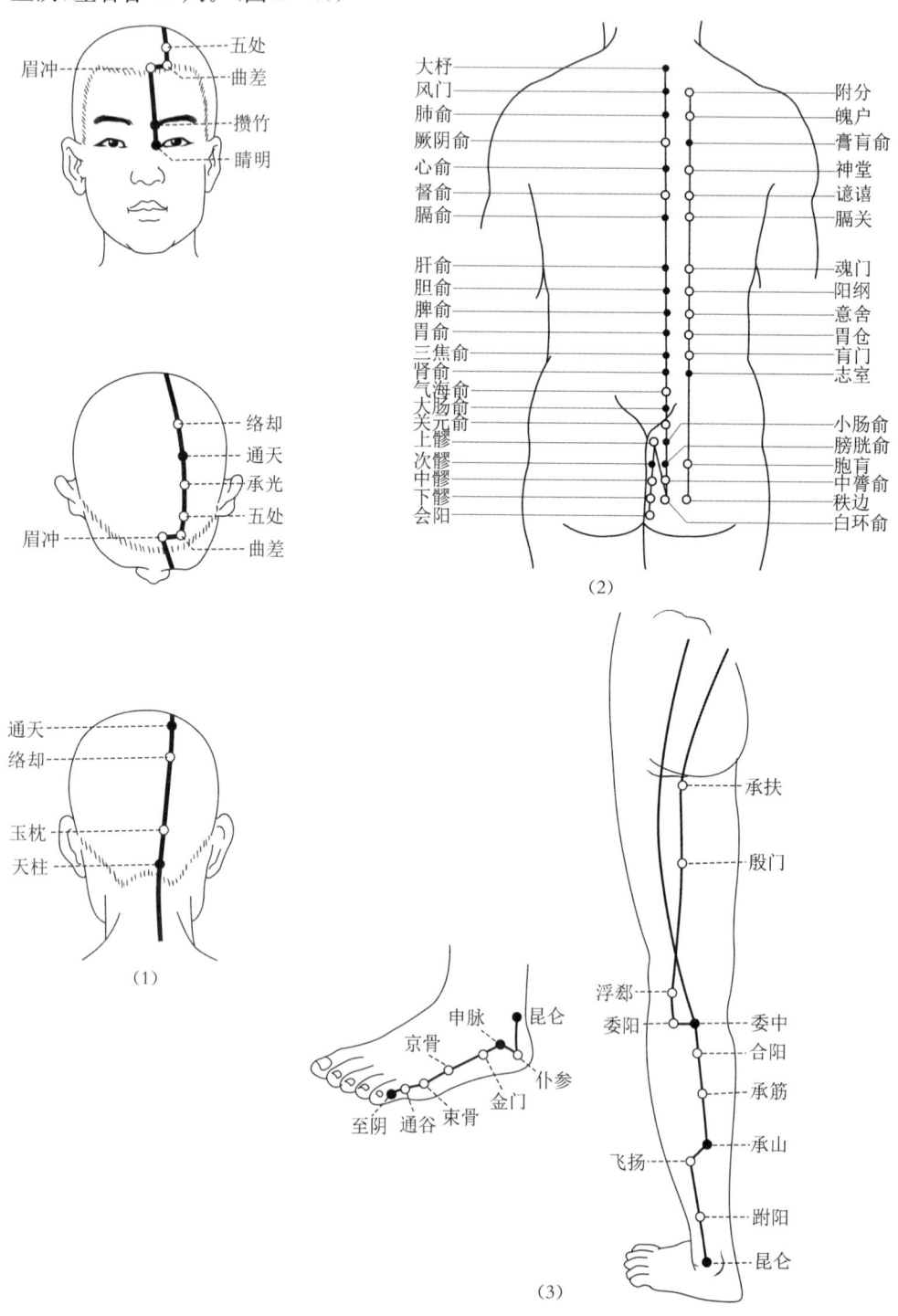

图 2-40 膀胱经经穴总图

足太阳膀胱经经穴分寸歌

足太阳是膀胱经,目内眦角始睛明,眉头头中攒竹取,眉冲直上旁神庭,
曲差入发五分际,神庭旁开寸五分,五处旁开亦寸半,细算却与上星平,
承光通天络却穴,相去寸五调匀看,玉枕挟脑一寸三,入发三寸枕骨取,
天柱项后发际中,大筋外廉陷中献,自此夹脊开寸五,第一大杼二风门,
三椎肺俞厥阴四,心五督六椎下治,膈七肝九十胆俞,十一脾俞十二胃,
十三三焦十四肾,气海俞在十五椎,大肠十六椎之下,十七关元俞穴椎,
小肠十八胱十九,中膂俞穴二十椎,白环廿一椎下当,以上诸穴可推之,
更有上次中下髎,一二三四骶后孔,会阳阴尾尻骨旁,又从臀下横纹取,
承扶居下陷中央,殷门扶下方六寸,浮郄委阳上一寸,委阳腘外两筋乡,
委中穴在腘纹中,第二侧线再细详,又从脊上开三寸,第二椎下为附分,
三椎魄户四膏肓,第五椎下神堂尊,第六譩譆膈关七,第九魂门阳纲十,
十一意舍之穴存,十二胃仓穴已分,十三肓门端正在,十四志室不须论,
十九胞肓廿一秩边,委中下二寻合阳,承筋合阳之下取,穴在腨肠之中央,
承山腨下分肉间,外踝七寸上飞扬,跗阳外踝上三寸,昆仑后跟陷中央,
仆参跟下脚边上,申脉踝下五分张,金门申前墟后取,京骨外侧骨际量,
束骨本节后肉际,通谷节前陷中强,至阴却在小趾侧,太阳之穴始周详。

2·7·1 睛明 Jīng míng

【别名】 泪孔(《甲乙》);泪空(《聚英》)。

【位置】 在目内眦外。(《甲乙》)

【取法】 于目内眦的外上方陷中取穴。(图 2-41)

【局部解剖】 在眶内缘,睑内侧韧带中,深部为眼内直肌;有内眦动、静脉和滑车上、下动静脉,深层上方有眼动、静脉本干;布有滑车上、下神经,深层为眼神经分支,上方为鼻睫神经。

【主治】 目赤肿痛,憎寒头痛,目眩,迎风流泪,内眦痒痛,胬肉攀睛,目翳,目视不明,近视,夜盲,色盲。

【配伍举例】 《席弘赋》 睛明治眼未效时,合谷光明安可缺。

《玉龙歌》 两眼红肿痛难熬,怕日羞明心自焦,只刺睛明鱼尾穴,太阳出血自然消。

《百症赋》 观其雀目肝气,睛明行间而细推。

《金鉴》 睛明、攒竹二穴,主治目痛,视不明,迎风流泪,胬肉攀睛,白翳,眦痒,雀目诸疾。

【刺灸法】 嘱病人闭目,左手将眼球推向外侧固定,针沿眼眶边缘缓缓刺入 0.3~0.5 寸,不宜作大幅度提插、捻转;禁灸。

【文献选摘】《甲乙》 手、足太阳,足阳明之会。

《大成》 按东垣曰:刺太阳、阳明出血,则目愈明。盖此经多血少气,故目翳与赤痛从内眦起者,刺睛明、攒

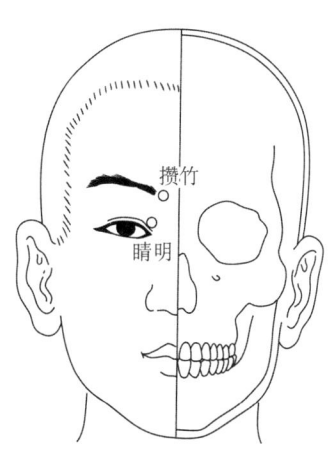

图 2-41

竹,以宣泄太阳之热。然睛明刺一分半,攒竹刺一分三分,为适浅深之宜。

【附注】 针刺睛明,容易引起内出血,因此,起针后要用棉花球压迫针孔2～3分钟,以防出血。如针后出血,局部可出现肿胀,应先用冷敷法止血,待血止后改用热敷法。眼眶周围血肿青紫,一般在两周内逐步吸收消退,但并不影响视力。本穴针刺不宜过深,以免刺入颅腔。

2·7·2　攒竹 Cuán zhú(Zǎn zhú)

【别名】 员在、始光、夜光、明光(《甲乙》);员柱(《铜人》)。

【位置】 在眉头陷者中。(《甲乙》)

【取法】 在眉毛内侧端,眶上切迹处取穴。(图2-41)

【局部解剖】 有额肌及眉皱肌;有额动、静脉;分布着额神经内侧支。

【主治】 头痛,眉棱骨痛,目眩,目视不明,目赤肿痛,迎风流泪,近视,眼睑瞤动,面瘫。

【配伍举例】《千金方》 攒竹、承光、肾俞、丝竹空、和髎,主风头痛。

《大成》 迎风冷泪:攒竹、大骨空、小骨空;头风冷泪出:攒竹、合谷;赤翳:攒竹、后溪、液门。

《百症赋》 目中漠漠,即寻攒竹、三间。

【刺灸法】 治疗眼病,可向下斜刺0.3～0.5寸;治疗头痛,面瘫,可平刺透鱼腰;禁灸。

2·7·3　眉冲 Méi chōng

【别名】 小竹。(《资生》)

【位置】 当两眉头直上,入发际是。(《资生》)

【取法】 从眉头直上,入发际0.5寸,当神庭(督脉)与曲差之间取穴。(图2-42)

【局部解剖】 有额肌;当额动、静脉处;有额神经内侧支。

【主治】 痫证,头痛,眩晕,目视不明,鼻塞。

【刺灸法】 平刺0.3～0.5寸;禁灸

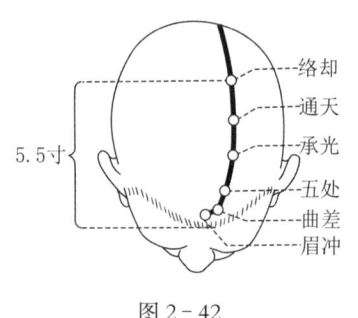

图2-42

2·7·4　曲差 Qū chā(Qū chāi)

【别名】 鼻冲。(《甲乙》)

【位置】 侠神庭两旁各一寸五分,在发际。(《甲乙》)

【取法】 在神庭旁1.5寸,入发0.5寸,当神庭与头维(足阳明胃经)连线的中1/3与内1/3的连接点取穴。(图2-42)

【局部解剖】 有额肌;当额动、静脉处;布有额神经外侧支。

【主治】 头痛,目眩,目痛,目视不明,鼻塞,鼻衄。

【配伍举例】《大成》 脑泻,鼻中鼻涕出,曲差、上星。

【刺灸法】 平刺0.3～0.5寸;可灸。

2·7·5　五处 Wǔ chù

【位置】 在督脉旁,去上星一寸五分。(《甲乙》)

【取法】 从曲差直上,入发际1寸取穴。(图2-42)

【局部解剖】 有额肌;当额动、静脉处;布有额神经外侧支。

【主治】 头痛,目眩,目视不明,痫证,小儿惊风。

【配伍举例】《千金》 五处、身柱、委中、委阳、昆仑,主脊强反折,瘈疭癫疾,头痛。

【刺灸法】 平刺 0.3～0.5 寸。

2·7·6 承光 Chéng guāng

【位置】 在五处后一寸五分。(《铜人》)

【取法】 在五处后 1.5 寸,五处与通天之间取穴。(图 2-42)

【局部解剖】 在帽状腱膜中；有额动、静脉,颞浅动、静脉及枕动、静脉的吻合网;当额神经外侧支与枕大神经吻合处。

【主治】 头痛,目眩,呕吐烦心,目视不明,鼻塞多涕,热病无汗。

【刺灸法】 平刺 0.3～0.5 寸。

【文献选摘】《甲乙》 承光在五处后二寸。
《甲乙》 青盲远视不明。

2·7·7 通天 Tōng tiān

【别名】 天白(《甲乙》);天伯(《铜人》)。

【位置】 在承光后一寸五分。(《甲乙》)

【取法】 在承光后 1.5 寸,承光与络却之间取穴。(图 2-42)

【局部解剖】 有帽状腱膜;有颞浅动、静脉和枕动、静脉的吻合网;分布着枕大神经分支。

【主治】 头痛,头重,眩晕,口㖞,鼻塞多清涕,鼻衄,鼻疮,鼻渊,鼻窒,颈项转侧难,瘿气。

【刺灸法】 平刺 0.3～0.5 寸;可灸。

【文献选摘】《百症赋》 通天去鼻内无闻之苦。

2·7·8 络却 Luò què

【别名】 强阳、脑盖。(《甲乙》)

【位置】 在通天后一寸五分。(《千金方》)

【取法】 在通天后 1.5 寸,距督脉 1.5 寸处取穴。(图 2-42)

【局部解剖】 在枕肌停止处；有枕动、静脉分支；分布着枕大神经分支。

【主治】 眩晕,耳鸣,鼻塞,口㖞,癫狂,痫证,目视不明,项肿,瘿瘤。

【配伍举例】《千金方》 络却、听会、身柱,主狂走瘛疭,恍惚不乐。

【刺灸法】 平刺 0.3～0.5 寸;可灸。

2·7·9 玉枕 Yù zhěn

【位置】 在络却后一寸五分,侠脑户旁一寸三分,起肉枕骨入发际上三寸。(《铜人》)

【取法】 脑户(督脉)旁 1.3 寸,当枕外粗隆上缘之外侧取穴。(图 2-43)

【局部解剖】 有枕肌；有枕动、静脉；分布着枕大神经分支。

【主治】 头痛,恶风寒,呕吐,不能远视,目痛,鼻塞。

【刺灸法】 平刺 0.3～0.5 寸;可灸。

【文献选摘】《甲乙》 玉枕在络却后七分,侠脑户旁一寸三分。

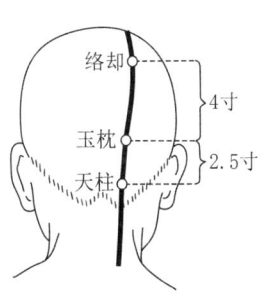

图 2-43

2·7·10　天柱 Tiān zhù

【位置】　在侠项后发际,大筋外廉陷者中。(《甲乙》)

【取法】　在哑门(督脉)旁1.3寸,当项后发际内斜方肌之外侧取穴。(图2－43)

【局部解剖】　在斜方肌起始部,深层为头半棘肌;有枕动、静脉干;分布着枕大神经干。

【主治】　头痛,项强,眩晕,目赤肿痛,鼻塞,不知香臭,咽肿,肩背痛,足不任身。

【配伍举例】《甲乙》　热病汗不出,天柱及风池、商阳、关冲、液门主之。

《千金方》　天柱、陶道、大杼、孔最、后溪,主头痛;天柱、行间,主足不任身。

【刺灸法】　直刺0.5～1寸;可灸。

2·7·11　大杼 Dà zhù　八会之一——骨会

【位置】　在项第一椎下,两旁各一寸五分陷者中。(《甲乙》)

【取法】　俯伏位,在第一胸椎棘突下,督脉旁开1.5寸处取穴。(图2－44)

【局部解剖】　有斜方肌,菱形肌,上后锯肌,最深层为最长肌;有第一肋间动、静脉背侧支;分布着第一胸神经后支内侧皮支,深层为第一胸神经后支外侧支。

【主治】　咳嗽,发热,鼻塞,头痛,喉痹,肩胛痠痛,颈项强急。

【配伍举例】《席弘赋》　大杼若连长强穴,小肠气痛即行针。

《肘后歌》　风痹痿厥如何治,大杼、曲泉真是妙。

【刺灸法】　斜刺0.5～0.8寸;可灸。

【文献选摘】《甲乙》　足太阳、手太阳之会。

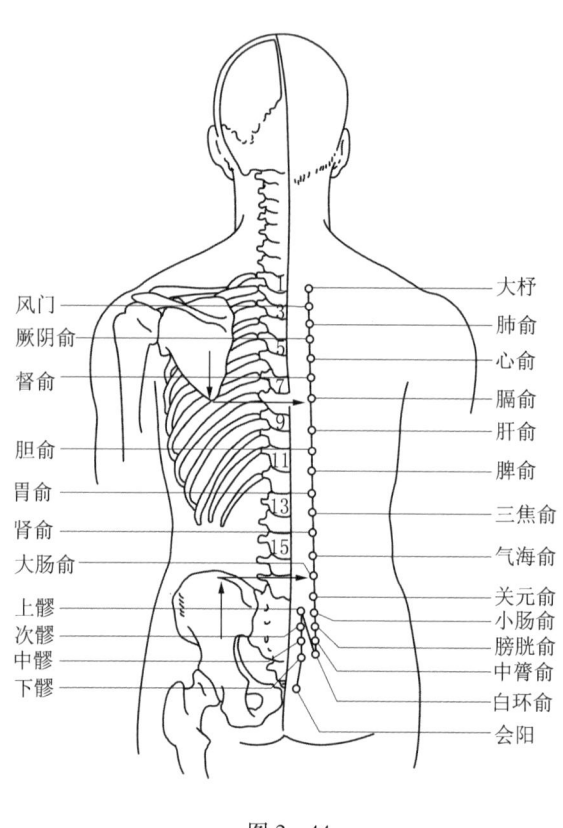

图2－44

《素问·水热穴论》　大杼、膺俞(中府)、缺盆、背俞(风门),此八者,以泻胸中之热也。

2·7·12　风门 Fēng mén

【别名】　热府。(《甲乙》)

【位置】　在第二椎下,两旁各一寸五分。(《甲乙》)

【取法】　俯伏位,在第二胸椎棘突下,督脉旁开1.5寸处取穴。(图2－44)

【局部解剖】　有斜方肌,菱形肌,上后锯肌,深层为最长肌;有第二肋间动、静脉背侧支的内侧支;布有第二或第三胸神经后支内侧皮支,深层为后支外侧支。

【主治】　伤风咳嗽,发热头痛,目眩,多涕,鼻塞,项强,胸背痛,发背痈疽,胸中热,身热。

【配伍举例】《大成》　伤寒热退后余热:风门、合谷、行间、绝骨;肩背痠痛:风门、肩井、中渚、支沟、后溪、腕骨、委中。

【刺灸法】 斜刺 0.5～0.8 寸；可灸。

【文献选摘】《甲乙》 督脉、足太阳之会。

《玉龙歌》 腠理不密咳嗽频,鼻流清涕气昏沉,须知喷嚏风门穴,咳嗽宜加艾火深。

2·7·13 肺俞 Fèi shù 背俞穴

【位置】 在第三椎下,两旁各一寸五分。(《甲乙》)

【取法】 俯伏位,于第三胸椎棘突下,身柱(督脉)旁开 1.5 寸处取穴。(图 2-44)

【局部解剖】 有斜方肌,菱形肌,深层为最长肌；有第三肋间动、静脉背侧支的内侧支；布有第三或第四胸神经后支内侧皮支,深层为第三胸神经后支外侧支。

【主治】 咳嗽,气喘,胸满,腰脊痛,吐血,喉痹,骨蒸,潮热,盗汗。

【配伍举例】《甲乙》 肺胀者,肺俞主之,亦取太渊。

《大成》 久咳不愈：肺俞、三里、膻中、乳根、风门、缺盆。

《行针指要歌》 或针嗽,肺俞、风门须用灸。

《百症赋》 咳嗽连声,肺俞须迎天突穴。

《玉龙歌》 咳嗽须针肺俞穴,痰多宜向丰隆寻。

【刺灸法】 斜刺 0.5～0.8 寸；可灸。

【文献选摘】《素问·水热穴论》 五脏俞傍五,此十者,以泻五脏之热也。

《素问·刺热》 热病气穴,三椎下间,主胸中热。

《资生》 哮喘,按其肺俞穴,痛如锥刺。

【附注】 背俞穴接近胸腔内脏,不宜针刺过深。

2·7·14 厥阴俞 Jué yīn shù 背俞穴

【别名】 厥俞。(《大成》)

【位置】 在第四椎下,两旁相去各一寸五分。(《铜人》)

【取法】 俯伏位,于第四胸椎棘突下,旁开 1.5 寸取穴。(图 2-44)

【局部解剖】 有斜方肌,菱形肌,深层为最长肌；布有第四肋间动、静脉背侧支的内侧支；正当第四或第五胸神经后支内侧皮支,深层为第四胸神经后支的外侧支。

【主治】 心痛,心悸,胸闷,咳嗽,呕吐。

【配伍举例】《资生》 厥阴俞、神门、临泣,治心痛。

【刺灸法】 斜刺 0.5～0.8 寸；可灸。

【文献选摘】《大成》 脏腑皆有俞在背,独心包络无俞,何也？曰：厥阴即心包络俞也。

《素问·刺热》 热病气穴,四椎下间,主鬲中热。

2·7·15 心俞 Xīn shù 背俞穴

【位置】 在第五椎下,两旁各一寸五分。(《甲乙》)

【取法】 俯伏位,于第五胸椎棘突下,神道(督脉)旁开 1.5 寸处取穴。(图 2-44)

【局部解剖】 有斜方肌,菱形肌,深层为最长肌；有第五肋间动、静脉背侧支的内侧支；布有第五或第六胸神经后支内侧皮支,深层为第五胸神经后支外侧支。

【主治】 癫狂,痫证,惊悸,失眠,心悸,健忘,心烦,咳嗽,吐血,梦遗,心痛,胸引背痛。

【配伍举例】《资生》 心俞、天井、神道,治悲愁恍惚。

《玉龙歌》 胆寒由是怕惊心,遗精白浊实难禁,夜梦鬼交心俞治,白环俞治一般针。

【刺灸法】 斜刺 0.5～0.8 寸;可灸。
【文献选摘】 《素问·刺热》 热病气穴,五椎下间,主肝热。

2·7·16 督俞 Dū shù
【别名】 高盖。(《资生》)
【位置】 在六椎下两旁各寸半。(《资生》)
【取法】 俯伏位,于第六胸椎棘突下,灵台(督脉)旁开 1.5 寸处取穴。(图 2-44)
【局部解剖】 有斜方肌,背阔肌肌腱,最长肌;有第六肋间动、静脉的背侧支的内侧支,颈横动脉降支;布有肩胛背神经,第六或第七胸神经后支内侧皮支,深层为第六胸神经后支外侧支。
【主治】 心痛,腹痛,腹胀,肠鸣,呃逆。
【刺灸法】 斜刺 0.5～0.8 寸;可灸。

2·7·17 膈俞 Gé shù　八会之一——血会
【位置】 在第七椎下,两旁各一寸五分。(《甲乙》)
【取法】 俯伏位,于第七胸椎棘突下,至阳(督脉)旁 1.5 寸取穴。(图 2-44)
【局部解剖】 在斜方肌下缘,有背阔肌,最长肌;有第七肋间动、静脉的背侧支的内侧支;布有第七或第八胸神经后支内侧皮支,深层为第七胸神经后支外侧支。
【主治】 胃脘胀痛,呕吐,呃逆,饮食不下,气喘,咳嗽,吐血,潮热,盗汗,背痛,脊强。
【配伍举例】 《甲乙》 癫疾,膈俞及肝俞主之。
《千金方》 膈俞主吐食,又灸章门、胃管;膈俞、谚语、京门、尺泽,主肩背寒,肩胛内廉痛。
【刺灸法】 斜刺 0.5～0.8 寸;可灸。
【文献选摘】 《素问·刺热》 热病气穴,七椎下间,主肾热。
《图翼》 诸血病者皆宜灸之,如吐血、衄血不已,虚损昏晕,血热妄行,心肺二经呕血,脏毒便血不止。

2·7·18 肝俞 Gān shù　背俞穴
【位置】 在第九椎下,两旁各一寸五分。(《甲乙》)
【取法】 俯伏位,于第九胸椎棘突下,筋缩(督脉)旁开 1.5 寸处取穴。(图 2-44)
【局部解剖】 在背阔肌,最长肌和髂肋肌之间;有第九肋间动、静脉背侧支的内侧支;布有第九或第十胸神经后支内侧支,深层为第九胸神经后支外侧支。
【主治】 黄疸,胁痛,吐血,衄血,目赤,目视不明,眩晕,夜盲,癫狂,痫证,脊背痛。
【配伍举例】 《甲乙》 肝胀者肝俞主之,亦取太冲。
《千金方》 肝俞、脾俞、志室,主两胁急痛。
《大成》 目生翳:肝俞、命门、瞳子髎、合谷、商阳;青盲无所见:肝俞、商阳(左取右,右取左)。
《标幽赋》 取肝俞与命门,使瞽士视秋毫之末。
《玉龙歌》 肝家血少目昏花,宜补肝俞力便加,更把三里频泻动,还光益血自无差。
【刺灸法】 斜刺 0.5～0.8 寸;可灸。

2·7·19 胆俞 Dǎin shù　背俞穴
【位置】 在第十椎下,两旁各一寸五分。(《甲乙》)

【取法】 俯卧,于第十胸椎棘突下,中枢(督脉)旁开1.5寸处取穴。(图2-44)

【局部解剖】 在背阔肌、最长肌和髂肋肌之间;有第十肋间动、静脉背侧支的内侧支;布有第十胸神经后支内侧皮支,深层为第十胸神经后支外侧支。

【主治】 黄疸,口苦,舌干,咽痛,呕吐,胁痛,饮食不下,肺痨,潮热,腋下肿。

【配伍举例】《千金方》 胆俞、章门,主胁痛不得卧,胸满呕无所出。

【刺灸法】 斜刺0.5～0.8寸;可灸。

2·7·20 脾俞 Pí shù 背俞穴

【位置】 在第十一椎下,两旁各一寸五分。(《甲乙》)

【取法】 俯卧,于第十一胸椎棘突下,脊中(督脉)旁开1.5寸处取穴。(图2-44)

【局部解剖】 在背阔肌,最长肌,髂肋肌之间;有第十一肋间动、静脉背侧支的内侧支;布有第十一胸神经后支内侧皮支,深层为第十一胸神经后支外侧支。

【主治】 胁痛,腹胀,黄疸,呕吐,泄泻,痢疾,便血,完谷不化,水肿,背痛。

【配伍举例】《甲乙》 脾胀者,脾俞主之,亦取太白。

《千金方》 虚劳尿白浊,灸脾俞一百壮,又灸三焦俞百壮,肾俞百壮,章门百壮;脾俞、胃管,主黄疸。

《百症赋》 脾虚谷以不消,脾俞、膀胱俞觅。

【刺灸法】 直刺0.5～0.8寸;可灸。

2·7·21 胃俞 Wèi shù 背俞穴

【位置】 在第十二椎下,两旁各一寸五分。(《甲乙》)

【取法】 俯卧,于第十二胸椎棘突下,督脉旁开1.5寸处取穴。(图2-44)

【局部解剖】 在腰背筋膜,最长肌和髂肋肌之间;有肋下动、静脉背侧支的内侧支;布有第十二胸神经后支内侧皮支,深层为第十二胸神经后支外侧支。

【主治】 胸胁痛,胃脘痛,腹胀,翻胃,呕吐,肠鸣,完谷不化。

【配伍举例】《资生》 胃俞、脾俞,治腹痛不嗜食。

《大成》 食多身瘦:脾俞、胃俞。

【刺灸法】 直刺0.5～0.8寸;可灸。

2·7·22 三焦俞 Sān jiāo shù 背俞穴

【位置】 在第十三椎下,两旁各一寸五分。(《甲乙》)

【取法】 俯卧,于第一腰椎棘突下,悬枢(督脉)旁开1.5寸处取穴。(图2-44)

【局部解剖】 在腰背筋膜,最长肌和髂肋肌之间;有第一腰动、静脉背侧支的内侧支;布有第十胸神经后支外侧皮支末端,深层为第一腰神经后支外侧支。

【主治】 腹胀,肠鸣,完谷不化,呕吐,腹泻,痢疾,小便不利,水肿,肩背拘急,腰脊强痛。

【配伍举例】《千金方》 三焦俞、小肠俞、下髎、意舍、章门,主肠鸣腹胀欲泻注。

【刺灸法】 直刺0.8～1寸;可灸。

2·7·23 肾俞 Shèn shù 背俞穴

【位置】 在第十四椎下,两旁各一寸五分。(《甲乙》)

【取法】 俯卧,在第二腰椎棘突下,命门(督脉)旁开1.5寸处取穴。(图2-44)

【局部解剖】 在腰背筋膜,最长肌和髂肋肌之间;有第二腰动、静脉背侧支的内侧支;布有第一腰神经后支外侧支,深层为第一腰丛。

【主治】 遗精,阳痿,遗尿,小便频数,月经不调,白带,腰膝痠痛,目昏,耳鸣,耳聋,小便不利,水肿,洞泄不化,喘咳少气。

【配伍举例】 《千金方》 肾俞、内关,主面赤热。

《大成》 肾虚腰痛:肾俞、委中、太溪、白环俞;遗精白浊:肾俞、关元、三阴交;耳内虚鸣:肾俞、三里、合谷……复刺后穴,太溪、听会、三里。

【刺灸法】 直刺0.8～1寸;可灸。

【文献选摘】 《金鉴》 下元诸虚,精冷无子。

《玉龙歌》 肾弱腰疼不可当,施为行止甚非常,若知肾俞二穴处,艾火频加体自康。

2·7·24 气海俞 Qì hǎi shù

【位置】 在十五椎下两旁各寸半。(《资生》)

【取法】 俯卧,于第三腰椎棘突下,督脉旁1.5寸处取穴。(图2-44)

【局部解剖】 在腰背筋膜,最长肌和髂肋肌之间;有第二腰动、静脉背侧支的内侧支,布有第二腰神经后支外侧支,深层为第一腰丛。

【主治】 腰痛,腿膝不利,痛经,痔漏。

【刺灸法】 直刺0.8～1寸;可灸。

2·7·25 大肠俞 Dà cháng shù 背俞穴

【位置】 在十六椎下,两旁各一寸五分。(《甲乙》)

【取法】 俯卧,于第四腰椎棘突下,腰阳关(督脉)旁开1.5寸处取穴,约与髂嵴高点相平。(图2-44)

【局部解剖】 在腰背筋膜,最长肌和髂肋肌之间;有第四腰动、静脉背侧支的内侧支;布有第三腰神经后支,深层为腰丛。

【主治】 腹痛,腹胀,肠鸣,泄泻,便秘,痢疾,腰脊疼痛。

【配伍举例】 《资生》 大肠俞、次髎,主大小便不利。

《行针指要歌》 或针结,针着大肠(俞)二间穴。

【刺灸法】 直刺0.8～1寸;可灸。

2·7·26 关元俞 Guān yuán shù

【位置】 在十七椎下两旁各寸半。(《资生》)

【取法】 俯卧,于第五腰椎棘突下,督脉旁1.5寸处取穴。(图2-44)

【局部解剖】 有骶棘肌;有腰最下动、静脉后支的内侧支;布有第五腰神经后支。

【主治】 腹胀,泄泻,小便不利,遗尿,消渴,腰痛。

【配伍举例】 《资生》 关元俞、膀胱俞,疗风劳腰痛。

【刺灸法】 直刺0.8～1寸;可灸。

2·7·27 小肠俞 Xiǎo cháng shù 背俞穴

【位置】 在第十八椎下,两旁各一寸五分。(《甲乙》)

【取法】 平第一骶后孔,督脉旁1.5寸处,当髂后上棘内缘与骶骨间的凹陷中,俯卧取穴。(图2-44)

【局部解剖】 在骶髂肌起始部和臀大肌起始部之间;有骶外侧动、静脉后支的外侧支;布有第一骶神经后支外侧支,第五腰神经后支。

【主治】 遗精,遗尿,尿血,白带,小腹胀痛,泄泻,痢疾,痔疾,疝气,腰腿疼。

【刺灸法】　直刺 0.8~1 寸;可灸。

2·7·28　膀胱俞 Páng guāng shù　背俞穴
【位置】　在第十九椎下,两旁各一寸五分。(《甲乙》)
【取法】　平第二骶后孔,当髂后上棘内缘下与骶骨间的凹陷中,俯卧取穴。(图 2-44)
【局部解剖】　在骶棘肌起始部与臀大肌起始部之间;有骶外侧动、静脉后支外侧支;布有第一、二骶神经后支外侧支,并有交通支与第一骶神经交通。
【主治】　小便赤涩,遗精,遗尿,腹痛泄泻,便秘,腰脊强痛,膝足寒冷无力,女子瘕聚,阴部肿痛生疮,淋浊。
【刺灸法】　直刺 0.8~1 寸;可灸。

2·7·29　中膂俞 Zhōng lǚ shù
【别名】　中膂内俞(《外台》);脊内俞(《铜人》)。
【位置】　在第二十椎下,两旁各一寸五分。(《甲乙》)
【取法】　平第三骶后孔,督脉旁 1.5 寸,俯卧取穴。(图 2-44)
【局部解剖】　有臀大肌,深层为骶结节韧带起始部;当骶外侧动、静脉后支的外侧支,臀下动、静脉分支;布有第一、二、三、四骶神经后支外侧支,第五腰神经后支。
【主治】　痢疾,疝气,腰脊强痛,消渴。
【配伍举例】《千金方》　中膂俞、意譆,主腋挛。
【刺灸法】　直刺 0.8~1 寸;可灸。

2·7·30　白环俞 Bái huán shù
【位置】　在第二十一椎下,两旁各一寸五分。(《甲乙》)
【取法】　平第四骶后孔,督脉旁 1.5 寸,俯卧取穴。(图 2-44)
【局部解剖】　在臀大肌,骶结节韧带下内缘;有臀下动、静脉,深层为阴部内动、静脉;布有臀下皮神经,其深层正当阴部神经。
【主治】　白带,疝气,遗精,月经不调,腰腿痛。
【配伍举例】《百症赋》　背连腰痛,白环(俞)委中曾经。
【刺灸法】　直刺 0.8~1 寸;可灸。

2·7·31　上髎 Shàng liáo
【位置】　在第一空,腰髁下一寸,侠脊陷者中。(《甲乙》)
【取法】　俯卧,于第一骶后孔中取穴。(图 2-44)
【局部解剖】　在骶棘肌起始部及臀大肌起始部;当骶外侧动、静脉后支处;布有第一骶神经后支。
【主治】　腰疼,月经不调,阴挺,带下,遗精,阳痿,大小便不利。
【配伍举例】《素问·骨空论》　腰痛不可以转摇,急引阴卵,刺八髎与痛上。
【刺灸法】　直刺 0.8~1 寸;可灸。

2·7·32　次髎 Cì liáo
【位置】　在第二空,侠脊陷者中。(《甲乙》)
【取法】　俯卧,于第二骶后孔中取穴。(图 2-44)
【局部解剖】　在臀大肌起始部;当骶外侧动、静脉后支处;布有第二骶神经后支。
【主治】　腰痛,月经不调,赤白带下,痛经,疝气,小便赤淋,腰以下至足不仁。

【配伍举例】 《千金方》 次髎、绝骨、承筋,主腰脊痛恶寒。

【刺灸法】 直刺 0.8～1 寸;可灸。

2·7·33 中髎 Zhōng liáo

【位置】 在第三空,侠脊陷者中。(《甲乙》)

【取法】 俯卧,于第三骶后孔取穴。(图 2－44)

【局部解剖】 在臀大肌起始部;有骶外侧动、静脉后支;布有第三骶神经后支。

【主治】 月经不调,赤白带下,腰痛,小便不利,便秘。

【刺灸法】 直刺 0.8～1 寸;可灸。

【文献选摘】 《胜玉歌》 腰痛中空(次髎)穴最奇。

2·7·34 下髎 Xià liáo

【位置】 在第四空,侠脊陷者中。(《甲乙》)

【取法】 俯卧,于第四骶后孔中取穴。(图 2－44)

【局部解剖】 在臀大肌起始部;有臀下动、静脉分支;布有第四骶神经后支。

【主治】 小腹痛,肠鸣,泄泻,便秘,小便不利,腰痛。

【刺灸法】 直刺 0.8～1 寸;可灸。

2·7·35 会阳 Huì yáng

【别名】 利机。(《甲乙》)

【位置】 在阴毛骨两旁。(《甲乙》)

【取法】 在尾骨下端两旁,督脉旁 0.5 寸取穴。(图 2－44)

【局部解剖】 有臀大肌;臀下动、静脉分支;布有尾神经,深层有阴部神经干。

【主治】 带下,阳痿,痢疾,泄泻,便血,痔疾。

【刺灸法】 直刺 0.8～1 寸;可灸。

2·7·36 承扶 Chéng fú

【别名】 肉郄、阴关、皮部。(《甲乙》)

【位置】 尻臀下横纹中。(《千金方》)

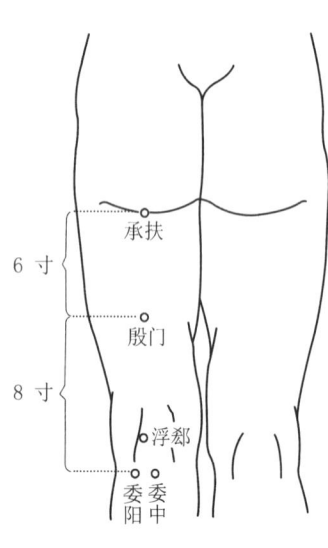

图 2－45

【取法】 俯卧,在臀横纹正中取穴。(图 2－45)

【局部解剖】 在臀大肌下缘;有坐骨神经伴行的动、静脉;布有股后皮神经,深部有坐骨神经干。

【主治】 痔疾,腰、骶、臀、股部疼痛。

【刺灸法】 直刺 1.5～2.5 寸;可灸。

2·7·37 殷门 Yīn mén

【位置】 在肉郄(承扶别名)下六寸。(《甲乙》)

【取法】 当承扶与委中的连线上,承扶下 6 寸,俯卧取穴。(图 2－45)

【局部解剖】 在半腱肌、股二头肌之间;外侧为股深动、静脉第三穿支;布有股后皮神经,深层正当坐骨神经干。

【主治】 腰脊强痛,不可俯仰,大腿疼痛。

【刺灸法】 直刺 1.5～2.5 寸;可灸。

2·7·38 浮郄 Fú xì

【位置】 在委阳上一寸,屈膝得之。(《甲乙》)

【取法】 微屈膝,在腘窝上方,股二头肌腱内侧,委阳上1寸取穴。(图2-45)

【局部解剖】 在股二头肌肌腱内侧;有膝上外侧动、静脉;布有股后皮神经,正当腓总神经处。

【主治】 臀股麻木,腘筋挛急。

【刺灸法】 直刺0.5～1寸;可灸。

2·7·39 委阳 Wěi yáng　三焦下合穴

【位置】 腘中外廉两筋间。(《甲乙》)

【取法】 腘横纹外侧端,股二头肌腱内缘,屈膝取穴。(图2-45)

【局部解剖】 在股二头肌腱内侧;有膝上外侧动、静脉;布有股后皮神经,正当腓总神经处。

【主治】 腰脊强痛,小腹胀满,小便不利,腿足拘挛疼痛,痿厥不仁。

【配伍举例】《资生》 委阳、殷门、太白、阴陵泉、行间,主腰痛不可俯仰。

《百症赋》 委阳、天池,腋肿针而速散。

【刺灸法】 直刺0.5～1寸;可灸。

【文献选摘】《灵枢·邪气脏腑病形》 三焦病者,腹气满,小腹尤坚,不得小便,窘急,溢则水,留即为胀。候在足太阳之外大络,大络在太阳少阳之间,亦见于脉,取委阳。

2·7·40 委中 Wěi zhōng　合穴

【别名】 血郄。(《灵枢》)

【位置】 在腘中央约纹中动脉。(《甲乙》)

【取法】 当腘窝横纹中央,于股二头肌腱与半腱肌腱的中间,俯卧屈膝取穴。(图2-45)

【局部解剖】 在腘窝正中,有腘筋膜;皮下有股腘静脉,深层内侧为腘静脉,最深层为腘动脉;有股后皮神经,正当胫神经处。

【主治】 腰痛,髋关节屈伸不利,腘筋挛急,下肢痿痹,中风昏迷,半身不遂,腹痛,吐泻,疟疾,癫疾反折,衄血不止,遗尿,小便难,自汗,盗汗,丹毒,疔疮,发背。

【配伍举例】《千金方》 背连腰痛,委中、昆仑穴。

《大成》 足弱:委中、三里、承山;血滞于下,刺委中(出血),灸肾俞、昆仑;足腕疼:委中、昆仑;腰脊痛楚:委中、复溜。

【刺灸法】 直刺0.5～1寸,或三棱针点刺出血;可灸。

【文献选摘】《灵枢·邪气脏腑病形》 膀胱病者,小腹偏肿而痛,以手按之,即欲小便而不得,肩上热,若脉陷,及足小趾外廉及胫踝后皆热,取委中央。

《图翼》 大风眉发脱落,太阳疟从背起,先寒后热,熇熇然,汗出难已,头重转筋,半身不遂,遗溺,小腹坚,足软无力。凡肾与膀胱实而腰痛者,刺出血妙,虚者不宜刺,慎之。此穴主泻四肢之热,委中者,血郄也,凡热病汗不出,小便难,衄血不止,脊强反折,瘈疭癫疾,足热厥逆不得屈伸,取其经血立愈。

《马丹阳十二穴歌》 委中曲䐐里,横纹脉中央。腰痛不能举,沉沉引脊梁,酸痛筋莫展,风痹复无常,膝头难伸屈,针入便安康。

《四总穴歌》 腰背委中求。

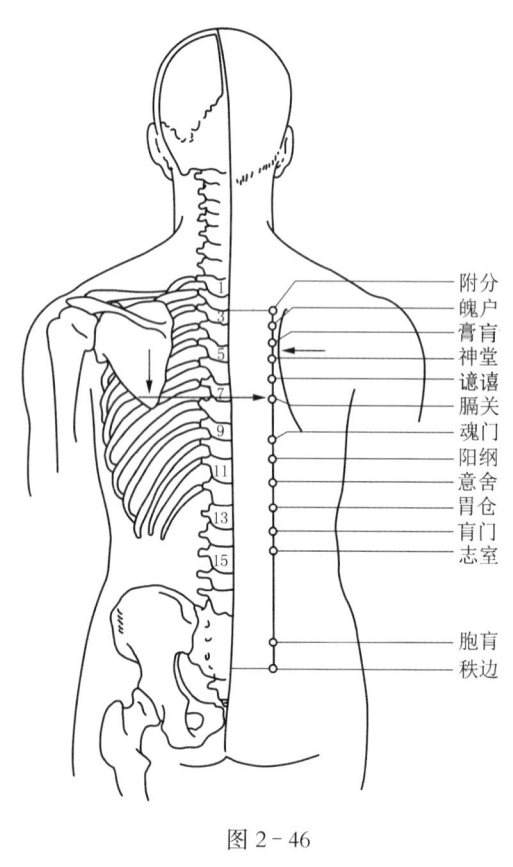

图 2-46

2·7·41 附分 Fù fēn

【位置】 在第二椎下,附项内廉两旁各三寸。(《甲乙》)

【取法】 平第二胸椎棘突下,督脉旁开3寸,于肩胛骨脊柱缘,俯伏取穴。(图2-46)

【局部解剖】 在肩胛骨内缘,有斜方肌、菱形肌,深层有髂肋肌;有颈横动脉降支,当第二肋间动、静脉后支;布有第二胸神经后支外侧支,深层为肩胛背神经,最深层为第二肋间神经干。

【主治】 肩背拘急,颈项强痛,肘臂麻木不仁。

【刺灸法】 斜刺0.5~0.8寸;可灸。

【附注】 膀胱经第二侧线腧穴,接近胸腔重要脏器的,注意不要深刺。

2·7·42 魄户 Pò hù

【位置】 在第三椎下,两旁各三寸。(《甲乙》)

【取法】 平第三胸椎棘突下,身柱(督脉)旁开3寸,于肩胛骨脊柱缘,俯伏取穴。(图2-46)

【局部解剖】 在肩胛冈内侧端,有斜方肌、菱形肌,深层为髂肋肌;有第三肋间动脉背侧支,颈横动脉降支;布有第二、三胸神经后支外侧皮支,深层为肩胛背神经,最深层为第三肋间神经干。

【主治】 肺劳,咳嗽,气喘,项强,肩背痛。

【配伍举例】《甲乙》 咳逆上气,魄户及气舍主之。

《百症赋》 痨瘵传尸,趋魄户、膏肓之路。

【刺灸法】 斜刺0.5~0.8寸;可灸。

2·7·43 膏肓 Gāo huāng

【位置】 在第四椎下,两旁相去各三寸。(《铜人》)

【取法】 平第四胸椎棘突下,督脉旁开3寸,于肩胛骨脊柱缘,两手抱肘,俯伏取穴。(图2-46)

【局部解剖】 在肩胛冈内端,有斜方肌、菱形肌,深层为髂肋肌;有第四肋间动、静脉后支及颈横动脉降支;布有第三、四胸神经后支外侧支,深层为肩胛背神经,最深层为第四肋间神经干。

【主治】 肺痨,咳嗽,气喘,吐血,盗汗,健忘,遗精,完谷不化,肩胛背痛。

【配伍举例】《行针指要歌》或针劳,须向膏肓及百劳。

【刺灸法】 斜刺0.5~0.8寸;可灸。

【文献选摘】《千金方》 膏肓无不治,主羸瘦虚损,梦中失精,上气咳逆,狂惑忘误。

2·7·44 神堂 Shén táng
【位置】 在第五椎下,两旁各三寸陷者中。(《甲乙》)
【取法】 平第五胸椎棘突下,神道(督脉)旁开3寸,于肩胛骨脊柱缘取穴。(图2-46)
【局部解剖】 在肩胛骨脊柱缘,有斜方肌、菱形肌,深层为髂肋肌;有第五肋间动、静脉背侧支及颈横动脉降支;布有第四、五胸神经后支外侧支,深层为肩胛背神经,最深层为第五肋间神经干。
【主治】 咳嗽,气喘,胸腹满,肩痛,脊背急强。
【刺灸法】 斜刺0.5~0.8寸;可灸。

2·7·45 譩譆 Yì xǐ
【位置】 在肩膊内廉,侠第六椎下,两旁各三寸。(《甲乙》)
【取法】 平第六胸椎棘突下,灵台(督脉)旁开3寸,于肩胛骨脊柱缘取穴。(图2-46)
【局部解剖】 在斜方肌外缘,有髂肋肌;有第六肋间动、静脉背侧支;布有第五、六胸神经后支外侧支,深层为第六肋间神经干。
【主治】 咳嗽,气喘,肩背痛,季胁引少腹痛,目眩,鼻衄,疟疾,热病汗不出。
【刺灸法】 斜刺0.5~0.8寸;可灸。

2·7·46 膈关 Gé guān
【位置】 在第七椎下,两旁各三寸陷者中。(《甲乙》)
【取法】 平第七胸椎棘突下,至阳(督脉)旁开3寸,于肩胛骨脊柱缘取穴。(图2-46)
【局部解剖】 有背阔肌,髂肋肌;有第七肋间动、静脉背侧支;布有第六、七胸神经后支外侧支,深层为第七肋间神经干。
【主治】 饮食不下,呕吐,嗳气,胸中噎闷,脊背强痛。
【刺灸法】 斜刺0.5~0.8寸;可灸。

2·7·47 魂门 Hún mén
【位置】 在第九椎下,两旁各三寸陷者中。(《甲乙》)
【取法】 平第九胸椎棘突下,筋缩(督脉)旁开3寸取穴。(图2-46)
【局部解剖】 有背阔肌,髂肋肌;有第九肋间动、静脉背侧支;布有第八、九胸神经后支外侧支,深层为第九肋间神经干。
【主治】 胸胁胀痛,背痛,饮食不下,呕吐,肠鸣泄泻。
【配伍举例】《百症赋》 胃冷食而难化,魂门、胃俞堪责。
【刺灸法】 斜刺0.5~0.8寸;可灸。
【文献选摘】《标幽赋》 筋挛骨痛而补魂门。

2·7·48 阳纲 Yáng gāng
【位置】 在第十椎下,两旁各三寸陷者中。(《甲乙》)
【取法】 平第十胸椎棘突下,中枢(督脉)旁3寸取穴。(图2-46)
【局部解剖】 有背阔肌,髂肋肌;有第十肋间动、静脉背侧支;布有第九、十胸神经后支外侧支,深层为第十肋间神经干。
【主治】 肠鸣,腹痛,泄泻,黄疸,消渴。
【配伍举例】《百症赋》 目黄兮,阳纲、胆俞。

【刺灸法】 斜刺 0.5～0.8 寸;可灸。

2·7·49 意舍 Yì shè

【位置】 在第十一椎下,两旁各三寸陷者中。(《甲乙》)

【取法】 平第十一胸椎棘突下,脊中(督脉)旁开 3 寸处取穴。(图 2－46)

【局部解剖】 有背阔肌,髂肋肌;有第十一肋间动、静脉背侧支;布有第十、十一胸神经后支外侧支,深层为第十一肋间神经干。

【主治】 腹胀,肠鸣,泄泻,呕吐,饮食不下。

【刺灸法】 斜刺 0.5～0.8 寸;可灸。

2·7·50 胃仓 Wèi cāng

【位置】 在第十二椎下,两旁各三寸陷者中。(《甲乙》)

【取法】 平第十二胸椎棘突下,督脉旁开 3 寸处取穴。(图 2－46)

【局部解剖】 有背阔肌,髂肋肌;有肋下动、静脉背侧支;布有第十二、十三胸神经后支外侧支,深层为第十二肋间神经本干。

【主治】 腹胀,胃脘痛,水肿,小儿食积,脊背痛。

【配伍举例】《资生》 胃仓、意舍、膈关,治食饮不下。

《大成》 水肿,针胃仓、合谷、石门、水沟、三里、复溜、曲泉、四满。

【刺灸法】 斜刺 0.5～0.8 寸;可灸。

2·7·51 肓门 Huāng mén

【位置】 在第十三椎下,两旁各三寸。(《甲乙》)

【取法】 平第一腰椎棘突下,悬枢(督脉)旁开 3 寸处取穴。(图 2－46)

【局部解剖】 有背阔肌,髂肋肌;有第一腰动、静脉背侧支;布有第十二胸神经后支外侧支,深层为第一腰神经后支外侧支。

【主治】 上腹痛,痞块,便秘,妇人乳疾。

【刺灸法】 直刺 0.8～1 寸;可灸。

2·7·52 志室 Zhì shì

【位置】 在第十四椎下,两旁各三寸陷者中。(《甲乙》)

【取法】 平第二腰椎棘突下,命门(督脉)旁开 3 寸处取穴。(图 2－46)

【局部解剖】 有背阔肌,髂肋肌;有第二腰动、静脉背侧支;为第十二胸神经后支外侧支及第一腰神经后支外侧支分布处。

【主治】 遗精,阳痿,阴痛下肿,小便淋沥,水肿,腰脊强痛。

【配伍举例】《资生》 志室、胞肓,疗阴痛下肿。

【刺灸法】 直刺 0.8～1 寸;可灸。

2·7·53 胞肓 Bāo huāng

【位置】 在第十九椎下,两旁各三寸陷者中。(《甲乙》)

【取法】 平第二骶后孔,督脉旁开 3 寸取穴。(图 2－46)

【局部解剖】 有臀大肌、臀中肌、臀小肌;正当臀上动、静脉处;布有臀上皮神经,深层为臀上神经。

【主治】 肠鸣,腹胀,腰脊痛,大小便不利,阴肿。

【刺灸法】 直刺 0.8～1 寸;可灸。

2·7·54 秩边 Zhì biān

【位置】 在第二十一椎下,两旁各三寸陷者中。(《甲乙》)

【取法】 胞肓直下,在骶管裂孔旁开3寸,俯卧取穴。(图2-46)

【局部解剖】 有臀大肌,在梨状肌下缘;正当臀下动、静脉处;布有臀下神经及股后皮神经,外侧为坐骨神经。

【主治】 腰骶痛,下肢痿痹,大小便不利,阴痛,痔疾。

【刺灸法】 直刺1.5～3寸;可灸。

2·7·55 合阳 Hé yáng

【位置】 在膝约纹中央下二寸。(《甲乙》)

【取法】 在委中直下2寸,当委中与承山连线上取穴。(图2-47)

【局部解剖】 在腓肠肌二头之间;有小隐静脉,深层为腘动、静脉;布有腓肠内侧皮神经,深层为胫神经。

【主治】 腰脊痛引腹,下肢痠痛,麻痹,崩漏,疝痛。

【刺灸法】 直刺0.5～1寸;可灸。

2·7·56 承筋 Chéng jīn

【别名】 直肠、腨肠。(《甲乙》)

【位置】 在腨肠中央陷者中。(《甲乙》)

【取法】 当合阳与承山之间,于腓肠肌肌腹中央取穴。(图2-47)

【局部解剖】 在腓肠肌两肌腹之间;有小隐静脉,深层为胫后动、静脉;布有腓肠内侧皮神经,深层为胫神经。

【主治】 小腿痛,膝痠重,腰背拘急,痔疾,霍乱转筋。

【配伍举例】 《千金方》 承筋、承山、委中、阳谷,主痔痛,腋下肿。

【刺灸法】 直刺0.5～1寸;可灸。

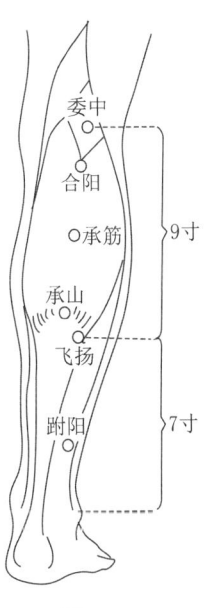

图 2-47

2·7·57 承山 Chéng shān

【别名】 鱼腹、肉柱。(《甲乙》)

【位置】 在兑腨肠下分肉间陷者中。(《甲乙》)

【取法】 于腓肠肌肌腹下,伸小腿时,当肌腹下出现交角处取穴。(图2-47)

【局部解剖】 在腓肠肌两侧肌腹交界下端;有小隐静脉,深层为胫后动、静脉;布有腓肠内侧皮神经,深层则为胫神经。

【主治】 腰背病,腿痛转筋,痔疾,便秘,脚气,鼻衄,癫疾,疝气,腹痛。

【配伍举例】 《玉龙歌》 九般痔漏最伤人,必刺承山效若神,更有长强一穴是,呻吟大痛穴为真。

【刺灸法】 直刺0.7～1寸;可灸。

【文献选摘】 《马丹阳十二穴歌》 承山名鱼腹,腨肠分肉间,善治腰疼痛,痔疾大便难,脚气并膝肿,展转战疼痠,霍乱及转筋,穴中刺便安。

2·7·58 飞扬 Fēi yáng

【别名】 厥阳。(《甲乙》)

【位置】 在足外踝上七寸。(《甲乙》)
【取法】 于承山穴外下方,当昆仑上7寸取穴。(图2-47)
【局部解剖】 有腓肠肌和比目鱼肌;布有腓肠外侧皮神经。
【主治】 头痛,目眩,鼻塞,鼻衄,腰背痛,腿软无力,痔篡痛,癫狂。
【配伍举例】《甲乙》 痔,篡痛,飞扬、委中及承扶主之。
《千金方》 飞扬、太乙、滑肉门,主癫疾狂吐舌。
【刺灸法】 直刺0.7~1寸;可灸。

2·7·59 跗阳 Fū yáng 郄穴(阳跷脉)

【位置】 在足外踝上三寸。(《甲乙》)
【取法】 在足外踝后方,昆仑直上3寸取穴。(图2-47)
【局部解剖】 在腓骨后方,跟腱外前缘,深层为拇长屈肌;有小隐静脉,深层为腓动脉末支;当腓肠神经分布处。
【主治】 头重、头痛,腰腿痛,下肢瘫痪,外踝红肿。
【刺灸法】 直刺0.5~1寸;可灸。

2·7·60 昆仑 Kūn lún 经穴

【位置】 在足外踝后,跟骨上陷者中。(《甲乙》)
【取穴】 在跟腱与外踝之间凹陷处取穴。(图2-48)
【局部解剖】 有腓骨短肌;有小隐静脉及外踝后动、静脉;分布着腓肠神经。
【主治】 头痛,项强,目眩,鼻衄,疟疾,肩背拘急,腰痛,脚跟痛,小儿痫证,难产。

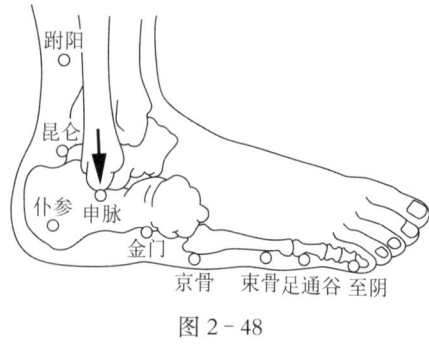

图2-48

【配伍举例】《千金方》 昆仑、曲泉、飞扬、前谷、少泽、通里,主头眩痛。
《玉龙歌》 肿红腿足草鞋风,须把昆仑二穴攻,申脉、太溪如再刺,神医妙诀起疲癃。
【刺灸法】 直刺0.5~1寸;可灸。
【文献选摘】《马丹阳十二穴歌》 昆仑足外踝,跟骨上边寻,转筋腰尻痛,暴喘满中心,举步行不得,一动即呻吟,若欲求安乐,须于此穴针。
《大成》 妊娠刺之落胎。

2·7·61 仆参 Pú cān

【别名】 安邪。(《甲乙》)
【位置】 在跟骨下陷者中,拱足得之。(《甲乙》)
【取穴】 在外踝后下方,昆仑直下,当跟骨凹陷处赤白肉际取穴。(图2-48)
【局部解剖】 有腓动、静脉的跟骨外侧支及腓肠神经跟骨外侧支。
【主治】 下肢痿弱,足跟痛,霍乱转筋,癫痫,脚气膝肿。
【刺灸法】 直刺0.3~0.5寸;可灸。

2·7·62 申脉 Shēn mài 八脉交会穴——通阳跷脉

【位置】 在足外踝下陷者中,容爪甲许。(《甲乙》)
【取法】 于外踝正下方凹陷中取穴。(图2-48)

【局部解剖】 有外踝动脉网；当腓肠神经分布处。
【主治】 痫证，癫狂，头痛，眩晕，失眠，腰痛，足胫寒，不能久立坐，目赤痛，项强。
【配伍举例】《资生》 申脉、后溪、前谷，治癫疾。
《标幽赋》 头风头痛，刺申脉与金门。
【刺灸法】 直刺0.2～0.3寸；可灸。
【文献选摘】《大成》 洁古曰：痫病昼发灸阳跷。
《八脉八穴治症歌》 腰背屈强腿肿，恶风自汗头疼，雷头目赤痛眉棱，手足麻挛臂冷，吹乳耳聋鼻衄，痫癫肢节烦憎，遍身肿满汗头淋，申脉先针有应。

2·7·63 金门 Jīn mén 郄穴
【别名】 关梁(《甲乙》)；梁关(《聚英》)
【位置】 在足外踝下。(《甲乙》)
【取法】 在申脉前下方，当骰骨外侧凹陷中取穴。(图2-48)
【局部解剖】 在腓骨长肌腱与小趾外展肌之间；有足底外侧动、静脉；布有足背外侧皮神经，深层为足底外侧神经。
【主治】 癫痫，小儿惊风，腰痛，外踝痛，下肢痹痛。
【配伍举例】《甲乙》 霍乱转筋：金门、仆参、承山、承筋主之。
《席弘赋》 但患伤寒两耳聋，金门、听会疾如风。
【刺灸法】 直刺0.3～0.5寸；可灸。
【文献选摘】《甲乙》 尸厥暴死，金门主之。
《肘后歌》 (疟疾)连日频频发不休，金门刺深七分是。

2·7·64 京骨 Jīng gǔ 原穴
【位置】 在足外侧大骨下，赤白肉际陷者中。(《甲乙》)
【取法】 于足跗外侧，第五跖骨粗隆下，赤白肉际取穴。(图2-48)
【局部解剖】 在小趾外展肌下方；有足底外侧动、静脉；布有足背外侧皮神经，深层为足底外侧神经。
【主治】 癫痫，头痛，目翳，项强，腰腿疼，膝痛脚挛。
【配伍举例】《千金方》 京骨、然谷、肾俞，主足寒；京骨、承山、承筋，主脚挛；京骨、申脉，主鼻中衄血不止。
《大成·十二经治症主客原络》 膀胱主肾之客：膀胱颈病目中疼，项腰腿足痛难行，痢疟狂癫心胆热，背弓反手额眉棱，鼻衄目黄筋骨缩，脱肛痔漏腹心膨，若要除之别无法，京骨、大钟任显能。
【刺灸法】 直刺0.3～0.5寸；可灸。

2·7·65 束骨 Shù gǔ 输穴
【位置】 在足小指外侧，本节后陷者中。(《甲乙》)
【取法】 在足跗外侧，第五跖骨小头后下方，赤白肉际取穴。(图2-48)
【局部解剖】 在小趾外展肌下方；有第四趾跖侧总动、静脉；在第四趾跖侧总神经及足背外侧皮神经分布处。
【主治】 癫狂，头痛，项强，目眩，腰背痛，下肢后侧痛。
【配伍举例】《百症赋》 项强多恶风，束骨相连于天柱。

【刺灸法】 直刺 0.3～0.5 寸；可灸。

2·7·66 足通谷 Zú tòng gǔ 荥穴

【位置】 在足小指外侧，本节前陷者中。(《甲乙》)

【取法】 在第五跖趾关节前下方凹陷处赤白肉际取穴。(图 2-48)

【局部解剖】 有趾跖侧动、静脉；布有趾跖侧固有神经及足背外侧皮神经。

【主治】 头痛，项痛，目眩，鼻衄，癫狂。

【刺灸法】 直刺 0.2～0.3 寸；可灸。

2·7·67 至阴 Zhì yīn 井穴

【位置】 在足小指外侧，去爪甲如韭叶。(《甲乙》)

【取法】 在足小趾外侧，距指甲角 0.1 寸许取穴。(图 2-48)

【局部解剖】 有趾背动脉及趾跖侧固有动脉形成的动脉网；布有趾跖侧固有神经及足背外侧皮神经。

【主治】 头痛，鼻塞，鼻衄，目痛，足下热，胞衣不下，胎位不正，难产。

【刺灸法】 针 0.2 寸；可灸。

【文献选摘】《席弘赋》 脚膝肿时寻至阴。

《金鉴》 妇人横产，子手先出。

《肘后歌》 头面之疾针至阴。

本经小结

(1) 取穴要点 主要应掌握目内眦，眉头，发际，脊椎棘突，臀纹沟，大腿后面正中线，膝腘横纹，腓肠肌，外踝，跖趾关节等解剖标志。

头面部：目内眦处取睛明穴，眉头取攒竹，眉冲、曲差、承光、通天、络却、玉枕、天柱，均依前后发际一尺二寸折算取穴。

腰背部：在上下脊椎棘突之间，旁开 1.5 寸取第一侧线上的腧穴；旁开 3 寸取第二侧线上的腧穴。

大腿部：臀纹沟中点取承扶穴，承扶下 6 寸，大腿后面正中线上取殷门穴。

膝腘部：腘窝横纹中点取委中穴。

小腿部：腓肠肌两头联合处取合阳穴；腓肠肌肌腹处取承筋穴；腓肠肌肌腹下方取承山穴。

外踝部：昆仑在外踝后缘取，外踝下缘下 0.5 寸取申脉穴。

跖趾关节部：第五跖趾关节前取通谷，后取束骨穴。

(2) 主治重点 本经经穴主要用于脏腑病，头面病，筋病等疾患。

① 脏腑病：第 1～6 胸椎之间两侧的腧穴治心、肺疾病；第 7～12 胸椎两侧腧穴治肝胆脾胃等疾患；第一腰椎至第五骶椎两侧的腧穴治疗肾、膀胱、大小肠、子宫等疾病。

② 头面部病：攒竹治眉棱骨痛，眼睑瞤动；睛明治一切眼病；申脉、天柱治头目眩晕；眉冲治鼻塞、鼻疮、鼻衄；委中治发眉脱落；昆仑治目痛；至阴治头痛，目内眦痛。

③ 筋病：肝俞治脊强反折，转筋；承山治转筋，筋急痛；昆仑治小儿惊风；至阴治转筋。

④ 痔疾：承扶治久痔；承筋治痔疮；承山治痔疮肿痛。

⑤ 膀胱病：委阳治小便不利。

(3) 刺灸注意事项 睛明进针时要轻缓，刺到一定深度后可以轻微捻转，不宜提插，以避免伤及眼动、静脉引起出血,如有出血,可先冷敷止血,待血止后改用热敷消肿。背部腧穴针刺不宜深,避免伤及内脏引起不良后果。

2·8 足少阴肾经经穴

本经经穴分布在足心,内踝后,跟腱前缘,下肢内侧后缘,腹部,胸部。起于涌泉,止于俞府,左右各 27 穴。(图 2-49)

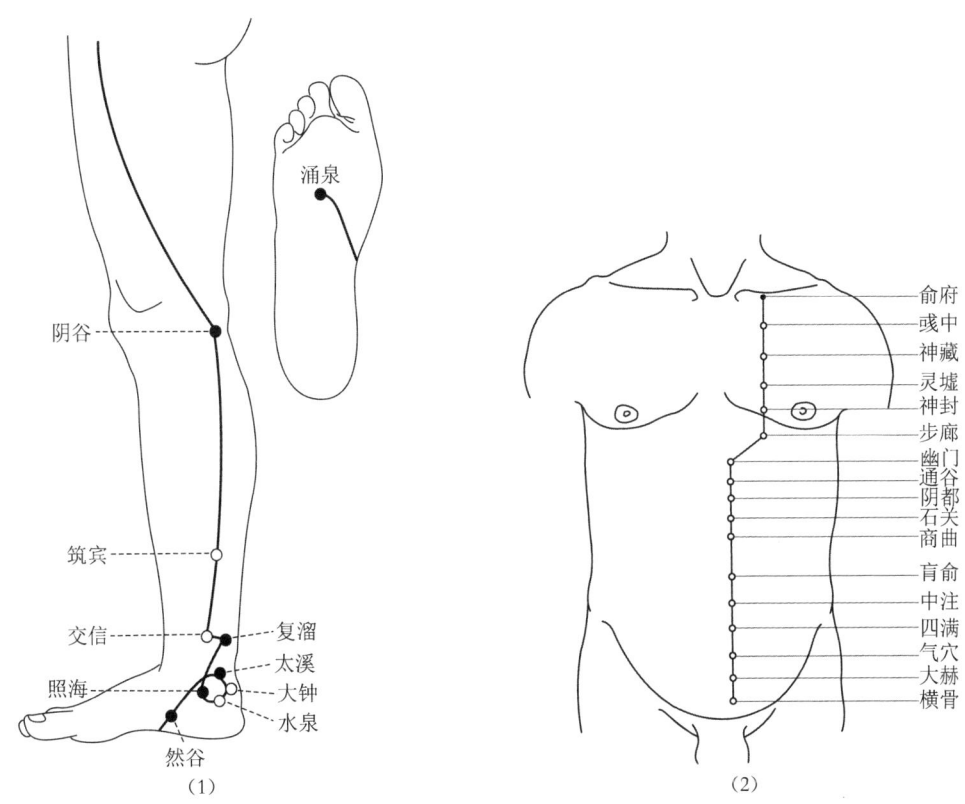

图 2-49 肾经经穴总图

足少阴肾经经穴分寸歌

足掌心中是涌泉,然谷踝前大骨边,太溪踝后跟腱前,大钟溪下五分见,
水泉溪下一寸觅,照海踝下一寸安,复溜踝上前二寸,交信踝上二寸连,
二穴只隔筋前后,太阴之后少阴前,筑宾内踝上腨分,阴谷膝内两筋间,
横骨大赫并气穴,四满中注亦相连,五穴上行皆一寸,中行旁开半寸边,
肓俞上行亦一寸,俱在脐旁半寸间,商曲石关阴都穴,通谷幽门五穴缠,
上下俱是一寸取,各开中行半寸间,步廊神封灵墟穴,神藏彧中俞府安,
上行寸六旁二寸,穴穴均在肋隙间。

2·8·1 涌泉 Yǒng quán 井穴

【别名】 地冲。(《甲乙》)
【位置】 在足心陷者中,屈足卷指宛宛中。(《甲乙》)
【取法】 踡足时,在足心前三分之一的凹陷中取穴。(图 2-50)
【局部解剖】 有指短屈肌腱,指长屈肌腱,第二蚓状肌,深层为骨间肌;有来自胫前动脉

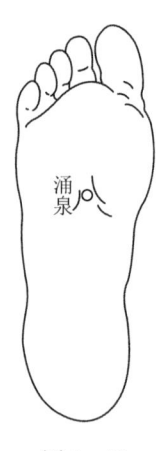
图 2-50

的足底弓；布有足底内侧神经支。

【主治】 头顶痛，头晕，眼花，咽喉痛，舌干，失音，小便不利，大便难，小儿惊风，足心热，癫疾，霍乱转筋，昏厥。

【配伍举例】《甲乙》 热病挟脐急痛，胸胁满，取之涌泉与阴陵泉。

《千金方》 涌泉、然谷，主喉痹，哽咽寒热；五指尽痛不能践地。

《玉龙歌》 传尸劳病最难医，涌泉出血免灾危，痰多须向丰隆泻，气喘丹田亦可施。

【刺灸法】 直刺 0.5～0.8 寸；可灸。

【文献选摘】《肘后歌》 顶心头痛眼不开，涌泉下针定安泰；伤寒痞气结胸中，两目昏黄汗不通，涌泉妙穴三分许，速使周身汗自通。

《通玄指要赋》 胸结身黄取涌泉而即可。

《百症赋》 厥寒、厥热涌泉清。

2·8·2 然谷 Rán gǔ 荥穴

【别名】 龙渊(《甲乙》)；龙泉(《千金方》)。

【位置】 在足内踝前，起大骨下陷者中。(《甲乙》)

【取法】 在舟骨粗隆下缘凹陷中取穴。(图 2-51)

【局部解剖】 有蹰趾外展肌，有跗内侧动脉及跗内侧动脉分支；布有小腿内侧皮神经末支及足底内侧神经。

【主治】 月经不调，阴挺，阴痒，白浊，遗精，阳痿，小便不利，泄泻，胸胁胀痛，咳血，小儿脐风，口噤不开，消渴，黄疸，下肢痿痹，足跗痛。

【配伍举例】《灵枢·厥病》 厥心痛，痛如以针锥刺其心。心痛甚者，脾心痛也，取之然谷、太溪。

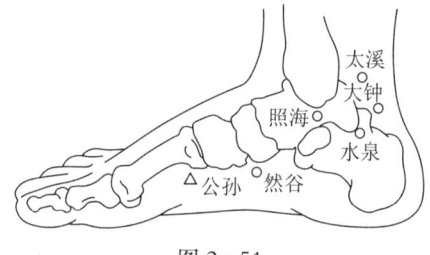
图 2-51

《甲乙》 痉互引身热，然谷、讝语主之。

《千金方》 然谷、阳陵泉，主心中怵惕恐，如人将捕之。

【刺灸法】 直刺 0.5～0.8 寸；可灸。

【文献选摘】《千金方》 凡不嗜食，刺然谷多见血，使人立饥。

《百症赋》 脐风须然谷而易醒。

《通玄指要赋》 然谷泻肾。

2·8·3 太溪 Tài xī 输穴、原穴

【别名】 吕细。(《大成》)

【位置】 在足内踝后跟骨上，动脉陷者中。(《甲乙》)

【取法】 在足内踝与跟腱之间的凹陷中取穴。(图 2-51)

【局部解剖】 有胫后动、静脉；布有小腿内侧皮神经，当胫神经之经过处。

【主治】 头痛目眩，咽喉肿痛，齿痛，耳聋，耳鸣，咳嗽，气喘，胸痛咯血，消渴，月经不调，乏眠，健忘，遗精，阳痿，小便频数，腰脊痛，下肢厥冷，内踝肿痛。

【配伍举例】《大成·十二经治症主客原络》 肾之主膀胱客：脸黑嗜卧不欲粮，目不明兮发热狂，腰痛足疼步难履，若人捕获难躲藏，心胆战兢气不足，更兼胸结与身黄，若欲除之无更法，太溪、飞扬取最良；唾血振寒：太溪、三里、列缺、太渊；阴茎痛，阴汗湿：太溪、鱼

际、中极、三阴交。

《玉龙赋》 太溪、昆仑、申脉,最疗足肿之迍。

【刺灸法】 直刺0.5～0.8寸;可灸。

【文献选摘】《通玄指要赋》 牙齿痛,吕细堪治。

2·8·4 大钟 Dà zhōng 络穴

【位置】 在足跟后冲中。(《甲乙》)

【取法】 平太溪下0.5寸,当跟腱附着部的内侧凹陷中取穴。(图2-51)

【局部解剖】 有胫后动脉跟内侧支;布有小腿内侧皮神经及胫神经的跟骨内侧神经。

【主治】 咳血,气喘,腰脊强痛,痴呆,嗜卧,足跟痛,二便不利,月经不调。

【配伍举例】《千金方》 大钟、郄门,主惊恐畏人,神气不足;大钟、太溪,主烦心满呕。

《资生》 大钟、大包,主喉鸣。

【刺灸法】 直刺0.3～0.5寸;可灸。

【文献选摘】《灵枢·经脉》 其病气逆则烦闷,实则闭癃,虚则腰痛,取之所别也。

2·8·5 水泉 Shuǐ quán 郄穴

【位置】 去太溪下一寸,在足内踝下。(《甲乙》)

【取法】 在太溪直下方1寸,当跟骨结节之内前上部凹陷中取穴。(图2-51)

【局部解剖】 有胫后动脉跟内侧支;布有小腿内侧皮神经及胫神经的跟骨内侧神经。

【主治】 月经不调,痛经,阴挺,小便不利,目昏花,腹痛。

【配伍举例】《千金方》 水泉、照海,主淋、漏,月水不来而多闷,心下痛。

【刺灸法】 直刺0.3～0.5寸;可灸。

2·8·6 照海 Zhào hǎi 八脉交会穴——通阴跷脉

【位置】 在足内踝下一寸。(《甲乙》)

【取法】 在内踝正下缘之凹陷中取穴。(图2-51)

【局部解剖】 在踇趾外展肌止点;后方有胫后动、静脉;布有小腿内侧皮神经,深部为胫神经本干。

【主治】 咽喉干燥,痫证,失眠,嗜卧,惊恐不宁,目赤肿痛,月经不调,痛经,赤白带下,阴挺,阴痒,疝气,小便频数,不寐,脚气。

【配伍举例】《大成》 马痫:照海、鸠尾、心俞。

《玉龙赋》 照海、支沟,通大便之秘。

《席弘赋》 若是七疝小腹痛,照海、阴交、曲泉针,又不应时求气海,关元同泻效如神。

《通玄指要赋》 四肢之懈惰,凭照海以消除。

《灵光赋》 阴阳两跷和三里,诸穴一般治脚气。

【刺灸法】 直刺0.5～0.8寸;可灸。

【文献选摘】《大成》 洁古曰:痫病夜发,灸阴跷,照海穴也。

《八脉八穴治症歌》 喉塞小便淋涩,膀胱气痛肠鸣,食黄酒积腹脐并,呕泻胃番便紧,难产昏迷积块,肠风下血常频,膈中快气气核侵,照海有功必定。

《大成·医案》 王缙庵公乃弟,患心痫疾数载矣……刺照海、列缺,灸心俞等穴,其针待气至,乃行生成之数而愈。

《标幽赋》 阴跷、阳维而下胎衣。

2·8·7 复溜 Fù liū 经穴

【别名】 伏白、昌阳。(《甲乙》)

【位置】 在足内踝上二寸陷者中。(《甲乙》)

【取法】 在太溪上2寸,当跟腱之前缘取穴。(图 2 - 52)

【局部解剖】 在比目鱼肌下端移行于跟腱处之内侧;前方有胫后动、静脉;布有腓肠内侧皮神经,小腿内侧皮神经,深层为胫神经。

【主治】 泄泻,肠鸣,水肿,腹胀,腿肿,足痿,盗汗,脉微细时无,身热无汗,腰脊强痛。

【配伍举例】《千金方》 复溜、丰隆,主风逆四肢肿。

《铜人》 足胫寒:复溜、申脉、厉兑;水肿气胀满:复溜、神阙。

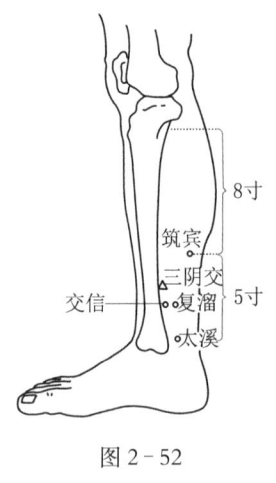

图 2 - 52

《玉龙歌》 无汗伤寒泻复溜,汗多宜将合谷收,若然六脉皆微细,金针一补脉还浮。

《杂病穴法歌》 水肿,水分与复溜。

【刺灸法】 直刺0.8~1寸;可灸。

【文献选摘】《大成》 在足内踝上二寸,筋骨陷中,前旁骨是复溜,后旁筋是交信,二穴只隔一条筋。

《天元太乙歌》 闪挫脊膂腰难转,举步多难行重蹇。

2·8·8 交信 Jiāo xìn

【位置】 在足内踝上二寸,少阴前,太阴后,筋骨间。(《甲乙》)

【取法】 在太溪上2寸,当复溜与胫骨内侧面后缘之间取穴。(图 2 - 52)

【局部解剖】 在趾长屈肌中;深层为胫后动、静脉;布有小腿内侧皮神经,后方为胫神经本干。

【主治】 月经不调,崩漏,阴挺,泄泻,大便难,睾丸肿痛,五淋,疝气,阴痒,泻痢赤白,膝、股、腘内廉痛。

【配伍举例】《百症赋》 女子少气漏血,不无交信合阳。

【刺灸法】 直刺0.8~1寸;可灸。

【文献选摘】《甲乙》 阴跷之郄。

2·8·9 筑宾 Zhù bīn

【位置】 在足内踝上腨分中。(《甲乙》)

【取法】 在太溪上5寸,太溪与阴谷的连线上,约当腓肠肌内侧肌腹下端取穴。(图 2 - 52)

【局部解剖】 在腓肠肌和趾长屈肌之间;深部有胫后动、静脉;布有腓肠内侧皮神经和小腿内侧皮神经,深层为胫神经本干。

【主治】 癫狂,痫证,呕吐涎沫,疝痛,小儿脐疝,小腿内侧痛。

【配伍举例】《千金方》 筑宾、阳谷、后顶、强间、脑户、络却、玉枕,主癫疾呕。

【刺灸法】 直刺0.5~0.8寸;可灸。

【文献选摘】《甲乙》 阴维之郄。

2·8·10 阴谷 Yīn gǔ　合穴

【位置】 在膝下内辅骨后,大筋之下,小筋之上,按之应手,屈膝得之。(《甲乙》)

【取法】 当腘窝内侧,和委中相平,在半腱肌腱和半膜肌腱之间,屈膝取穴。(图2-53)

【局部解剖】 在半腱肌腱和半膜肌腱之间;有膝上内侧动、静脉;布有股内侧皮神经。

【主治】 阳痿,疝痛,月经不调,崩漏,小便难,阴中痛,癫狂,膝股内侧痛。

【配伍举例】《大成》 小便不通:阴谷、阴陵泉;小便淋漓:阴谷、关元、气海、三阴交、阴陵泉。

【刺灸法】 直刺0.8~1.2寸。

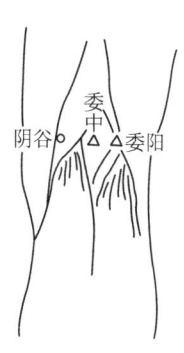

图2-53

2·8·11 横骨 Héng gǔ

【别名】 下极。(《甲乙》)

【位置】 在大赫下一寸。(《甲乙》)

【取法】 在耻骨联合上际,当曲骨穴(任脉)旁开0.5寸处,仰卧取穴。

【局部解剖】 有腹内、外斜肌腱膜,腹横肌腱膜及腹直肌;有腹壁下动、静脉及阴部外动脉;布有髂腹下神经分支。

【主治】 阴部痛,少腹痛,遗精,阳痿,遗尿,小便不通,疝气。

【配伍举例】《千金方》 横骨、大巨、期门,主小腹满,小便难,阴下纵。

《席弘赋》 气滞腰疼不能立,横骨大都宜救急。

【刺灸法】 直刺0.8~1.2寸;可灸。

【文献选摘】《甲乙》 冲脉、足少阴之会。

《千金方》 脱肛历年不愈,灸横骨百壮。

2·8·12 大赫 Dà hè

【别名】 阴维、阴关。(《甲乙》)

【位置】 在气穴下一寸。(《甲乙》)

【取法】 在横骨上1寸,中极(任脉)旁开0.5寸处,仰卧取穴。(图2-54)

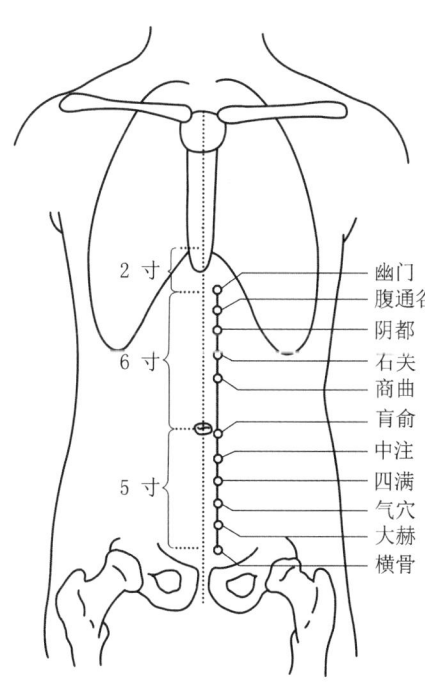

图2-54

【局部解剖】 在腹内、外斜肌腱膜,腹横肌腱膜及腹直肌中;有腹壁下动、静脉肌支;布有第十二肋间神经及髂腹下神经。

【主治】 阴部痛,子宫脱垂,遗精,带下,月经不调,痛经,不妊,泄泻,痢疾。

【配伍举例】《千金方》 大赫、然谷,主精溢,阴上缩。

【刺灸法】 直刺0.8~1.2寸;可灸。

【文献选摘】《甲乙》 冲脉、足少阴之会。

2·8·13　气穴 Qì xué

【别名】　胞门、子户。(《甲乙》)

【位置】　在四满下一寸。(《甲乙》)

【取法】　在横骨上2寸,关元(任脉)旁开0.5寸处,仰卧取穴。(图2-54)

【局部解剖】　在腹内、外斜肌腱膜,腹横肌腱膜,及腹直肌中;有腹壁下动、静脉肌支;布有第十二肋间神经及髂腹下神经。

【主治】　月经不调,白带,小便不通,泄泻,痢疾,腰脊痛,阳痿。

【刺灸法】　直刺或斜刺0.8～1.2寸;可灸。

【文献选摘】《甲乙》　冲脉、足少阴之会。

2·8·14　四满 Sì mǎn

【别名】　髓府。(《甲乙》)

【位置】　在中注下一寸。(《甲乙》)

【取法】　在横骨上3寸,石门(任脉)旁开0.5寸处,仰卧取穴。(图2-54)

【局部解剖】　肌肉、血管同大赫穴;布有第十一肋间神经。

【主治】　月经不调,崩漏,带下,不孕,产后恶露不净,小腹痛,遗精,遗尿,疝气,便秘,水肿。

【配伍举例】《千金方》　四满、然谷,主大腹石水。

【刺灸法】　直刺0.8～1.2寸;可灸。

【文献选摘】《甲乙》　冲脉、足少阴之会。

2·8·15　中注 Zhōng zhù

【位置】　在肓俞下五分。(《甲乙》)

【取法】　在横骨上4寸,阴交(任脉)旁开0.5寸处,仰卧取穴。(图2-54)

【局部解剖】　肌肉、血管同大赫穴;布有第十肋间神经。

【主治】　月经不调,腰腹疼痛,大便燥结,泄泻,痢疾。

【配伍举例】《千金方》　中注、浮郄,主少腹热,大便坚。

【刺灸法】　直刺0.8～1.2寸;可灸。

【文献选摘】《甲乙》　冲脉、足少阴之会。

《大成》　肓俞下一寸,去腹中行各一寸。

2·8·16　肓俞 Huāng shù

【位置】　在商曲下一寸,直脐旁五分。(《甲乙》)

【取法】　平神阙,在神阙(任脉)旁0.5寸处,仰卧取穴。(图2-54)

【局部解剖】　肌肉、血管同大赫穴;布有第十肋间神经。

【主治】　腹痛绕脐,呕吐,腹胀,痢疾,泄泻,便秘,疝气,月经不调,腰脊痛。

【配伍举例】《甲乙》　心下大坚,肓俞、期门及中脘主之。

《百症赋》　肓俞、横骨,泻五淋之久积。

【刺灸法】　直刺0.8～1.2寸;可灸。

【文献选摘】《甲乙》　冲脉、足少阴之会。

2·8·17　商曲 Shāng qū

【位置】　在石关下一寸。(《甲乙》)

【取法】　在肓俞上2寸,下脘(任脉)旁开0.5寸处,仰卧取穴。(图2-54)

【局部解剖】 在腹直肌内缘,有腹壁上下动、静脉分支;布有第九肋间神经。
【主治】 腹痛,泄泻,便秘,腹中积聚。
【刺灸法】 直刺0.5～0.8寸;可灸。
【文献选摘】《甲乙》 冲脉、足少阴之会。

2·8·18 石关 Shí guān
【别名】 石阙。(《千金方》)
【位置】 在阴都下一寸。(《甲乙》)
【取法】 在肓俞上3寸,建里(任脉)旁开0.5寸处,仰卧取穴。(图2-54)
【局部解剖】 在腹直肌内缘;有腹壁上动、静脉分支;布有第九肋间神经。
【主治】 呕吐,腹痛,便秘,产后腹痛,妇人不孕。
【刺灸法】 直刺0.5～0.8寸;可灸。
【文献选摘】《甲乙》 冲脉、足少阴之会。

2·8·19 阴都 Yīn dū
【别名】 食宫。(《甲乙》)
【位置】 在通谷下一寸。(《甲乙》)
【取法】 在肓俞上4寸,中脘(任脉)旁开0.5寸处,仰卧取穴。(图2-54)
【局部解剖】 在腹直肌内缘;有腹壁上动、静脉分支;布有第八肋间神经。
【主治】 腹胀,肠鸣,腹痛,便秘,妇人不孕,胸胁痛,疟疾。
【配伍举例】《千金方》 阴都、少海、商阳、三间、中渚,主身热疟疾。
《大成》 肺胀膨膨,气胀胁下热满痛:阴都(灸)、太渊、肺俞。
【刺灸法】 直刺0.5～0.8寸;可灸。
【文献选摘】《甲乙》 冲脉、足少阴之会。

2·8·20 腹通谷 Fù tōng gǔ
【位置】 在幽门下一寸陷者中。(《甲乙》)
【取法】 在肓俞上5寸,上脘(任脉)旁开0.5寸处,仰卧取穴。(图2-54)
【局部解剖】 肌肉、血管同阴都穴;布有第八肋间神经。
【主治】 腹痛,腹胀,呕吐,心痛,心悸,胸痛,暴喑。
【配伍举例】《千金方》 通谷、巨阙、太仓、心俞、膻中、神封,主心痛。
【刺灸法】 直刺或斜刺0.5～0.8寸;可灸。
【文献选摘】《甲乙》 冲脉、足少阴之会。

2·8·21 幽门 Yōu mén
【别名】 上门。(《甲乙》)
【位置】 在巨阙两旁各五分陷者中。(《甲乙》)
【取法】 在肓俞上6寸,巨阙(任脉)旁开0.5寸处,仰卧取穴。(图2-54)
【局部解剖】 肌肉、血管同阴都穴;布有第七肋间神经。
【主治】 腹痛,呕吐,善哕,消化不良,泄泻,痢疾。
【配伍举例】《百症赋》 烦心呕吐,幽门闭彻玉堂明。
【刺灸法】 直刺0.5～0.8寸,不可深刺,以免伤及内脏;可灸。
【文献选摘】《甲乙》 冲脉、足少阴之会。

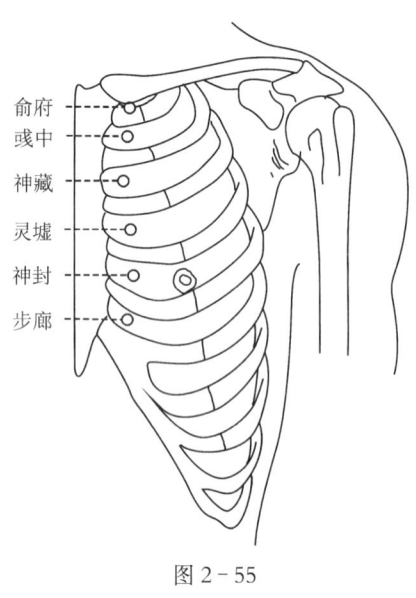

图 2-55

俞府
或中
神藏
灵墟
神封
步廊

2·8·22 步廊 Bù láng

【位置】 在神封下一寸六分陷者中。(《甲乙》)

【取法】 在第五肋间隙中,中庭(任脉)旁开 2 寸处,仰卧取穴。(图 2-55)

【局部解剖】 在胸大肌起始部,有肋间外韧带及肋间内肌;有第五肋间动、静脉;布有第五肋间神经前皮支,深部为第五肋间神经。

【主治】 胸痛,咳嗽,气喘,呕吐,不嗜食,乳痈。

【配伍举例】 《千金方》 步廊、阴都,主膈上不通,呼吸少气,喘息。

【刺灸法】 斜刺或平刺 0.5～0.8 寸,不可深刺,以免伤及内脏;可灸。

2·8·23 神封 Shén fēng

【位置】 在灵墟下一寸六分陷者中。(《甲乙》)

【取法】 在第四肋间隙中,膻中(任脉)旁开 2 寸处,仰卧取穴。(图 2-55)

【局部解剖】 在胸大肌中,有肋间外韧带及肋间内肌;有第四肋间动、静脉;布有第四肋间神经前皮支,深部为第四肋间神经。

【主治】 咳嗽,气喘,胸胁支满,呕吐,不嗜食,乳痈。

【刺灸法】 斜刺或平刺 0.5～0.8 寸;可灸。

2·8·24 灵墟 Líng xū

【位置】 在神藏下一寸六分陷者中。(《甲乙》)

【取法】 在第三肋间隙中,任脉旁开 2 寸处取穴。(图 2-55)

【局部解剖】 在胸大肌中,有肋间外韧带及肋间内肌;有第三肋间动、静脉;布有第三肋间神经前皮支,深层为第三肋间神经。

【主治】 咳嗽,气喘,痰多,胸胁胀痛,呕吐,乳痈。

【刺灸法】 斜刺或平刺 0.5～0.8 寸;可灸。

2·8·25 神藏 Shén cáng

【位置】 在彧中下一寸六分陷者中。(《甲乙》)

【取法】 在第二肋间隙中,任脉旁开 2 寸处取穴。(图 2-55)

【局部解剖】 在胸大肌中,有肋间外韧带及肋间内肌;有第二肋间动、静脉;布有第二肋间神经前皮支,深层正当第二肋间神经。

【主治】 咳嗽,气喘,胸痛,烦满,呕吐,不嗜食。

【刺灸法】 斜刺或平刺 0.5～0.8 寸;可灸。

2·8·26 彧中 Yù zhōng

【位置】 在俞府下一寸六分陷者中。(《甲乙》)

【取法】 在第一肋间隙中,任脉旁开 2 寸处取穴。(图 2-55)

【局部解剖】 在胸大肌中,有肋间外韧带及肋间内肌;有第一肋间动、静脉;布有第一肋间神经前皮支,深层为第一肋间神经,皮下有锁骨上神经前支。

【主治】 咳嗽,气喘,痰壅,胸胁胀满,不嗜食。

【配伍举例】《千金方》 或中、云门,主咳逆上气,涎出多唾,呼吸喘悸,坐不安席。
【刺灸法】 斜刺或平刺0.5～0.8寸;可灸。

2·8·27　俞府 Shù fǔ

【位置】 在巨骨下,去璇玑旁各二寸陷者中。(《甲乙》)
【取法】 在锁骨下缘,任脉旁开2寸处取穴。(图2-55)
【局部解剖】 在胸大肌中;有胸内动、静脉的前穿支;布有锁骨上神经前支。
【主治】 咳嗽,气喘,胸痛,呕吐,不嗜食。
【配伍举例】《千金方》 俞府、灵墟、神藏、巨阙,主呕吐胸满;俞府、神藏,主咳逆上气,喘不得息。
【刺灸法】 斜刺或平刺0.5～0.8寸;可灸。

本经小结

(1) 取穴要点　主要应掌握足底,内踝,跟腱,半腱肌腱,半膜肌腱,脐,肋骨等解剖标志。

足底部:足底前1/3凹陷处取涌泉穴。
内踝部:内踝与跟腱之间取太溪,内踝下凹处取照海。
小腿部:跟腱内侧取复溜。
膝腘部:腘窝内侧,当半腱肌腱与半膜肌腱之间取阴谷。
腹部:本经腹部经穴,均在任脉旁开0.5寸,上下相距1寸取穴。
胸部:胸部经穴均在任脉旁开2寸,上下相距一肋。

(2) 主治重点　本经经穴主要用于肾脏疾病及与肾脏有密切关系的膀胱,肺,脾,肝等脏腑疾病。

① 肾与膀胱疾病:涌泉治腰痛,善恐,小便不利;然谷治恐惧,遗精,自汗;大钟治腰痛,癃闭;照海治阴挺,五淋。
② 肺脏疾病:涌泉治咳嗽少气,咯血,鼻衄,咽肿,失音;太溪治咳嗽气喘;照海治咽喉红肿,善悲。
③ 心脏疾病:涌泉主古干,卒心痛,癫疾;然谷治卒心痛,阴痒;太溪治心胸痛;复溜、交信治盗汗;筑宾治癫狂。
④ 肝脏疾病:涌泉治痫证,疝气;然谷治寒疝,少腹胀,阴挺;照海治小腹偏痛,卒疝,痫病夜发;阴谷治阳痿,妇人月经过多。
⑤ 脾脏疾病:涌泉治黄疸,嗜睡;然谷治洞泄;太溪治善噫,食欲不振;复溜治四肢水肿,月经过多。

(3) 刺灸注意事项　胸部各穴,不宜深刺,避免伤及内脏。

2·9　手厥阴心包经经穴

本经经穴分布在乳旁,上肢掌侧面中间及中指末端。起于天池,止于中冲,左右各9穴。(图2-56)

手厥阴心包经经穴分寸歌

心包穴起天池间,乳后旁一腋下三,天泉曲腋下二寸,曲泽肘内横纹端,
郄门去腕方五寸,间使腕后三寸安,内关去腕止二寸,大陵掌后两筋间,
劳宫屈中指尖取,中冲中指之末端。

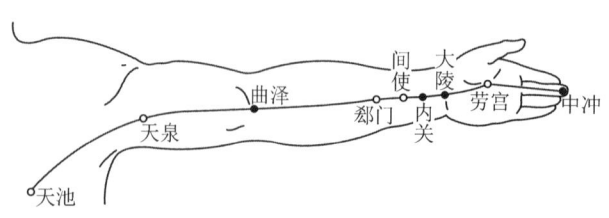

图 2-56 心包经经穴总图

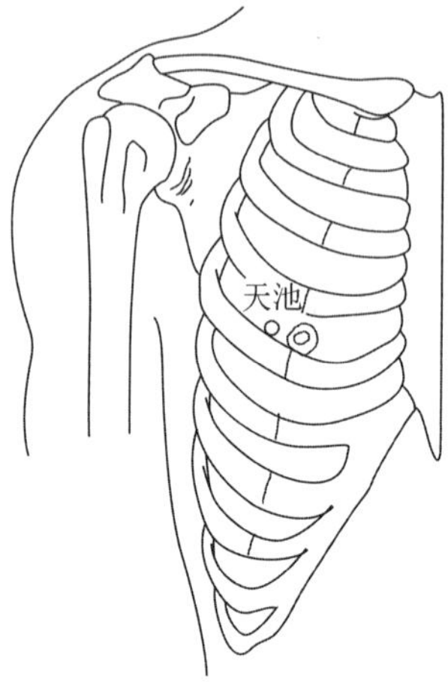

图 2-57

2·9·1 天池 Tiān chí

【别名】 天会。(《甲乙》)

【位置】 在乳后一寸,腋下三寸。(《甲乙》)

【取法】 在第四肋间隙中,乳头外侧 1 寸处取穴。(图 2-57)

【局部解剖】 在胸大肌外下部,胸小肌下部起端,深层为第四肋间内、外肌;有胸腹壁静脉,胸外侧动、静脉分支;布有胸前神经肌支及第四肋间神经。

【主治】 胸闷,心烦,咳嗽,痰多,气喘,胸痛,腋下肿痛,瘰疬,疟疾,乳痈。

【刺灸法】 斜刺或平刺 0.5～0.8 寸;可灸。

【文献选摘】《甲乙》 手厥阴、足少阳之会。

【附注】 本穴正当胸腔,内容心、肺,不宜深刺。

2·9·2 天泉 Tiān quán

【别名】 天温。(《甲乙》)

【位置】 在曲腋下去臂二寸。(《甲乙》)

【取法】 腋纹头下 2 寸,在肱二头肌的长、短头之间,伸臂仰掌取穴。(图 2-58)

【局部解剖】 在肱二头肌的长短头之间;有肱动、静脉肌支;为臂内侧皮神经及肌皮神经分布处。

【主治】 心痛,胸胁胀满,咳嗽,胸背及上臂内侧痛。

【刺灸法】 直刺 0.5～0.8 寸;可灸。

2·9·3 曲泽 Qū zé 合穴

【位置】 在肘内廉下陷者中,屈肘得之。(《甲乙》)

【取法】 仰掌,肘部微屈,在肘横纹上,肱二头肌腱的尺侧缘取穴。(图 2-58)

【局部解剖】 在肱二头肌腱的尺侧;当肱动、静脉处;布有正中神经的本干。

【主治】 心痛,善惊,心悸,胃疼,呕吐,转筋,热病,烦躁,肘臂

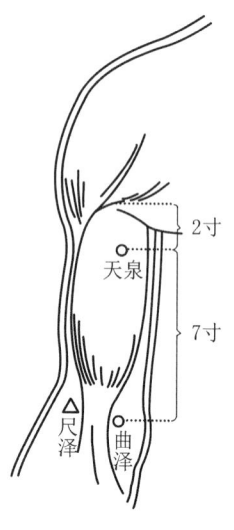

图 2-58

痛,上肢颤动,咳嗽。

【配伍举例】《大成》 呕血：曲泽、神门、鱼际；心胸痛：曲泽、内关、大陵。

【刺灸法】 直刺0.8～1寸,或者用三棱针刺血；可灸。

2·9·4 郄门 Xì mén 郄穴

【位置】 去腕五寸。(《甲乙》)

【取法】 仰掌,于腕横纹上5寸,当曲泽穴与大陵穴的连线上,于掌长肌腱与桡侧腕屈肌腱之间取穴。(图2-59)

【局部解剖】 在桡侧腕屈肌腱与掌长肌腱之间,有指浅屈肌,深部为指深屈肌；有前臂正中动、静脉,深部为前臂掌侧骨间动、静脉；布有前臂内侧皮神经,其下为正中神经,深层有前臂掌侧骨间神经。

【主治】 心痛,心悸,胸痛,心烦,咳血,呕血,衄血,疔疮,癫疾。

【刺灸法】 直刺0.5～1寸；可灸。

2·9·5 间使 Jiān shǐ 经穴

【位置】 在掌后三寸,两筋间陷者中。(《甲乙》)

【取法】 仰掌,于腕横纹上3寸,当掌长肌腱与桡侧腕屈肌腱之间取穴。(图2-59)

【局部解剖】 在桡侧腕屈肌腱与掌长肌腱之间,有指浅屈肌,深部为指深屈肌；有前臂正中动、静脉,深层为前臂掌侧骨间动、静脉；布有前臂内侧皮神经,前臂外侧皮神经,其下为正中神经掌皮支,最深层为前臂掌侧骨间神经。

【主治】 心痛,心悸,胃痛,呕吐,热病,烦躁,疟疾,癫狂,痫证,腋肿,肘挛,臂痛。

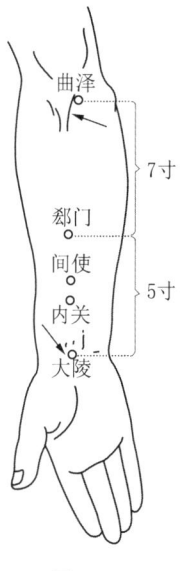

图2-59

【配伍举例】《大成》 咽中如梗：间使、三间；卒狂：间使、后溪、合谷。

《灵光赋》 水沟、间使,治邪癫。

《胜玉歌》 五疟寒多热亦多,间使、大杼真妙穴。

【刺灸法】 直刺0.5～1寸；可灸。

2·9·6 内关 Nèi guān 络穴 八脉交会穴——通阴维脉

【位置】 在掌后去腕二寸。(《甲乙》)

【取法】 仰掌,于腕横纹上2寸,当掌长肌腱与桡侧腕屈肌腱之间取穴。(图2-59)

【局部解剖】 在桡侧腕屈肌腱与掌长肌腱之间,有指浅屈肌,深层为指深屈肌；有前臂正中动、静脉,深层为前臂掌侧骨间动、静脉；布有前臂内侧皮神经,下为正中神经掌皮支,最深层为前臂掌侧骨间神经。

【主治】 心痛,心悸,胸痛,胃痛,呕吐,呃逆,失眠,癫狂,痫证,郁证眩晕,中风,偏瘫,哮喘,偏头痛,热病,产后血晕,肘臂挛痛。

【配伍举例】《大成》 食不下：内关、鱼际、三里；腹痛：内关、三里、中脘；胸满支肿：内关、膈俞。

《玉龙赋》 取内关于照海,医腹疾之块。

【刺灸法】 直刺0.5～1寸；可灸。

【文献选摘】《八脉八穴症治歌》 中满心胸痞胀,肠鸣泄泻脱肛,食难下膈酒来伤,积块坚横胁抢;妇女胁疼心痛,结胸里急难当,伤寒不解结胸膛,疟疾内关独当。

《拦江赋》 胸中之病内关担。

《标幽赋》 胸腹满痛刺内关。

《杂病穴法歌》 舌裂出血寻内关。

《四总穴歌》 心胸内关应。

2·9·7 大陵 Dà líng 输穴、原穴

【位置】 在掌后两筋间陷者中。(《甲乙》)

【取法】 仰掌,于腕横纹正中,当掌长肌腱与桡侧腕屈肌腱之间取穴。(图2-59)

【局部解剖】 在掌长肌腱与桡侧腕屈肌腱之间,有拇长屈肌和指深屈肌腱;有腕掌侧动、静脉网;布有前臂内侧皮神经,正中神经掌皮支,深层为正中神经本干。

【主治】 心痛,心悸,胃痛,呕吐,惊悸,癫狂,痫证,胸胁痛,腕关节疼痛,喜笑悲恐。

【配伍举例】《甲乙》 心痛,善悲,厥逆,悬心如饥之状,心憺而惊,大陵及间使主之。

《大成》 心胸疼痛:大陵、内关、曲泽。

《十二经治症主客原络》 包络主三焦客:包络为病手挛急,臂不能伸痛如屈,胸膺胁满腋肿平,心中淡淡面色赤,目黄善笑不肯休,心烦心痛掌热极,良医达士细推详,大陵、外关病消释。

《玉龙歌》 口臭之疾最可憎,劳心只为苦多情,大陵穴内人中泻,心得清凉气自平。

【刺灸法】 直刺0.3～0.5寸;可灸。

【文献选摘】《千金方》 目赤,小便如血。

2·9·8 劳宫 Láo gōng 荥穴

【别名】 五里。(《甲乙》)

【位置】 在掌中央动脉中。(《甲乙》)

【取法】 掌心横纹中,当第三掌骨的桡侧,屈指握拳时,中指指尖所点处取穴。(图2-60)

【局部解剖】 在第二、三掌骨间,下为掌腱膜,第二蚓状肌及指浅、深屈肌腱,深层为拇指内收肌横头的起端,有骨间肌;有指掌侧总动脉;布有正中神经的第二指掌侧总神经。

【主治】 中风昏迷,中暑,心痛,癫狂,痫证,口疮,口臭,鹅掌风。

【配伍举例】《千金方》 劳宫、少泽、三间、太冲,主口热,口干,口中烂。

《资生》 劳宫、大陵,治喜笑不止。

《玉龙经》 劳宫、大陵,治心闷,疮痍。

【刺灸法】 直刺0.3～0.5寸;可灸。

【文献选摘】《灵枢·本输》 掌中,中指本节之内间也。

《铜人》 以屈无名指取之。

《资生》 当屈中指为是,今说屈第四指非也。

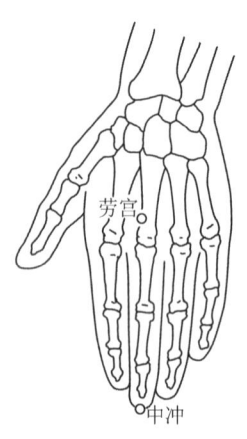

图2-60

《发挥》 以今观之,莫若屈中指、无名指之间取之为妥。

2·9·9 中冲 Zhōng chōng 井穴

【位置】 在手中指之端,去爪甲如韭叶陷者中。(《甲乙》)

【取法】 在手中指尖端之中央取穴。(图2-60)
【局部解剖】 有指掌侧固有动、静脉所形成的动、静脉网;为正中神经之指掌侧固有神经分布处。
【主治】 中风昏迷,舌强不语,中暑,昏厥,小儿惊风,热病,舌下肿痛。
【配伍举例】《资生》 中冲、命门,疗身热如火,头痛如破。
《玉龙歌》 中风主症症非轻,中冲二穴可安宁,先补后泻如无应,再刺人中立便轻。
【刺灸法】 浅刺0.1寸;或用三棱针点刺出血。
【文献选摘】《大全》 穴位在手中指内廉。

本经小结

(1) 取穴要点 主要应掌握乳头、肱二头肌肌腹、肌腱、掌长肌腱与桡侧腕屈肌腱,掌指关节,中指端等解剖标志。胸部于乳头向外旁开1寸取天池穴;上臂部于腋下2寸,肱二头肌肌腹中取天泉穴;肘部于肘横纹上,当肱二头肌肌腱桡侧缘取曲泽穴;前臂部腧穴:郄门、间使、内关、大陵均在掌长肌腱与桡侧腕屈肌腱之间取之;手掌部于第三掌指关节后桡侧缘取劳宫;中指端取中冲。

(2) 主治重点 本经经穴主要用于治疗神志病,诸痛痒疮、胃病等疾患。

① 神志病:曲泽治心慌善惊;间使、内关治癫狂;大陵治癫狂,喜笑,善悲泣,惊恐;中冲治昏厥,中暑,中风不语。

② 诸痛痒疮:曲泽治胸痛,风疹;间使治卒心痛,疥痂;内关治胸心痛;大陵治胸痛,肘臂挛疼,疥疮,癣;劳宫治胸胁痛,鹅掌风,口疮,口臭,龈烂;中冲治胸痛,心烦。

③ 胃病:内关治胃痛,呕吐;郄门治吐血。

(3) 刺灸注意事项 本经内关、间使等穴,针刺时,如出现触电样麻感向中指端走窜,医者,应立即将针提出,转变针刺角度,避开正中神经,以避免针刺后遗症。

2·10 手少阳三焦经经穴

本经经穴分布在无名指外侧,手背,上肢外侧面中间,肩部,颈部,耳翼后缘,眉毛外端。起于关冲,止于丝竹空,左右各23穴。(图2-61)

手少阳三焦经经穴分寸歌

无名指外端关冲,液门小次指陷中,中渚液门上一寸,阳池手表腕陷中,
外关腕后方二寸,腕后三寸支沟容,支沟横外取会宗,空中一寸用心攻,
腕后四寸三阳络,四渎肘前五寸着,天井肘外大骨后,骨罅中间一寸摸,
肘后二寸清冷渊,消泺对腋臂外落,臑会肩前三寸量,肩髎臑上陷中央,
天髎䯏骨陷内上,天牖天容之后旁,翳风耳垂后方取,瘈脉耳后鸡足张,
颅息亦在青络上,角孙耳廓上中央,耳门耳缺前起肉,和髎耳后锐发乡,
欲知丝竹空何在,眉后陷中仔细量。

2·10·1 关冲 Guān chōng 井穴

【位置】 在手小指次指之端,去爪甲角如韭叶。(《甲乙》)
【取法】 在无名指尺侧,去指甲角0.1寸许取穴。(图2-62)
【局部解剖】 有指掌侧固有动、静脉形成的动、静脉网;布有来自尺神经的指掌侧固有神经。

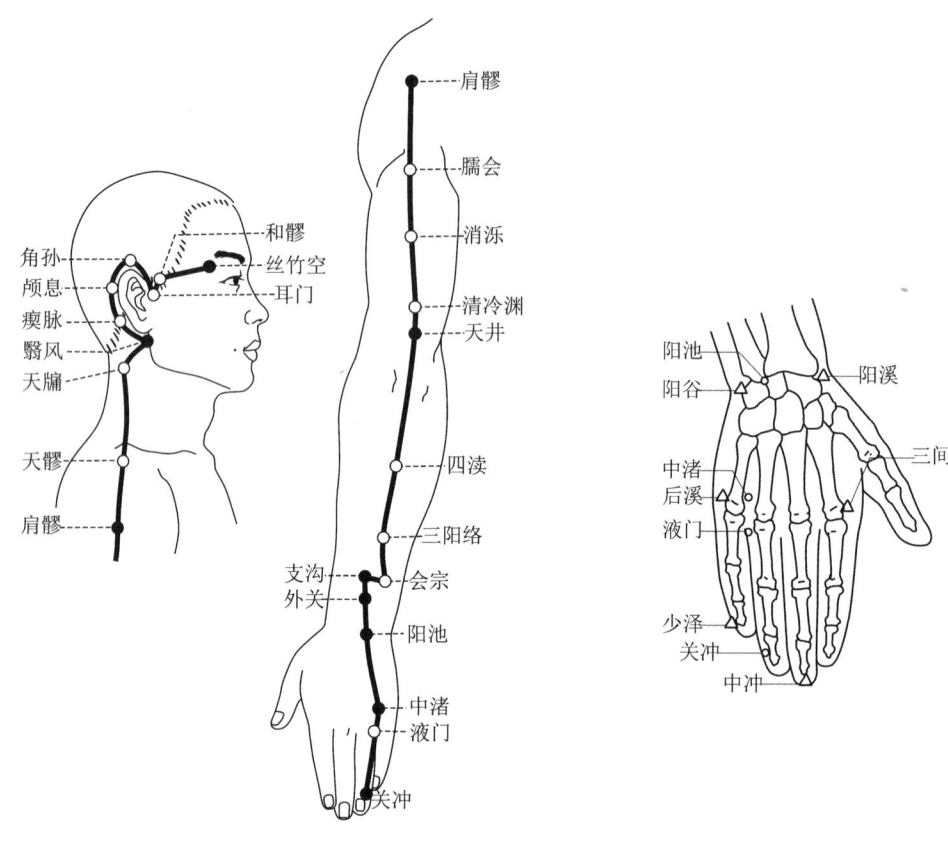

图 2-61 三焦经经穴总图　　　　　　图 2-62

【主治】　头痛,目赤,耳聋,耳鸣,喉痹,舌强,热病,心烦。

【配伍举例】《千金方》　关冲、窍阴、少泽,主喉痹,舌卷口干。

【刺灸法】　浅刺 0.1 寸,或用三棱针点刺出血;可灸。

【文献选摘】《玉龙歌》　三焦热气壅上焦,口苦舌干岂易调,针刺关冲出毒血,口生津液病俱消。

2·10·2　液门 Yè mén　荥穴

【位置】　在小指次指间陷者中。(《甲乙》)

【取法】　在第四、五指指缝间,指掌关节前凹陷中取穴。(图 2-62)

【局部解剖】　有来自尺动脉的指背动脉;布有来自尺神经的手背支。

【主治】　头痛,目赤,耳痛,耳鸣,耳聋,喉痹,疟疾,手臂痛。

【配伍举例】《玉龙歌》　手臂红肿连腕疼,液门穴内用针明,更将一穴名中渚,多泻中间疾自轻。

《百症赋》　喉痛兮,液门、鱼际去疗。

【刺灸法】　直刺 0.3～0.5 寸;可灸。

2·10·3　中渚 Zhōng zhǔ　输穴

【位置】　在手小指次指本节后陷者中。(《甲乙》)

【取法】　在手背第四、五掌指关节后的掌骨间,当液门后 1 寸,握拳取穴。(图 2-62)

【局部解剖】　有第四骨间肌;皮下有手背静脉网及第四掌背动脉;布有来自尺神经的手

背支。

【主治】 头痛,目眩,目赤,目痛,耳聋,耳鸣,喉痹,肩背肘臂酸痛,手指不能屈伸,脊膂痛,热病。

【配伍举例】《甲乙》 大便难,中渚及太白主之。

《千金方》 中渚、支沟、内庭,主嗌痛。

《玉龙赋》 手臂红肿,中渚、液门要辨。

《大成》 久疟:中渚、商阳、丘墟。

【刺灸法】 直刺 0.3～0.5 寸;可灸。

【文献选摘】《通玄指要赋》 脊间心后者,针中渚而立痊。

《席弘赋》 久患伤寒肩背痛,但针中渚得其宜。

《灵光赋》 五指不伸中渚取。

2·10·4 阳池 Yáng chí　原穴

【别名】 别阳。(《甲乙》)

【位置】 在手表腕上陷者中。(《甲乙》)

【取法】 伏掌,在手背横纹上,当指总伸肌腱尺侧凹陷中取穴。(图 6-62)

【局部解剖】 皮下有手背静脉网,第四掌背动脉;布有尺神经手背支及前臂背侧皮神经末支。

【主治】 腕痛,肩臂痛,耳聋,疟疾,消渴,口干,喉痹。

【配伍举例】《大成·十二经治症主客原络》 三焦主包络客:三焦为病耳中聋,喉痹咽干目肿红,耳后肘痛并出汗,脊间心后痛相从,肩背风生连膊肘,大便坚闭及遗癃,前病治之何穴愈,阳池、内关法理同。

【刺灸法】 直刺 0.3～0.5 寸;可灸。

2·10·5 外关 Wài guān　络穴　八脉交会穴——通阳维脉

【位置】 在腕后二寸陷者中。(《甲乙》)

【取法】 阳池上 2 寸,当桡、尺两骨之间取穴。(图 2-63)

【局部解剖】 在桡骨与尺骨之间,指总伸肌与拇长伸肌之间,屈肘俯掌时则在指总伸肌的桡侧;深层有前臂骨间背侧动脉和掌侧动、静脉;布有前臂背侧皮神经,深层有前臂骨间背侧及掌侧神经。

【主治】 热病,头痛,颊痛,耳聋,耳鸣,目赤肿痛,胁痛,肩背痛,肘臂屈伸不利,手指疼痛,手颤。

【配伍举例】《千金方》 外关、会宗,主耳浑浑淳淳,聋无所闻。

【刺灸法】 直刺 0.5～1 寸;可灸。

【文献选摘】《八脉八穴治症歌》 肢节肿疼膝冷,四肢不遂头风,背胯内外骨筋攻,头项眉棱皆痛;手足热麻盗汗,破伤眼肿睛红,伤寒自汗表烘烘,独会外关为重。

2·10·6 支沟 Zhī gōu　经穴

【别名】 飞虎。(《大成》)

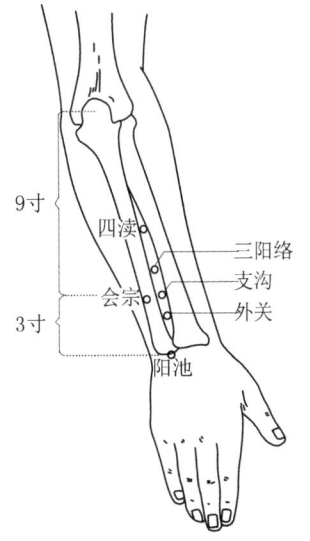

图 2-63

【位置】 在腕后三寸两骨之间陷者中。(《甲乙》)
【取法】 阳池穴上3寸,桡、尺两骨之间取穴。(图2-63)
【局部解剖】 在桡骨与尺骨之间,指总伸肌与拇长伸肌之间,屈肘俯掌时则在指总伸肌之桡侧;深层有前臂骨间背侧和掌侧动、静脉;布有前臂背侧皮神经,深层有前臂骨间背侧及掌侧神经。
【主治】 暴喑,耳聋,耳鸣,肩背痠痛,胁肋痛,呕吐,便秘,热病。
【配伍举例】《千金方》 支沟、天窗、扶突、曲鬓、灵道,主暴喑不能言,支沟、太溪、然谷,主心痛如锥刺,甚者手足寒至节不息者死。
《大成》 胁肋疼痛:支沟、章门、外关……复刺后穴,行间(写肝经,治怒气)中封、期门(治伤寒后胁痛)、阳陵泉;产后血晕不识人:支沟、三里、三阴交。
【刺灸法】 直刺0.5~1寸;可灸。
【文献选摘】《图翼》 凡三焦相火炽盛及大便不通,胁肋疼痛者,俱宜泻之。

2·10·7 会宗 Huì zōng 郄穴
【位置】 在腕后三寸空中。(《甲乙》)
【取法】 在阳池穴上3寸,支沟穴尺侧,当尺骨桡侧缘取穴。(图2-63)
【局部解剖】 尺骨桡侧缘,在小指固有伸肌和尺侧腕伸肌之间;有前臂骨间背侧动、静脉;布有前臂背侧皮神经,深层有前臂骨间背侧神经和骨间掌侧神经。
【主治】 耳聋,痫证,上肢肌肤痛。
【刺灸法】 直刺0.5~1寸;可灸。

2·10·8 三阳络 Sān yáng luò
【别名】 过门(《大成》);通间(《图翼》)。
【位置】 在臂上大交脉支沟上一寸。(《甲乙》)
【取法】 在阳池穴上4寸,桡、尺两骨之间取穴。(图2-63)
【局部解剖】 在指总伸肌与拇长展肌起端之间;有前臂骨间背侧动、静脉;布有前臂侧皮神经,深层为前臂骨间背侧神经。
【主治】 暴喑,耳聋,手臂痛,龋齿痛。
【刺灸法】 直刺0.5~1寸;可灸。

2·10·9 四渎 Sì dú
【位置】 在肘前五寸,外廉陷者中。(《甲乙》)
【取法】 肘尖下方5寸,桡、尺两骨之间取穴。(图2-63)
【局部解剖】 在指总伸肌和尺侧腕伸肌之间;深层有前臂骨间背侧动、静脉;布有前臂背侧皮神经,深层有前臂骨间背侧神经。
【主治】 暴喑,暴聋,齿痛,呼吸气短,咽阻如梗,前臂痛。
【刺灸法】 直刺0.5~1寸;可灸。

2·10·10 天井 Tiān jǐng
【位置】 在肘外大骨之后,两筋间陷者中。(《甲乙》)
【取法】 在尺骨鹰嘴后上方,屈肘呈凹陷处取穴。(图2-64)
【局部解剖】 在肱骨下端后面鹰嘴窝中,有肱三头肌腱;肘关节动、静脉网;布有臂背侧皮神经和桡神经肌支。

【主治】 偏头痛,胁肋、颈项、肩臂痛,耳聋,瘰疬,瘿气,癫痫。

【配伍举例】 《千金方》 天井、外关、曲池,主臂痿不仁。

《大成》 胸胁痛:天井、支沟、间使、大陵、太白、丘墟、阳辅。

【刺灸法】 直刺0.5～1寸;可灸。

2·10·11 清冷渊 Qīng lěng yuān

【位置】 在肘上一寸,伸肘举臂取之。(《甲乙》)

【取法】 天井上1寸,屈肘取穴。(图2-64)

【局部解剖】 在肱三头肌下部;有中侧副动、静脉末支;布有臂背侧皮神经及桡神经肌支。

【主治】 头痛,目黄,肩臂痛不能举。

【刺灸法】 直刺0.5～1寸;可灸。

【文献选摘】 《胜玉歌》 眼痛须觅清冷渊。

2·10·12 消泺 Xiāo luò

【位置】 在肩下臂外,开腋斜肘分下胻。(《甲乙》)

【取法】 在尺骨鹰嘴与肩髎穴的连线上,当臑会与清冷渊中点取穴。(图2-64)

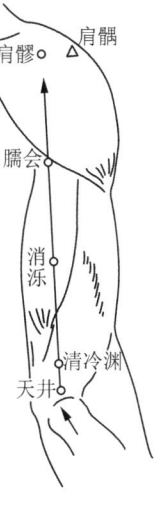

图2-64

【局部解剖】 在肱三头肌肌腹的中间;有中侧副动、静脉;布有臂背侧皮神经及桡神经。

【主治】 头痛,颈项强痛,臂痛,齿痛,癫疾。

【刺灸法】 直刺0.8～1.2寸;可灸。

2·10·13 臑会 Nào huì

【别名】 臑窌(《甲乙》);臑交(《聚英》)。

【位置】 在臂前廉,去肩头三寸。(《甲乙》)

【取法】 在尺骨鹰嘴与肩髎穴的连线上,肩髎穴直下3寸,当三角肌后缘取穴。(图2-64)

【局部解剖】 在肱三头肌长头与外侧头之间;有中侧副动、静脉;布有臂背侧皮神经,桡神经肌支,深层为桡神经。

【主治】 肩臂痛,瘿气,瘰疬,目疾,肩胛肿痛。

【刺灸法】 直刺0.5～1寸;可灸。

2·10·14 肩髎 Jiān liáo

【位置】 在肩端臑上,斜举臂取之。(《甲乙》)

【取法】 在肩峰后下际,上臂外展平举,于肩髃穴后寸许之凹陷中取穴。(图2-64)

【局部解剖】 在三角肌中;有旋肱后动脉;布有腋神经的肌支。

【主治】 臂痛,肩重不能举。

【刺灸法】 直刺0.5～1寸;可灸。

2·10·15 天髎 Tiān liáo

【位置】 在肩缺盆中,毖骨之间陷者中。(《甲乙》)

【取法】 在肩井穴与曲垣穴连线的中点,当肩胛骨上角处取穴。(图2-65)

【局部解剖】 有斜方肌、冈上肌;有颈横动脉降支,深层为肩胛上动脉肌支;布有第一胸神经后支外侧皮支,副神经,深层为肩胛上神经肌支。

【主治】 肩臂痛,颈项强痛,胸中烦满。

【刺灸法】 直刺0.5～0.8寸；可灸。
【文献选摘】 《甲乙》 手少阳、阳维之会。

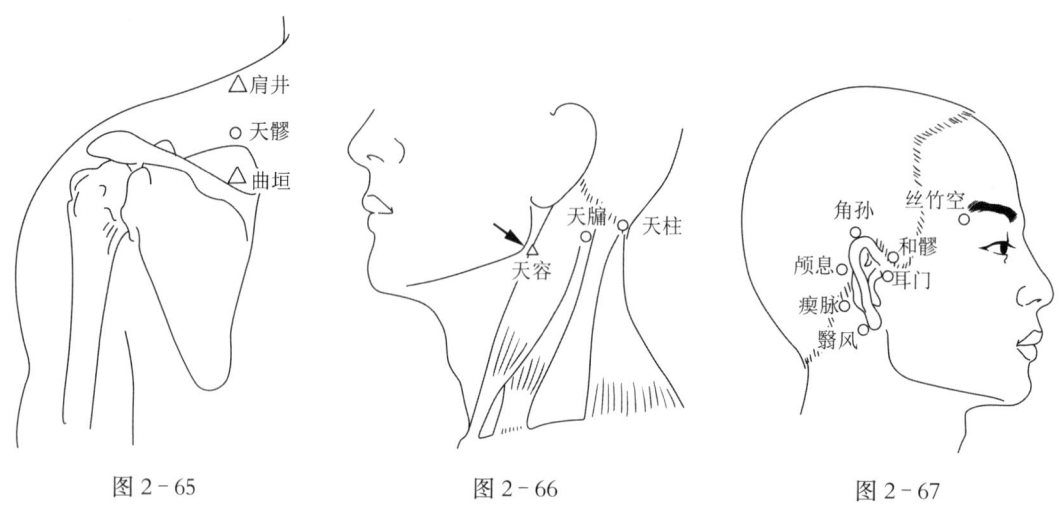

图2-65　　　　　图2-66　　　　　图2-67

2·10·16　天牖 Tiān yǒu

【位置】 在颈筋间，缺盆上，天容后，天柱前，完骨后，发际上。(《甲乙》)
【取法】 乳突后下部，胸锁乳突肌后缘，在天容穴与天柱穴的平行线上取穴。(图2-65)
【局部解剖】 在胸锁乳突肌后缘；有枕动脉的肌支，耳后动、静脉及颈后浅静脉；布有枕小神经本干，深层为副神经，颈神经。
【主治】 头晕，头痛，面肿，目昏，暴聋，项强。
【配伍举例】 《千金方》 天牖、昆仑、风门、关元，主风眩头痛；天牖、四渎，主暴聋。
《大成》 腰背牵疼难转：天牖、风池、合谷、昆仑。
【刺灸法】 直刺0.5～1寸；可灸。

2·10·17　翳风 Yì fēng

【位置】 在耳后陷者中，按之引耳中。(《甲乙》)
【取法】 在耳垂后方，下颌角与乳突之间凹陷中取穴。
【局部解剖】 有耳后动、静脉，颈外浅静脉；布有耳大神经，深部为面神经干从颅骨穿出处。
【主治】 耳鸣，耳聋，口眼㖞斜，牙关紧闭，颊肿，瘰疬。
【配伍举例】 《大成》 聤耳生疮，出脓水，翳风、合谷、耳门……复刺后穴，听会、三里。
【刺灸法】 直刺0.8～1.2寸；可灸。
【文献选摘】 《甲乙》 手、足少阳之会。
《玉龙歌》 耳聋气闭痛难言，须刺翳风穴始痊，亦治项上生瘰疬，下针泻动即安然。

2·10·18　瘛脉 Chì mài(Qì mài)

【别名】 资脉。(《甲乙》)
【位置】 在耳本后，鸡足青络脉。(《甲乙》)
【取法】 在乳突中央，当翳风穴与角孙穴沿耳翼连线的下1/3折点处取穴。(图2-67)
【局部解剖】 在耳后肌上；有耳后动、静脉；布有耳大神经耳后支。
【主治】 头痛，耳聋，耳鸣，小儿惊痫，呕吐，泄痢。

【刺灸法】 平刺 0.3～0.5 寸,或点刺出血;可灸。

2·10·19 颅息 Lú xī
【位置】 在耳后间青络脉。(《甲乙》)
【取法】 耳后,当翳风穴与角孙穴沿耳翼连线的上 1/3 折点处取穴。(图 2-67)
【局部解剖】 有耳后动、静脉;布有耳大神经和枕小神经的吻合支。
【主治】 头痛,耳鸣,耳痛,小儿惊痫,呕吐涎沫。
【刺灸法】 平刺 0.3～0.5 寸;可灸。
【文献选摘】《百症赋》 痉病非颅息而不愈。

2·10·20 角孙 Jiǎo sūn
【位置】 在耳廓中间,开口有孔。(《甲乙》)
【取法】 折耳在耳尖尽端,颞颥部入发际处取穴。(图 2-67)
【局部解剖】 有耳上肌;颞浅动、静脉耳前支;布有耳颞神经分支。
【主治】 耳部肿痛,目赤肿痛,目翳,齿痛,唇燥,项强,头痛。
【刺灸法】 平刺 0.3～0.5 寸;可灸。
【文献选摘】《甲乙》 手、足少阳,手阳明之会。

2·10·21 耳门 Ěr mén
【位置】 在耳前起肉当耳缺者。(《甲乙》)
【取法】 耳屏上切迹前方,下颌骨髁状突后缘凹陷中,张口取穴。(图 2-67)
【局部解剖】 有颞浅动、静脉耳前支;布有耳颞神经,面神经分支。
【主治】 耳聋,耳鸣,聤耳,齿痛,颈颔痛,唇吻强。
【配伍举例】《大成》 重听无所闻:耳门、风池、侠溪、翳风、听会、听宫;聤生疮,有脓汁:耳门、翳风、合谷。
《百症赋》 耳门、丝竹空,住牙痛于顷刻。
【刺灸法】 直刺 0.5～1 寸;可灸。
【文献选摘】《甲乙》 耳中有脓,禁不可灸。

2·10·22 和髎 hé liáo
【位置】 在耳前锐发下横动脉。(《甲乙》)
【取法】 在耳门前上方,平耳廓根前,鬓发后缘,当颞浅动脉后缘取穴。(图 2-67)
【局部解剖】 有颞肌和颞浅动、静脉;布有耳颞神经分支,面神经颞支。
【主治】 头重痛,耳鸣,牙关拘急,颔肿,鼻准肿痛,口㖞。
【刺灸法】 斜刺 0.3～0.5 寸;可灸。
【文献选摘】《甲乙》 手、足少阳,手太阳之会。

2·10·23 丝竹空 Sī zhú kōng
【别名】 巨窌(《甲乙》);目窌(《外台》)。
【位置】 在眉后陷者中。(《甲乙》)
【取法】 在眉毛外端凹陷处取穴。(图 2-67)
【局部解剖】 有眼轮匝肌;颞浅动、静脉额支;布有面神经颧眶支及耳颞神经分支。
【主治】 头痛,目眩,目赤痛,眼睑瞤动,齿痛,癫痫。
【刺灸法】 平刺 0.5～1 寸。

【文献选摘】《玉龙歌》 偏正头风痛难医,丝竹金针亦可施,沿皮向后透率谷,一针两穴世间稀。

《甲乙》 不宜灸。灸之不幸令人目小及盲。

本经小结

(1) 取穴要点　主要应掌握第四、五掌指关节,指总伸肌腱,尺骨,桡骨,尺骨鹰嘴,肩峰,下颌角,胸锁乳突肌,耳廓等解剖标志。掌指关节部:于第四、五掌指关节前取液门,后取中渚;腕关节部:于手腕背面,指总伸肌腱尺侧取阳池穴;前臂部:外关、支沟、三阳络、四渎等穴,均在尺、桡二骨之间取穴;上臂部:尺骨鹰嘴上 1 寸取天井穴,肩峰后下际取肩髎穴,清冷渊、消泺、臑会三穴,均在天井穴与肩髎穴的连线上;头颈部:胸锁乳突肌后缘取天牖穴,恰平于下颌角,耳翼下取翳风,耳翼上取角孙,沿耳翼后的弧形线上取瘛脉和颅息,耳屏上切迹前方凹陷处取耳门。

(2) 主治重点　本经经穴主要用于头面疾病、神志病、发热等疾患。

① 头面疾病:关冲,治头痛,口干,目翳;液门,治耳聋,耳鸣,目赤痛,齿龈痛,咽喉痛;中渚,治耳聋,耳鸣,目翳;外关,治偏头痛,耳聋耳鸣;天牖,治暴聋;翳风,治耳聋耳鸣;耳门,治聤耳,耳道疖疮,上齿痛。

② 神志病:天井,治癫痫;天牖,治梦多;瘛脉,治痫证。

③ 发热病:外关,治热病,寒热往来;关冲,治热病。

(3) 刺灸注意事项　治热病时,取关冲穴,采用三棱针点刺出血。天牖、翳风的针刺手法,不宜用过强,避免后遗感。耳门要张口取穴,避开耳前动脉。

2·11　足少阳胆经经穴

本经经穴分布在目外眦,颞部,耳后,肩部,胁肋,下肢外侧,膝外侧,外踝的前下方,足第四趾端等部位。起于瞳子髎,止于足窍阴,左右各 44 穴。(图 2 - 68)

足少阳胆经经穴分寸歌

外眦五分瞳子髎,耳前陷中听会绕,上关颧弓上缘取,内斜曲角颌厌照,
悬颅悬厘等分取,曲鬓角孙前寸标,入发寸半率谷穴,天冲率后五分交,
浮白下行一寸是,乳突后上窍阴找,完骨乳突后下取,本神庭旁三寸好,
阳白眉上一寸许,临泣入发五分考,目窗正营及承灵,一寸一寸寸半巧,
脑空池上平脑户,风池耳后发际标,肩井大椎肩峰间,渊腋腋下三寸然,
辄筋渊腋前一寸,日月乳下三肋间,京门十二肋骨端,带脉平脐肋下连,
五枢髂前上棘前,前下五分维道还,居髎髂前转子取,环跳髀枢宛中陷,
风市垂手中指寻,中渎膝上五寸陈,阳关阳陵上三寸,骨头前下阳陵存,
阳交外丘骨后前,均在踝上七寸循,踝上五寸光明穴,踝上四寸阳辅临,
踝上三寸悬钟是,丘墟外踝前下真,节后筋外足临泣,地五会在筋内存,
关节之前侠溪至,四趾外端足窍阴。

2·11·1　瞳子髎 Tóng zǐ liáo

【别名】　太阳、前关。(《千金方》)

【位置】　在目外去眦五分。(《甲乙》)

【取法】　在目外眦外侧,眶骨外侧缘凹陷中取穴。(图 2 - 69)

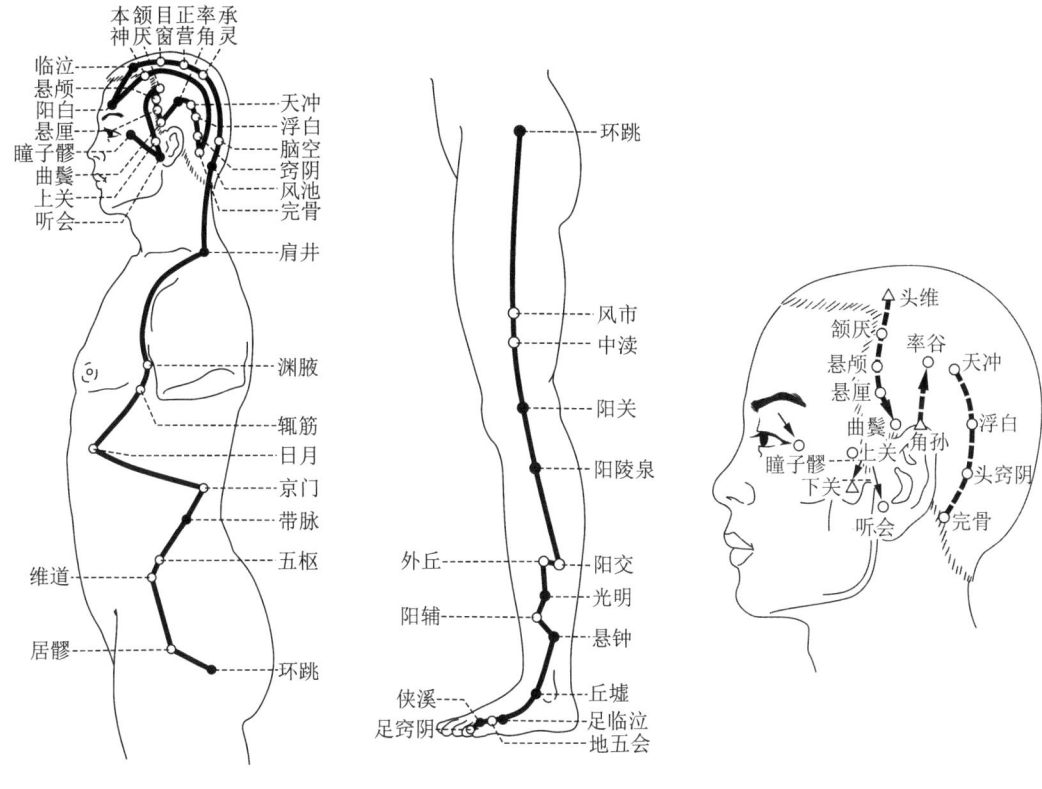

图 2-68 胆经经穴总图　　　　图 2-69

【局部解剖】 有眼轮匝肌,深层为颞肌;当颧眶动、静脉分布处;布有颧面神经和颧颞神经,面神经的额颞支。

【主治】 头痛,目赤,目痛,怕光羞明,迎风流泪,远视不明,内障,目翳。

【配伍举例】《大成》 目生内障:瞳子髎、合谷、临泣、睛明。

《图翼》 瞳子髎兼少泽,能治妇人乳肿。

【刺灸法】 向后平刺或斜刺 0.3~0.5 寸;或用三棱针点刺出血。

【文献选摘】《甲乙》 手太阳,手、足少阳之会。

2·11·2　听会 Tīng huì

【别名】 后关、听呵。(《资生》)

【位置】 在耳前陷者中,张口得之,动脉应手。(《甲乙》)

【取法】 在耳屏间切迹前,当听宫(大肠经)直下,下颌骨髁状突后缘,张口有空处取穴。(图 2-69)

【局部解剖】 有颞浅动脉耳前支,深部为颈外动脉及面后静脉;布有耳大神经,皮下为面神经。

【主治】 耳鸣,耳聋,聤耳流脓,齿痛,下颌脱臼,口眼㖞斜,面痛,头痛。

【配伍举例】《大成》 中风口眼歪斜:听会、颊车、地仓。

《席弘赋》 耳聋气痞听会针,迎香穴泻功如神。

《百症赋》 耳聋气闭,全凭听会、翳风。

【刺灸法】 直刺 0.5 寸;可灸。

2·11·3　上关 Shàng guān

【别名】　客主人。(《甲乙》)

【位置】　在耳前上廉起骨端,开口有孔。(《甲乙》)

【取法】　在耳前,颧骨弓上缘,当下关穴(足阳明经)直上方取穴。(图 2-69)

【局部解剖】　在颞肌中;有颧眶动、静脉;布有面神经的颧眶支及三叉神经小分支。

【主治】　头痛,耳鸣,耳聋,聤耳,口眼㖞斜,面痛,齿痛,惊痫,瘈疭。

【配伍举例】《千金方》　上关、下关、百会、颅息、翳风、耳门……主聋,嘈嘈若蝉鸣。

【刺灸法】　直刺 0.5~0.8 寸;可灸。

【文献选摘】《甲乙》　手少阳、足阳明之会。

《素问·刺禁论》　针客主人内陷中脉,为内漏,为聋。

《甲乙》　刺太深,令人耳无闻。

2·11·4　颔厌 Hàn yàn

【位置】　在曲周颞颥上廉。(《甲乙》)

【取法】　在鬓发中,当头维穴(足阳明经)与曲鬓穴连线的上 1/4 与下 3/4 的交点处取穴。(图 2-69)

【局部解剖】　在颞肌中;有颞浅动、静脉额支;布有耳颞神经颞支。

【主治】　头痛,眩晕,目外眦痛,齿痛,耳鸣,惊痫,瘈疭。

【刺灸法】　向后平刺 0.3~0.4 寸;可灸。

【文献选摘】《甲乙》　手少阳、足阳明之会。

2·11·5　悬颅 Xuán lú

【位置】　在曲周颞颥中。(《甲乙》)

【取法】　在头维穴与曲鬓穴之间,沿鬓发弧形连线之中点取穴。(图 2-69)

【局部解剖】　同颔厌穴。

【主治】　偏头痛,面肿,目外眦痛,齿痛。

【配伍举例】《百症赋》　悬颅、颔厌之中,偏头痛止。

【刺灸法】　向后平刺 0.5~0.8 寸;可灸。

2·11·6　悬厘 Xuán lí

【位置】　在曲周颞颥下廉。(《甲乙》)

【取法】　在鬓角之上际,当悬颅穴与曲鬓穴之中点取穴。(图 2-69)

【局部解剖】　同颔厌穴。

【主治】　偏头痛,面肿,目外眦痛,耳鸣,上齿痛。

【配伍举例】《千金方》　悬厘、鸠尾,主热病偏头痛引目外眦。

【刺灸法】　向后平刺 0.5~0.8 寸;可灸。

【文献选摘】《甲乙》　手、足少阳,阳明之会。

2·11·7　曲鬓 Qū bìn

【位置】　在耳上入发际,曲隅陷者中,鼓颔有空。(《甲乙》)

【取法】　在耳前上方入鬓发内,约当角孙穴(手少阳经)前一横指处取穴。(图 2-69)

【局部解剖】　同颔厌穴。

【主治】　偏头痛,颔颊肿,牙关紧闭,呕吐,齿痛,目赤肿痛,项强不得顾。

【配伍举例】《千金方》 曲鬓、冲阳,主齿龋。
【刺灸法】 向后平刺 0.5~0.8 寸;可灸。
【文献选摘】《甲乙》 足太阳、少阳之会。

2·11·8 率谷 Shuài gǔ
【位置】 在耳上入发际一寸五分。(《甲乙》)
【取法】 在耳廓尖上方,角孙穴之上,入发际 1.5 寸处取穴。(图 2-69)
【局部解剖】 在颞肌中;有颞动、静脉顶支;布有耳颞神经和枕大神经会合支。
【主治】 头痛,眩晕,呕吐,小儿惊风。
【刺灸法】 平刺 0.5~1 寸;可灸。
【文献选摘】《甲乙》 足太阳、少阳之会。

2·11·9 天冲 Tiān chōng
【位置】 在耳上如前三分。(《甲乙》)
【取法】 在耳廓根后上方,入发际 9 寸,率谷穴后约 0.5 寸处取穴。(图 2-69)
【局部解剖】 有耳后动、静脉;布有耳大神经支。
【主治】 头痛,齿龈肿痛,癫痫,惊恐,瘿气。
【刺灸法】 平刺 0.5~1 寸;可灸。
【文献选摘】《甲乙》 足太阳、少阳之会。

2·11·10 浮白 Fú bái
【位置】 在耳后入发际一寸。(《甲乙》)
【取法】 在耳后乳突后上方,当天冲穴与头窍阴穴的弧形连线的中点取穴。(图 2-69)
【局部解剖】 有耳后动、静脉分支;布有耳大神经之分支。
【主治】 头痛,颈项强痛,耳鸣、耳聋,齿痛,瘰疬,瘿气,臂痛不举,足痿不行。
【配伍举例】《甲乙》 齿龋痛,浮白及完骨主之。
【刺灸法】 平刺 0.5~0.8 寸;可灸。
【文献选摘】《甲乙》 足太阳、少阳之会。

2·11·11 头窍阴 Tóu qiào yīn
【别名】 枕骨。(《大成》)
【位置】 在完骨上,枕骨下。(《甲乙》)
【取法】 在乳突后上方,当浮白穴与完骨穴的连线上取穴。(图 2-69)
【局部解剖】 有耳后动、静脉之支;布有枕大神经和枕小神经会合支。
【主治】 头痛,眩晕,颈项强痛,胸胁痛,口苦,耳鸣,耳聋,耳痛。
【配伍举例】《千金方》 窍阴、强间,主头痛如锥刺,不可以动。
【刺灸法】 平刺 0.5~0.8 寸;可灸。
【文献选摘】《甲乙》 足太阳、少阳之会。

2·11·12 完骨 Wán gǔ
【位置】 在耳后,入发际四分。(《甲乙》)
【取法】 在乳突后下方凹陷中取穴。(图 2-69)
【局部解剖】 在胸锁乳突肌附着部上方,有耳后动、静脉之支;布有枕小神经本干。
【主治】 头痛,颈项强痛,颊肿,喉痹,龋齿,口眼歪斜,癫痫,疟疾。

【配伍举例】《甲乙》 疟疾取完骨、风池、大杼;癫疾僵仆,完骨及风池主之。

【刺灸法】 斜刺0.5～0.8寸;可灸。

【文献选摘】《甲乙》 足太阳、少阳之会。

《大成》 主足痿失履不收。

2·11·13 本神 Běn shén

【别名】 直耳。(《甲乙》)

【位置】 在曲差两旁各一寸五分,在发际。(《甲乙》)

【取法】 在前发际内0.5寸,神庭穴(督脉)旁开3寸取穴。(图2-70)

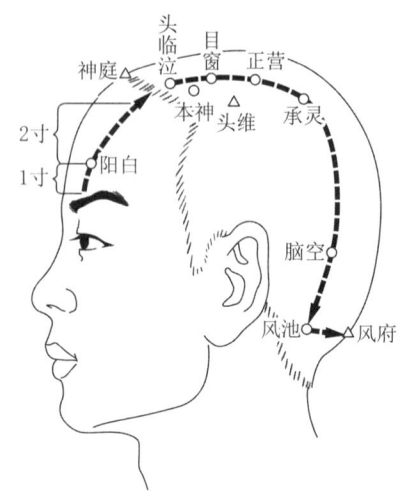

图2-70

【局部解剖】 在额肌中;有颞浅动、静脉额支和额动、静脉外侧支;布有额神经外侧支。

【主治】 头痛,目眩,癫痫,小儿惊风,颈项强痛,胸胁痛,半身不遂。

【配伍举例】《甲乙》 小儿惊痫,本神及前顶、囟会、天柱主之。

《千金方》 本神、颅息,主胸胁相引不得转侧。

【刺灸法】 平刺0.5～0.8寸;可灸。

【文献选摘】《甲乙》 足少阳、阳维之会。

2·11·14 阳白 Yáng bái

【位置】 在眉上一寸,直瞳子。(《甲乙》)

【取法】 在前额,于眉毛中点上1寸取穴。(图2-70)

【局部解剖】 在额肌中;有额动、静脉外侧支;布有额神经外侧支。

【主治】 头痛,目眩,目痛,外眦疼痛,眼睑瞤动,雀目。

【刺灸法】 平刺0.5～0.8寸;可灸。

【文献选摘】《甲乙》 足少阳、阳维之会。

《铜人》 背腠寒栗,重衣不得温。

2·11·15 头临泣 Tóu lín qì

【位置】 当目上眦直入发际五分陷者中。(《甲乙》)

【取法】 在前额,阳白穴直上,入发际0.5寸处,于神庭穴与头维穴之间取穴。(图2-70)

【局部解剖】 在额肌中;有额动、静脉;布有额神经内、外支会合支。

【主治】 头痛,目眩,目赤痛,流泪,目翳,鼻塞,鼻渊,耳聋,小儿惊痫,热病。

【配伍举例】《大成》 风眩:临泣、阳谷、腕骨、申脉;白翳:临泣、肝俞。

【刺灸法】 平刺0.5～0.8寸;可灸。

【文献选摘】《甲乙》 足太阳、少阳、阳维之会。

2·11·16 目窗 Mù chuāng

【别名】 至营。(《甲乙》)

【位置】 在临泣后一寸。(《甲乙》)

【取法】 在头临泣后1寸,当头临泣穴与风池穴的连线上取穴。(图2-70)

【局部解剖】 在帽状腱膜中;有颞浅动、静脉额支;布有额神经内、外侧支会合支。

【主治】 头痛,目眩,目赤肿痛,远视,近视,面浮肿,上齿龋肿,小儿惊痫。

【配伍举例】《甲乙》 头疼,目窗及天冲、风池主之。

《大成》 面目浮肿:目窗、陷谷。

【刺灸法】 平刺 0.5～0.8 寸;可灸。

【文献选摘】《甲乙》 足少阳、阳维之会。

2·11·17 正营 Zhèng yíng

【位置】 在目窗后一寸。(《甲乙》)

【取法】 在目窗后 1 寸,在头临泣穴与风池穴的连线上取穴。(图 2 - 70)

【局部解剖】 在帽状腱膜中;有颞浅动、静脉顶支和枕动、静脉吻合网;布有额神经和枕大神经的会合支。

【主治】 头痛,头晕,目眩,唇吻强急,齿痛。

【刺灸法】 平刺 0.5～0.8 寸;可灸。

【文献选摘】《甲乙》 足少阳、阳维之会。

《大成》 在目窗后寸半。

2·11·18 承灵 Chéng líng

【位置】 在正营后一寸五分。(《甲乙》)

【取法】 在正营后 1.5 寸,当头临泣与风池穴的连线上取穴。(图 2 - 70)

【局部解剖】 在帽状腱膜中;有枕动、静脉分支;布有枕大神经之支。

【主治】 头痛,眩晕,目痛,鼻渊,鼻衄,鼻窒,多涕。

【配伍举例】《千金方》 承灵、风池、风门、谚谥、后溪,主鼻衄,窒息不通。

【刺灸法】 平刺 0.5～0.8 寸;可灸。

【文献选摘】《甲乙》 足少阳、阳维之会。

2·11·19 脑空 Nǎo kōng

【别名】 颞颥。(《甲乙》)

【位置】 在承灵后一寸五分,侠玉枕骨下陷者中。(《甲乙》)

【取法】 在风池穴直上,与脑户穴(督脉)相平处取穴。(图 2 - 70)

【局部解剖】 在枕肌中;有枕动、静脉分支;布有枕大神经之支。

【主治】 头痛,颈项强痛,目眩,目赤肿痛,鼻痛,耳聋,癫痫,惊悸,热病。

【配伍举例】《千金方》 脑空、束骨,主癫疾头痛。

【刺灸法】 平刺 0.5～0.8 寸;可灸。

【文献选摘】《甲乙》 足少阳、阳维之会。

2·11·20 风池 Fēng chí

【位置】 在颞颥后发际陷者中。(《甲乙》)

【取法】 在项后,与风府穴(督脉)相平,当胸锁乳突肌与斜方肌上端之间的凹陷中取穴。(图 2 - 70)

【局部解剖】 在胸锁乳突肌与斜方肌上端附着部之间的凹陷中,深层为头夹肌;有枕动、静脉分支;布有枕小神经之支。

【主治】 头痛,眩晕,颈项强痛,目赤痛,目泪出,鼻渊,鼻衄,耳聋,气闭,中风,口眼歪斜,疟疾,热病,感冒,瘿气。

【配伍举例】《千金方》 风池、脑户、玉枕、风府、上星,主目痛不能视;风池、迎香、水沟,主口㖞僻不能言。

《大成》 偏正头风:风池、合谷、丝竹空;凡患风痫疾,发则躺仆在地,灸风池、百会;伤寒汗不出:风池、鱼际、经渠(泻)、二间。

【刺灸法】 向对侧眼睛方向斜刺0.5～0.8寸;可灸。

【文献选摘】《甲乙》 足少阳、阳维之会。

《甲乙》 诸瘿,灸风池百壮。

《大成》 胬侵睛:风池、睛明、合谷、太阳。

《玉龙歌》 偏正头风有两般,有无痰饮细推观,若然痰饮风池刺,倘无痰饮合谷安。

2·11·21 肩井 Jiān jǐng

【别名】 膊井。(《铜人》)

【位置】 在肩上陷者中,缺盆上,大骨前。(《甲乙》)

【取法】 在肩上,当大椎穴(督脉)与肩峰连线的中点取穴。(图2-71)

【局部解剖】 有斜方肌,深层为肩胛提肌与冈上肌;有颈横动、静脉分支;布有腋神经分支,深层上方为桡神经。

【主治】 肩背痹痛,手臂不举,颈项强痛,乳痈,中风,瘰疬,难产,诸虚百损。

【配伍举例】《大成》 诸虚百损,五劳七伤,失精劳症:肩井、大椎、膏肓、脾俞、胃俞、肺俞、下脘、三里;手臂冷风疼痛:肩井、曲池、手三里、下廉……复刺后穴,手五里、经渠、上廉;发背痈疽:肩井、委中、天应、骑竹马;瘰疬:灸肩井、曲池、下廉。

《天星秘诀》 脚气酸痛肩井先,次寻三里、阳陵泉。

《标幽赋》 肩井、曲池、甄权刺臂痛而复射。

【刺灸法】 直刺0.5～0.8寸,深部正当肺尖,慎不可深刺;可灸。

【文献选摘】《铜人》手、足少阳、阳维之会。

《席弘赋》 要针肩井须三里,不刺之时气未调。

《图翼》 孕妇禁针。

2·11·22 渊腋 Yuān yè

【别名】 泉液。(《大成》)

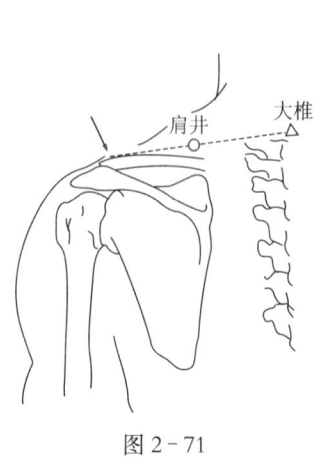

图2-71

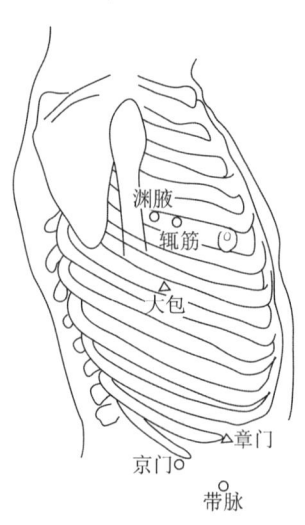

图2-72

【位置】 在腋下三寸宛宛中。(《甲乙》)
【取法】 侧卧,当腋中线上,于第四肋间隙,举臂取穴。(图 2-72)
【局部解剖】 有前锯肌和肋间内、外肌;有胸腹壁静脉,胸外侧动、静脉及第四肋间动、静脉;布有第四肋间神经外侧皮支,胸长神经之支。
【主治】 胸满,胁痛,腋下肿,臂痛不举。
【配伍举例】《甲乙》 马刀肿瘘,渊腋、章门、支沟主之。
【刺灸法】 斜刺 0.5～0.8 寸。
【文献选摘】《铜人》 禁灸。

2·11·23　辄筋 Zhé jīn

【别名】 神光、胆募。(《大成》)
【位置】 在腋下三寸,复前行一寸,著胁。(《甲乙》)
【取法】 在渊腋前 1 寸,当第四肋间隙,侧卧取穴。(图 2-72)
【局部解剖】 在胸大肌外缘,有前锯肌,肋间内、外肌;有胸外侧动、静脉;布有第四肋间神经外侧皮支。
【主治】 胸胁痛,喘息,呕吐,吞酸,腋肿,肩臂痛。
【刺灸法】 斜刺 0.5～0.8 寸;可灸。

2·11·24　日月 Rì yuè　募穴

【别名】 神光。(《千金方》)
【位置】 在期门下一寸五分。(《甲乙》)
【取法】 在乳头下方,当第七肋间隙取穴。(图 2-73)
【局部解剖】 有肋间内、外肌,肋下缘有腹外斜肌腱膜,腹内斜肌,腹横肌;有肋间动、静脉;布有第七或第八肋间神经。
【主治】 胁肋疼痛,胀满,呕吐,吞酸,呃逆,黄疸。
【配伍举例】《素问·奇病论》 此人者,数谋虑不决,故胆虚,气上溢而口为之苦,治之以胆募、俞。
【刺灸法】 斜刺 0.5～0.8 寸;可灸。
【文献选摘】《甲乙》 足太阴、少阳之会。
《千金方》、《外台》等记载:日月在期门穴下五分。

2·11·25　京门 Jīng mén　募穴

【别名】 气府、气俞。(《甲乙》)
【位置】 在监骨下腰中侠脊,季胁下一寸八分。(《甲乙》)
【取法】 侧卧,于侧腹部,当十二肋骨游离端下际取穴。(图 2-72)
【局部解剖】 有腹内、外斜肌及腹横肌;有第十一肋间动、静脉;布有第十一肋间神经。
【主治】 肠鸣,泄泻,腹胀,腰胁痛。
【配伍举例】《甲乙》 腰痛不可久立仰俯,京门、行间主之。
《千金方》 京门、照海,主尿黄,水道不通;京门、然谷、阴陵泉,主洞泄不化。
【刺灸法】 斜刺 0.5～0.8 寸;可灸。

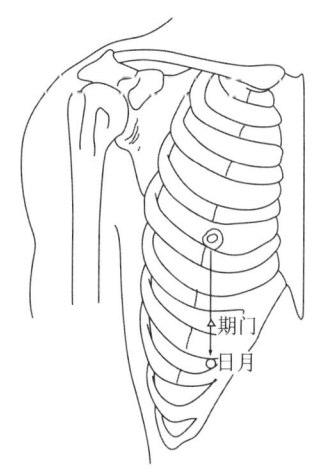

图 2-73

2·11·26 带脉 Dài mài

【位置】 在季胁下一寸八分。(《甲乙》)

【取法】 侧卧,在第十一肋骨游离端直下与脐相平处取穴。(图 2-72)

【局部解剖】 有腹内、外斜肌及腹横肌;有第十二肋间动、静脉;布有第十二肋间神经。

【主治】 月经不调,赤白带下,疝气,腰胁痛。

【配伍举例】《大成》 赤白带下:带脉、关元、气海、三阴交、白环俞、间使。

【刺灸法】 直刺 0.5~0.8 寸;可灸。

【文献选摘】《素问·气府论》王注 足少阳、带脉二经之会。

2·11·27 五枢 Wǔ shū

【位置】 在带脉下三寸。(《甲乙》)

【取法】 仰卧,在腹侧髂前上棘之前 0.5 寸,约平脐下 3 寸处取穴。(图 2-74)

【局部解剖】 有腹内、外斜肌及腹横肌;有旋髂浅、深动、静脉;布有髂腹下神经。

【主治】 阴挺,赤白带下,月经不调,疝气,少腹痛,便秘,腰胯痛。

【刺灸法】 直刺 0.8~1.5 寸;可灸。

【文献选摘】《素问·气府论》王注 足少阳、带脉二经之会。

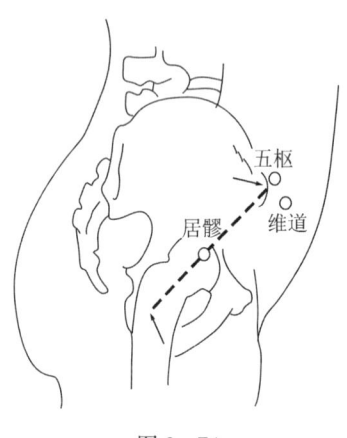

图 2-74

2·11·28 维道 Wéi dào

【别名】 外枢。(《甲乙》)

【位置】 在章门下五寸三分。(《甲乙》)

【取法】 在五枢穴前下 0.5 寸处取穴。(图 2-74)

【局部解剖】 在髂前上棘前内方,有腹内、外斜肌及腹横肌;有旋髂浅、深动、静脉;布有髂腹股沟神经。

【主治】 腰胯痛,少腹痛,阴挺,疝气,带下,月经不调,水肿。

【刺灸法】 向前下方斜刺 0.8~1.5 寸;可灸。

【文献选摘】《甲乙》 足少阳、带脉之会。

2·11·29 居髎 Jū liáo

【位置】 在章门下八寸三分,监骨上陷者中。(《甲乙》)

【取法】 在髂前上棘与股骨大转子之最高点连线的中点处侧卧取穴。(图 2-74)

【局部解剖】 有臀中肌,臀小肌;有臀上动、静脉下支;布有臀上皮神经及臀上神经。

【主治】 腰腿痹痛,瘫痪,足痿,疝气。

【刺灸法】 直刺或斜刺 1.5~2 寸;可灸。

【文献选摘】《甲乙》 阳跷、足少阳之会。

《铜人》 治腰引少腹痛,肩引胸臂挛急,手臂不得举而至肩。

2·11·30 环跳 Huán tiào

【位置】 在髀枢中,侧卧伸下足,屈上足取之。(《甲乙》)

【取法】 侧卧屈股,在股骨大转子最高点与骶骨裂孔的连线上,外 1/3 与中 1/3 的交点处取穴。(图 2-75)

【局部解剖】 在臀大肌、梨状肌下缘;内侧为臀下动、静脉;布有臀下皮神经,臀下神经,深部正当坐骨神经。

【主治】 腰胯疼痛,半身不遂,下肢痿痹,遍身风疹,挫闪腰疼,膝踝肿痛不能转侧。

【配伍举例】《千金方》 环跳、至阴,主胸胁痛无常处,腰胁相引急痛;环跳、束骨、交信、阴交、阴陵,主髀枢中痛不可举。

《大成》 膝以上痛:灸环跳、风市;髀枢痛:环跳、阳陵、丘墟;足麻痹:环跳、阴陵、阳辅、太溪、至阴;风痹足胻麻木:环跳、风市。

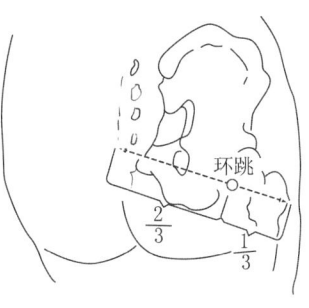

图 2-75

《杂病穴法歌》 腰痛环跳委中神;腰连腿痛怎生医,环跳行间与风市;脚连胁腋痛难当,环跳、阳陵泉内杵。

《玉龙歌》 环跳能治腿股风,居髎二穴认真攻,委中毒血更出尽,愈见医科神圣功。

《天星秘诀》 冷风湿痹针何处?先取环跳次阳陵。

【刺灸法】 直刺2～2.5寸;可灸。

【文献选摘】《素问·气府论》王注 足少阳、太阳二脉之会。

《大成·医案》 仁寿宫患脚气偏风,甄权奉敕,针环跳、阳陵泉、阳辅、巨虚、下廉而能起行;许鸿宇公患两腿风,日夜痛不能止……针环跳、绝骨,随针而愈。

《马丹阳十二穴歌》 环跳在髀枢,侧卧屈足取。折腰莫能顾,冷风并湿痹,腿胯连腨痛,转侧重欷歔。若人针灸后,顷刻病消除。(针二寸,灸五壮)

2·11·31 风市 Fēng shì

【位置】 膝上外廉两筋中,以手着腿,中指尽处是。(《大成》)

【取法】 大腿外侧,腘横纹上7寸,股外侧肌与股二头肌之间,当直立垂手时,中指止点处取穴。(图2-76)

【局部解剖】 在阔筋膜下,股外侧肌中;有旋股外侧动、静脉肌支;布有股外侧皮神经,股神经肌支。

【主治】 中风半身不遂,下肢痿痹、麻木,遍身瘙痒,脚气。

【配伍举例】《大成》 腰疼难动:风市、委中、行间;中风左瘫右痪……先针无病手足,后针有病手足,风市、丘墟、阳陵泉。

【刺灸法】 直刺1～1.5寸;可灸。

【文献选摘】《大成·医案》 癸酉秋,大理李义河翁,患两腿痛十余载,诸药不能奏效……脉滑浮,风湿入于筋骨,岂药力能愈,须针可痊。即取风市、阴市等穴针之。官至兵部尚书,病不再发。

2·11·32 中渎 Zhōng dú

【位置】 在髀骨外,膝上五寸,分肉间陷者中。(《甲乙》)

【取法】 在大腿外侧,腘横纹上5寸,当股外侧肌与股二

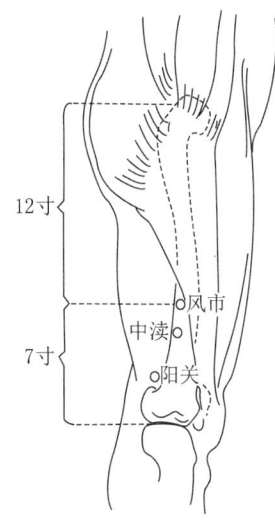

图 2-76

头肌之间取穴。(图 2-76)

【局部解剖】 同风市穴。

【主治】 下肢痿痹、麻木,半身不遂。

【配伍举例】《大成》 痿,针中渎、环跳(停针待气二时方可),灸三里、肺俞。

【刺灸法】 直刺 1~1.5 寸;可灸。

2·11·33 膝阳关 Xī yáng guān

【别名】 寒府(《素问·骨空论》);阳陵、关陵(《大成》)。

【位置】 在阳陵泉上三寸,犊鼻外陷者中。(《甲乙》)

【取法】 阳陵泉直上,股骨外上髁的上方凹陷中取穴。(图 2-76)

【局部解剖】 在髂胫束后方,股二头肌腱前方;有膝上外侧动、静脉;布有股外侧皮神经末支。

【主治】 膝膑肿痛,腘筋挛急,小腿麻木。

【配伍举例】《千金方》 阳关、环跳、承筋,主胫痹不仁。

【刺灸法】 直刺 0.8~1 寸。

【文献选摘】《甲乙》 禁不可灸。

2·11·34 阳陵泉 Yáng líng quán　合穴　八会之一——筋会

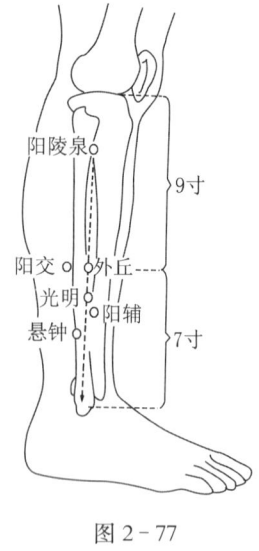

图 2-77

【位置】 在膝下一寸,胻外廉陷者中。(《甲乙》)

【取法】 在腓骨小头前下方凹陷中取穴。(图 2-77)

【局部解剖】 在腓骨长、短肌中;有膝下外侧动、静脉;当腓总神经分为腓浅神经及腓深神经处。

【主治】 半身不遂,下肢痿痹、麻木,膝肿痛,脚气,胁肋痛,口苦,呕吐,黄疸,小儿惊风,破伤风。

【配伍举例】《大成》 胸胁满:阳陵、三里、上廉;足缓:阳陵、冲阳、太冲、丘墟;小水不禁:灸阳陵泉、阴陵泉。

《百症赋》 半身不遂,阳陵远达于曲池。

【刺灸法】 直刺或斜向下刺 1~1.5 寸;可灸。

【文献选摘】《灵枢·邪气脏腑病形》 胆病者,善太息,口苦,呕宿汁,心下淡淡,恐人将捕之,嗌中吤吤然数唾,在足少阳之本末,亦视其脉之陷下者灸之;其寒热者,取阳陵泉。

《马丹阳天星十二穴歌》 阳陵居膝下,外廉一寸中。膝肿并麻木,冷痹及偏风,举足不能起,坐卧似衰翁,针入六分止,神功妙不同。

2·11·35 阳交 Yáng jiáo

【别名】 阳维郄(《甲乙》);别阳(《大成》);阳维(《铜人》);足髎(《图翼》)。

【位置】 在外踝上 7 寸,斜属三阳分肉间。(《甲乙》)

【取法】 在外踝尖上 7 寸,腓骨后缘取穴。(图 2-77)

【局部解剖】 在腓骨长肌附着部;布有腓肠外侧皮神经。

【主治】 胸胁胀满疼痛,面肿,惊狂,癫疾,瘈疭,膝股痛,下肢痿痹。

【配伍举例】《大成》 两足麻木,阳辅、阳交、绝骨、行间……复刺后穴,昆仑、绝骨、丘墟。

【刺灸法】 直刺 0.5～0.8 寸；可灸。

2·11·36 外丘 Wài qiū 郄穴

【位置】 在外踝上七寸。(《甲乙》)

【取法】 在外踝尖上 7 寸，与阳交穴相平，于腓骨前缘取穴。(图 2-77)

【局部解剖】 在腓骨长肌和趾总伸肌之间，深层为腓骨短肌；有胫前动、静脉肌支；布有腓浅神经。

【主治】 颈项强痛，胸胁痛，猘犬伤毒不出，下肢痿痹，癫疾，小儿龟胸。

【刺灸法】 直刺 0.5～0.8 寸；可灸。

【文献选摘】《大成》 猘犬伤毒不出，发寒热，速以三壮艾，可灸所啮处。

2·11·37 光明 Guāng míng 络穴

【位置】 在足外踝上五寸。(《甲乙》)

【取法】 外踝尖直上 5 寸，当腓骨前缘，趾长伸肌和腓骨短肌之间取穴。(图 2-77)

【局部解剖】 在趾长伸肌和腓骨短肌之间；有胫前动、静脉分支；布有腓浅神经。

【主治】 目痛，夜盲，乳胀痛，膝痛，下肢痿痹，颊肿。

【配伍举例】《大成》 眼痒，眼痛：光明、地五会(泻)。

【刺灸法】 直刺 0.5～0.8 寸；可灸。

【文献选摘】《甲乙》 实则厥，虚则痿躄，坐不能起，取之所别。

2·11·38 阳辅 Yáng fǔ 经穴

【别名】 分肉。(《大成》)

【位置】 在足外踝上四寸，辅骨前，绝骨端，如前三分。(《甲乙》)

【取法】 在外踝尖上 4 寸，微向前，当腓骨前缘取穴。(图 2-77)

【局部解剖】 同光明穴。

【主治】 偏头痛，目外眦痛，缺盆中痛，腋下痛，瘰疬，胸、胁、下肢外侧痛，疟疾，半身不遂。

【配伍举例】《千金方》 阳辅、阳交、阳陵泉，主髀枢膝骨痹不仁。

《大成》 腋下肿：阳辅、丘墟、足临泣；腋肿马刀疡：阳辅、太冲。

【刺灸法】 直刺 0.5～0.8 寸。

2·11·39 悬钟 Xuán zhōng 八会之一——髓会

【别名】 绝骨。(《千金方》)

【位置】 在足外踝上三寸，动者脉中。(《甲乙》)

【取法】 外踝尖上 3 寸，当腓骨后缘与腓骨长、短肌腱之间凹陷处取穴。(图 2-77)

【局部解剖】 在腓骨短肌与趾长伸肌分歧处；有胫前动、静脉分支；布有腓浅神经。

【主治】 半身不遂，颈项强痛，胸腹胀满，胁肋疼痛，膝腿痛，脚气，腋下肿。

【配伍举例】《大成》 心腹胀满：绝骨、内庭；半身不遂，中风：绝骨、昆仑、合谷、肩髃、曲池、手三里、足三里……

《天星秘诀》 足缓难行先绝骨，次寻条口及冲阳。

《标幽赋》 悬钟、环跳，华佗刺躄而立行。

【刺灸法】 直刺 0.5～0.8 寸；可灸。

【文献选摘】《甲乙》 在足外踝上三寸动者脉中，足三阳络，按之阳明脉绝乃取之。

《素问·刺疟》 䯒痠痛甚,按之不可,名曰胕髓病,以镵针针绝骨出血,立已。

2·11·40 丘墟 Qiū xū 原穴

【位置】 在足外廉踝下如前陷者中。(《甲乙》)

【取法】 在外踝前下缘,当趾长伸肌腱的外侧凹陷中取穴。(图 2-78)

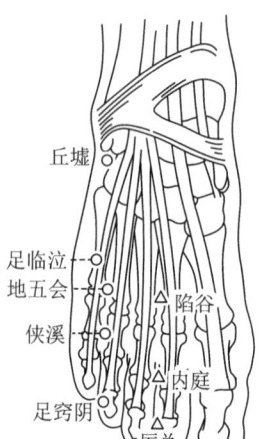

图 2-78

【局部解剖】 在趾短伸肌起点;有外踝前动、静脉分支;布有足背中间皮神经分支及腓浅神经分支。

【主治】 颈项痛,腋下肿,胸胁痛,下肢痿痹,外踝肿痛,疟疾,疝气,目赤肿痛,目生翳膜,中风偏瘫。

【配伍举例】《千金方》 丘墟、阳蹻,主腋下肿,身寒热,颈肿。

《大成》 胁痛,针丘墟、中渎;卒疝:丘墟、大敦、阴市、照海。

《十二经治症主客原络》 胆主肝客:胆经之穴何病主?胸胁肋疼足不举,面体不泽头目疼,缺盆腋肿汗如雨,颈项瘿瘤坚似铁,疟生寒热连骨髓,以上病症欲除之,须向丘墟、蠡沟取。

【刺灸法】 直刺 0.5～0.8 寸;可灸。

2·11·41 足临泣 Zú lín qì 输穴

【位置】 在足小指次指本节后间陷者中,去侠溪一寸五分。(《甲乙》)

【取法】 在第四、五跖骨结合部的前方凹陷中取穴,穴当小趾伸肌腱的外侧。(图 2-78)

【局部解剖】 有足背静脉网,第四趾背侧动、静脉;布有足背中间皮神经。

【主治】 头痛,目外眦痛,目眩,乳痛,瘰疬,胁肋痛,疟疾,中风偏瘫,痹痛不仁,足跗肿痛。

【配伍举例】《千金方》 临泣、三阴交,主髀中痛,不得行,足外皮痛。

【刺灸法】 直刺 0.5～0.8 寸;可灸。

2·11·42 地五会 Dì wǔ huì

【位置】 在足小指次指本节后间陷者中。(《甲乙》)

【取法】 在第四、五跖骨间,当小趾伸肌腱的内侧缘取穴。(图 2-78)

【局部解剖】 有足背静脉网,第四趾背侧动、静脉;布有足背中间皮神经。

【主治】 头痛,目赤痛,耳鸣,耳聋,胸满,胁痛,腋肿,乳痛,脐痛,跗肿。

【配伍举例】《千金方》 地五会、阳辅、申脉、委阳、天池、临泣,主腋下肿。

《天星秘诀》 耳鸣腰痛先五会,次针耳门三里内。

【刺灸法】 直刺或斜刺 0.5～0.8 寸。

【文献选摘】《甲乙》 不可灸,灸之令人瘦,不出三年死。

2·11·43 侠溪 xiá xī 荥穴

【位置】 在足小指、次指歧骨间,本节前陷者中。(《甲乙》)

【取法】 在第四、五趾缝间,当趾蹼缘的上方纹头处取穴。(图 2-78)

【局部解剖】 有趾背侧动、静脉;布有足背中间皮神经之趾背侧神经。

【主治】 头痛,眩晕,惊悸,耳鸣,耳聋,目外眦赤痛,颊肿,胸胁痛,膝股痛,脐瘕,足跗肿痛,疟疾。

【配伍举例】《千金方》 侠溪、阳关,主膝外廉痛;侠溪、阳辅、太冲,主腋下肿,马刀瘘。

【刺灸法】 直刺或斜刺 0.3～0.5 寸;可灸。

2·11·44 足窍阴 Zú qiào yīn 井穴

【位置】 在足小指次指之端,去爪甲如韭叶。(《甲乙》)

【取法】 在第四趾外侧,距趾甲角 0.1 寸许取穴。(图 2-78)

【局部解剖】 有趾背侧动、静脉和趾跖动脉形成的动脉网;布有趾背侧神经。

【主治】 偏头痛,目眩,目赤肿痛,耳聋,耳鸣,喉痹,胸胁痛,足跗肿痛,多梦,热病。

【刺灸法】 直刺 0.1～0.2 寸;可灸。

【文献选摘】《素问·缪刺论》 邪客于足少阳之络,令人胁痛不得息,咳而汗出,刺足小指次指爪甲上,与肉交者各一痏,不得息立已,汗出立止……左刺右,右刺左,病立已,不已,复刺如前法。

本经小结

(1) 取穴要点　主要应掌握目外眦、耳、乳突、颧弓、发际、肋骨、乳头、脐、股骨大转子、髂前上棘、大腿外侧面正中线、腓骨、外踝、跖趾关节等解剖标志。头面部:目外眦外五分处取瞳子髎,耳屏下切迹前取听会,颧弓上缘取上关穴;本经头部诸穴均依前后发际一尺二寸折算,乳突后上方取头窍阴,后下方陷中取完骨;胸胁部:腋窝中线上,第四肋间隙处取渊腋,前一寸取辄筋,乳头下三肋取日月,第十二肋端取京门,第十一肋直下平脐取带脉;胯腿部:股骨大转子与骶管裂孔连线的外 1/3 处取环跳穴,膝腘横纹水平线上 7 寸取风市,5 寸取中渎,都在大腿外侧面正中线;小腿部:腓骨前缘取阳陵泉、外丘、光明、阳辅;后缘取悬钟、阳交;外踝部:外踝前下方凹陷中取丘墟;跖趾部:第四跖趾关节前取侠溪,后取地五会。

(2) 主治重点　本经经穴主要用于头面疾患、神志疾患和妇科疾病。

① 头面疾患:瞳子髎、光明治眼目疾病;听会治耳聋耳鸣,口眼歪斜,齿痛;完骨治面肿,耳后痛,口眼歪斜,齿痛;临泣治迎风流泪;目窗治头晕目眩,弱视,目赤痛;风池治偏正头痛,头晕目眩及一切眼目疾病,鼻衄;足临泣治目眩;侠溪治目外眦赤,耳聋目眩,颊颔肿;头窍阴治暴聋,目痛。

② 神志疾患:完骨治癫疾,本神治惊痫吐涎沫,癫疾;足窍阴治梦魇。

③ 妇科疾病:带脉、五枢治赤白带下,月经失调,妇人少腹疼等;阳陵泉治月经过多。

(3) 刺灸注意事项　风池穴,针刺不宜过深,以免刺及椎动脉及延髓;日月、渊腋、辄筋等穴,针刺亦不宜过深,以免刺及内脏;头面部诸穴,一般不宜用直接灸法。

2·12　足厥阴肝经经穴

本经经穴分布在足背,内踝前,胫骨内侧面,大腿内侧,前阴,胁肋部。起于大敦,止于期门,左右各 14 穴。(图 2-79)

足厥阴肝经经穴分寸歌

足大趾端名大敦,行间大趾缝中存,太冲本节后寸半,踝前一寸号中封,
蠡沟踝上五寸是,中都踝上七寸中,膝关犊鼻下二寸,曲泉屈膝尽横纹,
阴包膝上方四寸,气冲下三足五里,阴廉冲下有二寸,急脉阴旁二寸半,
章门直脐季肋端,肘尖尽处侧卧取,期门又在乳直下,六肋间隙无差矣。

2·12·1 大敦 Dà dūn 井穴

【位置】 在足大指端,去爪甲角如韭叶及三毛中。(《甲乙》)

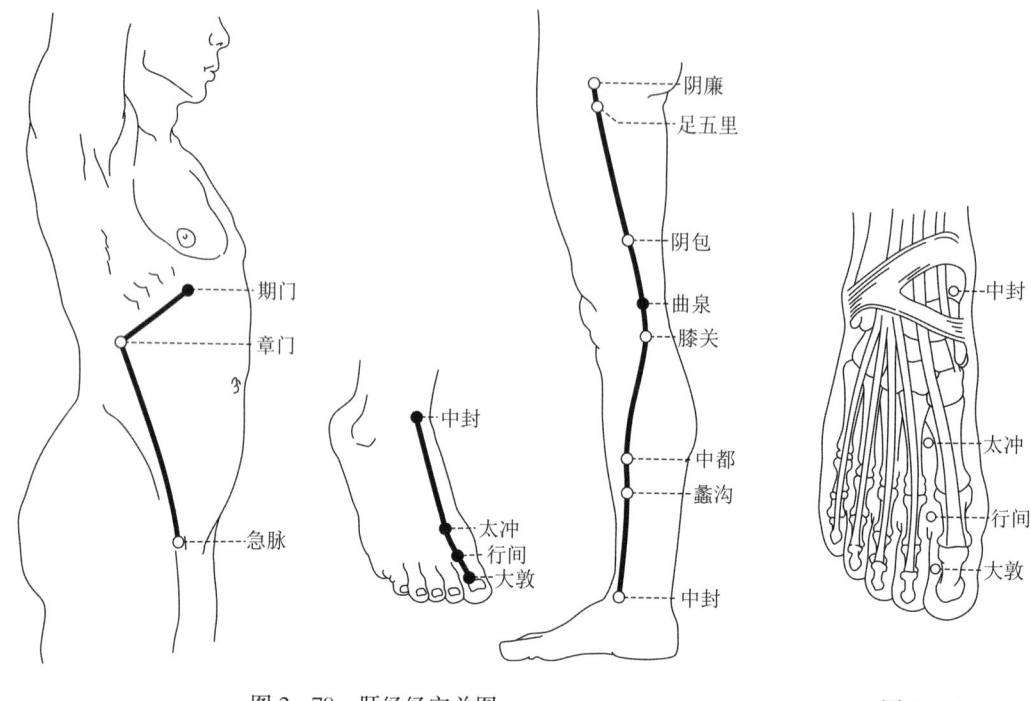

图 2-79 肝经经穴总图　　　　　图 2-80

【取法】　在足踇趾外侧,去指甲角约 0.1 寸许取穴。(图 2-80)

【局部解剖】　有足趾背动、静脉;布有腓深神经的趾背神经。

【主治】　疝气,缩阴,阴中痛,月经不调,血崩,尿血,癃闭,遗尿,淋疾,癫狂,痫证,少腹痛。

【配伍举例】　《甲乙》　痉,取之阴跷及三毛上,及血络出血。

《千金方》　小便失禁,灸大敦七壮,又行间七壮;大敦、期门、委中、委阳,主阴跳小便难;大敦、气门,主五淋不得小便。

《大成》　小便赤如血:灸大敦、关元。

【刺灸法】　斜刺 0.1~0.2 寸,或用三棱针点刺出血;可灸。

【文献选摘】　《金鉴》　主治诸疝,阴中肿,破伤风及小儿急、慢惊风等证。

《玉龙歌》　七般疝气取大敦,穴法由来指侧间,诸经具载三毛处,不遇师传隔万山。

《席弘赋》　大便闭涩大敦烧。

2·12·2 行间 Xíng jiān　荥穴

【位置】　在足大指间动脉陷者中。(《甲乙》)

【取法】　在足第一、二趾缝间,趾蹼缘的上方纹头处取穴。(图 2-80)

【局部解剖】　有足背静脉网;第一趾背侧动、静脉;腓神经的跖背侧神经分为趾背神经的分歧处。

【主治】　月经过多,闭经,痛经,白带,阴中痛,遗尿,淋疾,疝气,胸胁满痛,呃逆,咳嗽,洞泻,头痛,眩晕,目赤痛,青盲,中风,癫痫,瘈疭,失眠,口㖞,膝肿,下肢内侧痛,足跗肿痛。

【配伍举例】　《灵枢·五邪》　邪在肝,则两胁中痛,寒中,恶血在内,行善掣节,时脚肿,取之行间以引胁下,补三里以温胃中,取血脉以散恶血,取耳间青脉以去其掣。

《甲乙》 腰痛不可以久立仰俯,京门及行间主之;咳逆上气,唾沫,天容及行间主之。

《千金方》 肝心痛,取行间、太冲。

【刺灸法】 直刺 0.5～0.8 寸;可灸。

【文献选摘】《千金方》 重舌,灸行间随年壮。

《金鉴》 治小儿急慢惊风,及妇人血蛊癥瘕,浑身肿,单腹胀等证。

2·12·3 太冲 Tài chōng 输穴 原穴

【位置】 在足大指本节后二寸;或曰一寸五分陷者中。(《甲乙》)

【取法】 在足第一、二跖骨结合部之前凹陷中取穴。(图 2-80)

【局部解剖】 在跗长伸肌腱外缘;有足背静脉网,第一跖背侧动脉;布有腓深神经的跖背侧神经,深层为胫神经足底内侧神经。

【主治】 头痛,眩晕,疝气,月经不调,癃闭,遗尿,小儿惊风,癫狂,痫证,胁痛,腹胀,黄疸,呕逆,咽痛嗌干,目赤肿痛,膝股内侧痛,足跗肿,下肢痿痹。

【配伍举例】《甲乙》 乳痈、太冲及复溜主之。

《千金方》 太冲、中封、地机,主癥疝。

《大成·十二经治症主客原络》 肝主胆客:气少血多肝之经,丈夫㿉疝苦腰疼,妇人腹膨小腹肿,甚则嗌干面脱尘。所生病者胸满呕,腹中泄泻痛无停,癃闭遗尿疝瘕痛,太、光二穴即安宁;溏泄:太冲、神阙、三阴交。

【刺灸法】 直刺 0.5～0.8 寸;可灸。

【文献选摘】《千金方》 太冲主面尘黑;肝咳刺太冲。

《指要赋》 且如行步难移,太冲最奇。

《马丹阳十二穴歌》 太冲足大趾,节后二寸中。动脉知生死,能医惊痫风,咽喉并心胀,两足不能行,七疝偏坠肿,眼目似云矇,亦能疗腰痛,针下有神功。(针三分,灸三壮)

《标幽赋》 心胀,咽痛,针太冲而必除。

2·12·4 中封 Zhōng fēng 经穴

【位置】 在内踝前一寸,仰足取之陷者中,伸足乃得之。(《甲乙》)

【取法】 当内踝前方,在商丘与解溪二穴之间,靠胫骨前肌腱的内侧凹陷中取穴。(图 2-78)

【局部解剖】 在胫骨前肌腱的内侧;有足背静脉网;布有足背内侧皮神经的分支及隐神经。

【主治】 疝气,阴茎痛,遗精,小便不利,黄疸,胸腹胀满,腰痛,足冷,内踝肿痛。

【配伍举例】《甲乙》 中封、五里,主身黄时有微热。

《大成》 小腹胀满痛:中封、然谷、内庭、大敦。

《玉龙歌》 行步艰难疾转加,太冲二穴效堪夸,更针三里、中封穴,去病如同用手抓。

【刺灸法】 直刺 0.5～0.8 寸;可灸。

【文献选摘】《甲乙》 主失精,筋挛,阴缩入腹相引痛;色苍苍然,太息,如将死状,振寒溲白,便难,中封主之。

2·12·5 蠡沟 Lí gōu 络穴

【位置】 在足内踝上五寸。(《甲乙》)

【取法】 在内踝尖上 5 寸,胫骨内侧面中央取穴。(图 2-81)

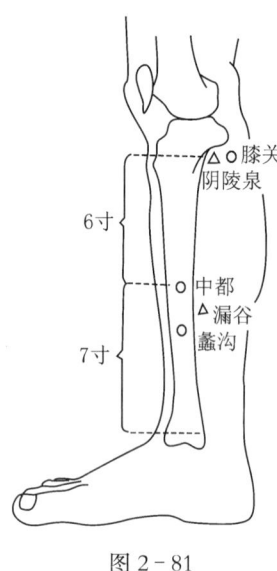

图 2-81

【局部解剖】 在胫骨内侧面下三分之一处；其内后侧有大隐静脉；布有隐神经的前支。

【主治】 月经不调,赤白带下,阴挺,阴痒,疝气,小便不利,睾丸肿痛,小腹满,腰背拘急不可仰俯,胫部痠痛。

【刺灸法】 平刺 0.5～0.8 寸;可灸。

2·12·6 中都 Zhōng dū 郄穴

【别名】 中郄。(《铜人》)

【位置】 在内踝上七寸胻中。(《甲乙》)

【取法】 在内踝尖上 7 寸,于胫骨内侧面中央取穴。(图 2-81)

【局部解剖】 在胫骨内侧面中央；其内后侧有大隐静脉；布有隐神经的中支。

【主治】 胁痛,腹胀,泄泻,疝气,小腹痛,崩漏,恶露不尽。

【配伍举例】 《大成》 四肢浮肿:中都、合谷、曲池、中渚、液门……

【刺灸法】 平刺 0.5～0.8 寸;可灸。

2·12·7 膝关 Xī guān

【位置】 在犊鼻下二寸陷者中。(《甲乙》)

【取法】 屈膝,于胫骨内髁后下方,当阴陵泉穴后 1 寸处取穴。(图 2-81)

【局部解剖】 在胫骨内侧后下方,腓肠肌内侧头的上部;深部有胫后动脉;布有腓肠内侧皮神经,深层为胫神经。

【主治】 膝膑肿痛,寒湿走注,历节风痛,下肢痿痹。

【配伍举例】 《大成》 两膝红肿疼痛:膝关、委中、三里、阴市。

【刺灸法】 直刺 0.8～1 寸;可灸。

【文献选摘】 《千金方》 膝关在犊鼻下三寸陷者中。

2·12·8 曲泉 Qū quán 合穴

【位置】 在膝内辅骨下,大筋上、小筋下陷者中,屈膝得之。(《甲乙》)

【取法】 屈膝,在膝关节内侧横纹头上方,当胫骨内髁之后,于半膜肌、半腱肌止端之前上方取穴。(图 2-82)

【局部解剖】 在胫骨内髁后缘,半膜肌、半腱肌止点前上方;有大隐静脉,膝最上动脉;布有隐神经、闭孔神经,深向腘窝可及胫神经。

【主治】 月经不调,痛经,白带,阴挺,阴痒,产后腹痛,遗精,阳痿,疝气,小便不利,头痛,目眩,癫狂,膝膑肿痛,下肢痿痹。

【配伍举例】 《千金方》 曲泉、跗阳、天池、大巨、支沟、小海、绝骨、前谷,主四肢不举。

《大成》 阴挺出:曲泉、照海、大敦;脐痛:曲泉、中封、水分。

【刺灸法】 直刺 1～1.5 寸;可灸。

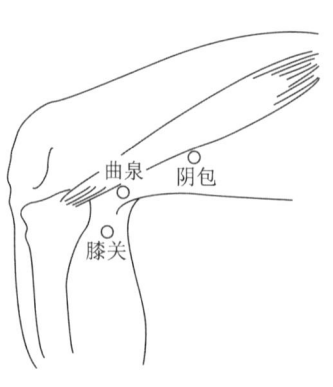

图 2-82

2·12·9　阴包 Yīn bāo

【位置】　在膝上四寸,股内廉两筋间。(《甲乙》)

【取法】　在股骨内上髁上4寸,当股内肌与缝匠肌之间取穴。(图2-82)

【局部解剖】　在股内肌与缝匠肌之间,内收长肌中点,深层为内收短肌;有股动、静脉,旋股内侧动脉浅支;布有股前皮神经,闭孔神经浅、深支。

【主治】　月经不调,遗尿,小便不利,腰骶痛引小腹。

【刺灸法】　直刺0.8～1寸;可灸。

【肘后歌】　中满如何去得根,阴包有刺效如神,不论老幼如法用,须教患者便抬身。

2·12·10　足五里 Zú wǔ lǐ

【位置】　在阴廉下,去气冲三寸,阴股中动脉。(《甲乙》)

【取法】　在气冲穴(足阳明经)下3寸处,当内收长肌的内侧缘取穴。(图2-83)

【局部解剖】　有内收长肌,内收短肌;有股内侧动脉浅支;布有闭孔神经浅支和深支。

【主治】　少腹胀痛,小便不通,阴挺,睾丸肿痛,嗜卧,四肢倦怠,颈疬。

【配伍举例】《千金方》　五里、三阳络、天井、厉兑、三间,主嗜卧,四肢不欲动摇。

【刺灸法】　直刺0.5～0.8寸;可灸。

【文献选摘】《甲乙》　少腹中满,热闭不得溺,足五里主之。

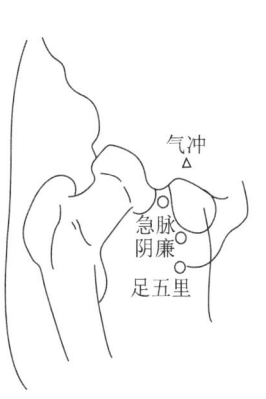

图2-83

2·12·11　阴廉 Yīn lián

【位置】　在羊矢下,去气冲二寸动脉中。(《甲乙》)

【取法】　在气冲穴直下2寸,当内收长肌之外侧处取穴。(图2-83)

【局部解剖】　有内收长肌和内收短肌;有旋股内侧动、静脉的分支;布有股神经的内侧皮支,深层为闭孔神经的浅支和深支。

【主治】　月经不调,赤白带下,少腹疼痛,股内侧痛,下肢挛急。

【刺灸法】　直刺0.8～1寸;可灸。

【文献选摘】《铜人》　治妇人绝产,若未经生产者,可灸三壮即有子。

2·12·12　急脉 Jí mài

【位置】　在阴上两旁,相去二寸半。(《素问》王注)

【取法】　当气冲穴之外下方,耻骨联合下缘中点旁开2.5寸,仰卧伸足取穴。(图2-83)

【局部解剖】　有阴部外动、静脉分支及腹壁下动、静脉的耻骨支,外方有股静脉;布有髂腹股沟神经,深层为闭孔神经的分支。

【主治】　疝气,阴挺,阴茎痛,少腹痛,股内侧痛。

【刺灸法】　直刺0.5～1寸;可灸。

【文献选摘】《金鉴》……在胃经气冲与脾经冲门二穴之间,而当气冲之旁五分。

2·12·13　章门 Zhāng mén　募穴　八会之一——脏会

【别名】　长平、胁髎。(《甲乙》)

【位置】　在大横外,直脐季胁端。(《甲乙》)

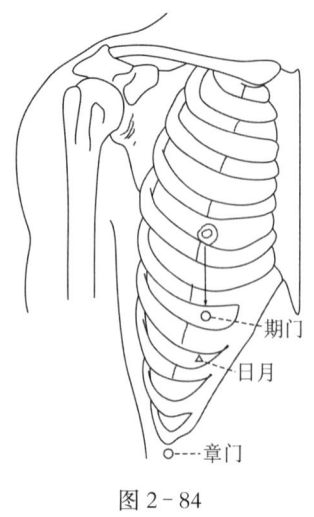
图 2-84

【取法】 在第十一浮肋游离端下取穴。(图 2-84)

【局部解剖】 有腹内、外斜肌及腹横肌;有肋间动脉末支;布有第十、十一肋间神经;右侧当肝脏下缘,左侧当脾脏下缘。

【主治】 腹痛,腹胀,肠鸣,泄泻,呕吐,神疲肢倦,身瞤动,胸胁痛,黄疸,痞块,小儿疳积,腰脊痛。

【配伍举例】《千金方》 章门、石门、阴交,主奔豚上气。

《大成》 大便秘结不通:章门、太白、照海。

【刺灸法】 斜刺 0.5~0.8 寸;可灸。

【文献选摘】《甲乙》 足厥阴、少阳之会。

《千金方》 吐逆,灸脾募百壮;男子腰脊冷痛,溺多白浊,灸脾募百壮。

《金鉴》 痞块多灸左边。

2·12·14 期门 Qī mén 募穴

【位置】 在第二肋端,不容旁各一寸五分,上直两乳。(《甲乙》)

【取法】 仰卧,在锁骨中线上,当第六肋间隙取穴。(图 2-84)

【局部解剖】 有腹直肌,肋间肌;有肋间动、静脉;布有第六、七肋间神经。

【主治】 胸胁胀满疼痛,呕吐,呃逆,吞酸,腹胀,泄泻,饥不欲食,胸中热,咳喘,奔豚,疟疾,伤寒热入血室。

【配伍举例】《千金方》 期门、缺盆,主胸中热,息贲胁下气上。

《大成》 伤寒发狂:期门、气海、曲池;结胸:期门、肺俞。

《玉龙赋》 期门、大敦能治坚痃疝气。

【刺灸法】 斜刺 0.5~0.8 寸;可灸。

【文献选摘】《甲乙》 足太阴、厥阴、阴维之会。

《伤寒论》 伤寒腹满谵语,寸口脉浮而紧,此肝乘脾也,名曰纵,当刺期门。

《图翼》 一妇人患伤寒热入血室,医者不识,许学士曰:大柴胡已迟,当刺期门。

《席弘赋》 期门穴主伤寒患,六日过经尤未汗,但向乳根二肋间,又治妇人生产难。

《通玄指要赋》 期门罢胸满血膨而可已。

本经小结

(1) 取穴要点 主要应掌握第一跖趾关节、内踝、胫骨内侧面、屈膝横纹头、乳头、肋骨等解剖标志。跖趾关节部:于第一、二跖趾关节,前方取行间,后方取太冲;内踝部:于内踝前,胫骨前肌肌腱内缘取中封;小腿部:胫骨内侧面上,内踝尖上 5 寸取蠡沟,上 7 寸取中都;膝关节部:屈膝内侧纹头前上方取曲泉;胸胁部:乳头下二肋取期门,十一浮肋端取章门穴。

(2) 主治重点 本经经穴主要用于肝脏及与肝脏有密切关系的胆、肾、心、脾、肺等脏之疾病。

① 肝胆疾病:大敦,治疝气,少腹痛,阴挺,阴茎痛;行间,治疝气,急惊风,胁痛,善怒;太冲,治睾丸上缩,头痛,目眩;曲泉,治目眩,视力减退,疝气,阴挺,阴痒;期门,治胸胁痛。

② 肾脏疾病:行间,治癃闭;太冲,治遗尿,小便不利;中封,治五淋;曲泉,治小便不利,癃闭,遗精;章门,治奔豚,善恐;期门,治奔豚。

③ 心脏疾病：行间，治癫疾；曲泉，治狂证。
④ 脾脏疾病：大敦，治妇女血崩；行间，治腹胀；太冲，治腹痛泄泻，呕血，月经过多；章门，治不欲食，腹胀。
⑤ 肺脏疾病：行间，治咳嗽；太冲，治咽喉痛；期门，治喘咳。

(3) 刺灸注意事项　右期门、章门，不宜深刺，避免伤及内脏。

2·13　任脉经穴

本经经穴分布在会阴、腹、胸、颈、下颌部的正中线上。起于会阴，止于承浆，一名一穴，共24穴。（图2-85）

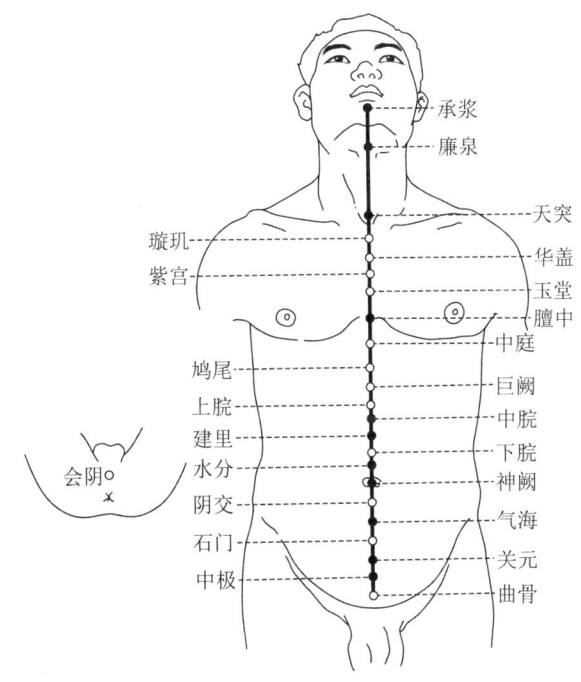

图2-85　任脉经穴总图

任脉经穴分寸歌

任脉会阴两阴间，曲骨毛际陷中安，中极脐下四寸取，关元脐下三寸连，
脐下二寸石门是，脐下寸半气海全，脐下一寸阴交交，脐之中央即神阙，
脐上一寸为水分，脐上二寸下脘刊，脐上三寸名建里，脐上四寸中脘计，
脐上五寸上脘在，巨阙脐上六寸步，鸠尾脐上七寸量，中庭膻下寸六取，
膻中却在两乳间，膻上寸六玉堂主，膻上紫宫三寸二，膻上四八华盖举，
璇玑膻上六寸四，玑上一寸天突取，廉泉结上舌本下，承浆颐前唇下处。

2·13·1　会阴 Huì yīn

【别名】　屏翳（《甲乙》）；海底（《六集》）；下极（《金鉴》）。
【位置】　在大便前小便后两阴之间。（《甲乙》）
【取法】　截石位，于肛门与阴囊根部（女性为大阴唇后联合）连线的中点取穴。（图2-85）
【局部解剖】　在球海绵体中央，有会阴浅、深横肌；有会阴动、静脉分支；布有会阴神经分支。

【主治】 溺水窒息,昏迷,癫狂,惊痫,小便难,遗尿,阴痛,阴痒,阴部汗湿,脱肛,阴挺,疝气,痔疾,遗精,月经不调。

【配伍举例】《资生》 产后暴卒,灸会阴、三阴交。

【刺灸法】 直刺 0.5~1 寸,孕妇慎用;可灸。

【文献选摘】《甲乙》 任脉别络,侠督脉、冲脉之会。

《聚英》 卒死者,针一寸,补之。溺死者,令人倒驮出水,针补,尿屎出则治,余不可针。

2·13·2 曲骨 Qū gǔ

【别名】 尿胞。(《圣济》)

【位置】 在横骨上中极下一寸,毛际陷者中,动脉应手。(《甲乙》)

【取法】 仰卧,于腹部中线,耻骨联合上缘凹陷处取穴。(图 2-86)

【局部解剖】 在腹白线上,有腹壁下动脉及闭孔动脉的分支;布有髂腹下神经分支。

【主治】 少腹胀满,小便淋沥,遗尿,疝气,遗精,阳痿,阴囊湿痒,月经不调,赤白带下,痛经。

【配伍举例】《集成》 赤白带下:曲骨七壮,太冲、关元、复溜、三阴交、天枢百壮。

【刺灸法】 直刺 0.5~1 寸,内为膀胱,应在排尿后进行针刺;可灸。

【文献选摘】《甲乙》 任脉、足厥阴之会。

《素问·刺禁论》 刺少腹,中膀胱,溺出,令人少腹满。

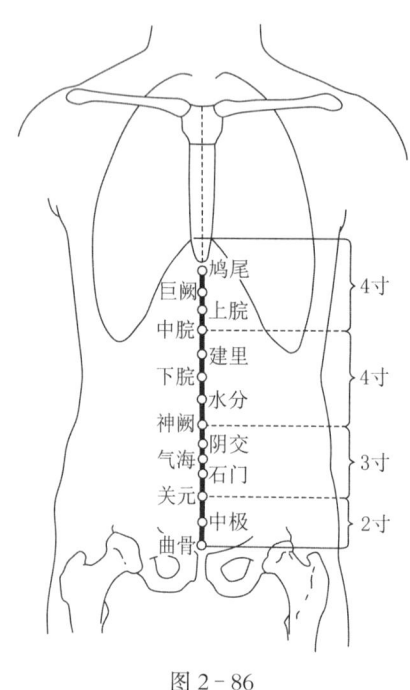

图 2-86

2·13·3 中极 Zhōng jí 募穴

【别名】 气原、玉泉。(《甲乙》)

【位置】 在脐下四寸。(《甲乙》)

【取法】 在脐下 4 寸,腹中线上,仰卧取穴。(图 2-86)

【局部解剖】 在腹白线上,深部为乙状结肠;有腹壁浅动、静脉分支,腹壁下动、静脉分支;布有髂腹下神经的前皮支。

【主治】 小便不利,遗溺不禁,阳痿,早泄,遗精,白浊,疝气偏坠,积聚疼痛,月经不调,阴痛,阴痒,痛经,带下,崩漏,阴挺,产后恶露不止,胞衣不下,水肿。

【配伍举例】《资生》 中极、蠡沟、漏谷、承扶、至阴,主小便不利,失精。

《大成》 月水断绝:中极、肾俞、合谷、三阴交;血崩漏下:中极、子宫;小便滑数:中极、肾俞、阴陵泉;经事不调:中极、肾俞、气海、三阴交。

《集成》 恶露不止:中极、阴交、石门。

《玉龙经》 尸厥,中极、关元。

【刺灸法】 直刺 0.5~1 寸;可灸。

【文献选摘】《甲乙》 足三阴、任脉之会。

2·13·4　关元 Guān yuán　募穴

【别名】　下纪（《素问·气穴论》）；三结交（《灵枢·寒热病》）；次门（《甲乙》）；大中极、丹田（《资生》）。

【位置】　在脐下三寸。（《灵枢·寒热病》）

【取法】　在脐下3寸，腹中线上，仰卧取穴。（图2-86）

【局部解剖】　在腹白线上，深部为小肠；有腹壁浅动、静脉分支，腹壁下动、静脉分支；布有第十二肋间神经前皮支的内侧支。

【主治】　中风脱症，虚劳冷惫，羸瘦无力，少腹疼痛，霍乱吐泻，痢疾，脱肛，疝气，便血，溺血，小便不利，尿频，尿闭，遗精，白浊，阳痿，早泄，月经不调，经闭，经痛，赤白带下，阴挺，崩漏，阴门瘙痒，恶露不止，胞衣不下，消渴，眩晕。

【配伍举例】《甲乙》　气癃溺黄，关元及阴陵泉主之。

《千金方》　关元、涌泉，主胞转气淋，又主小便数；关元、太溪，主泄痢不止。

《资生》　关元、秩边、气海、阳纲，治小便赤涩。

《大成》　肾胀偏坠，关元灸三壮，大敦二壮。

【刺灸法】　直刺0.5～1寸；可灸。

【文献选摘】《甲乙》　足三阴、任脉之会。

《圣惠》　引岐伯云：但是积冷虚乏病，皆宜灸之。

《扁鹊心书》　并治脑疽发背，诸般疔疮恶毒，灸关元三百壮，以保肾气。亦治瘰疬、破伤风。又曰：每夏秋之交，即灼关元千壮，久久不畏寒暑。人至三十，可三年一灸脐下三百壮；五十，可二年一灸脐下三百壮；六十，可一年一灸脐下三百壮，令人长生不老。

《圣惠》　若怀胎，必不针。若针而落胎，胎多不出，而针外昆仑立出。灸亦良，然不及针。

2·13·5　石门 Shí mén　募穴

【别名】　利机、精露、丹田、命门。（《甲乙》）

【位置】　在脐下二寸。（《甲乙》）

【取法】　在脐下2寸，腹中线上，仰卧取穴。（图2-86）

【局部解剖】　在腹白线上，深部为小肠；有腹壁浅动、静脉分支，腹壁下动、静脉分支；布有第十一肋间神经前皮支的内侧支。

【主治】　腹胀，泄利，绕脐疼痛，奔豚疝气，水肿，小便不利，遗精，阳痿，经闭，带下，崩漏，产后恶露不止。

【配伍举例】《千金方》　石门、商丘，主少腹坚痛，下引阴中。

《圣济》　血淋，灸丹田随年壮，又灸复溜五十壮，一云随年壮。

《扁鹊心书》　消渴，关元、气海各三百壮。

《大成》　大便不禁，丹田、大肠俞。

【刺灸法】　直刺0.5～1寸；可灸。孕妇慎用。

【文献选摘】《扁鹊心书》　一人患喉痹，六脉细，余为灸关元二百壮，六脉渐生。又：一妇人病虚劳，真气将脱……余用大艾火灸关元，彼难忍痛，乃令服睡圣散三钱，复灸至一百五十壮而醒，又服又灸三百壮……劳病亦瘥。

《丹溪心法》　大病虚脱，本是阴虚，用艾灸丹田者，所以补阳，阳生则阴长故也。按，丹田即石门,或指关元,均有补阳作用。

《甲乙》 女子禁不可刺灸中央,不幸使人绝子。

2·13·6 气海 Qì hǎi　肓之原穴

【别名】 脖胦、下肓。(《甲乙》)

【位置】 在脐下一寸五分。(《甲乙》)

【取法】 在脐下1.5寸,腹中线上,仰卧取穴。(图2-86)

【局部解剖】 在腹白线上,深部为小肠;有腹壁浅动、静脉分支,腹壁下动、静脉分支;布有第十一肋间神经前皮支的内侧支。

【主治】 绕脐腹痛,水肿鼓胀,脘腹胀满,水谷不化,大便不通,泄痢不禁,癃淋,遗尿,遗精,阳痿,疝气,月经不调,痛经,经闭,崩漏,带下,阴挺,产后恶露不止,胞衣不下,脏气虚惫,形体羸瘦,四肢乏力。

【配伍举例】《资生》 气海、石门,治崩中漏下;气海、小肠俞,治带。

《行针指要歌》 或针虚,气海、丹田、委中奇。

《大成》 月经不调:气海、中极、带脉、肾俞、三阴交;血崩:气海、大敦、阴谷、太冲、然谷、三阴交、中极;产后恶露不止:气海、关元;产后血块痛:气海、三阴交。

《图翼》 小便不禁:气海、关元、阴陵泉、大敦、行间。

《席弘赋》 气海专能治五淋,更针三里随呼吸。

《灵光赋》 气海、血海疗五淋。

《胜玉歌》 诸般气症从何治,气海针之灸亦宜。

【刺灸法】 直刺0.5～1寸;可灸。孕妇慎用。

【文献选摘】《灵枢·九针十二原》 肓之原,出于脖胦。

《图翼》 昔柳公度曰:吾养生无他术,但不使元气佐喜怒,使气海常温尔。今人既不能不以元气佐喜怒,若能时灸气海使温,亦其次也。予旧多病,常若气短,医者教灸气海,气遂不促。自是每岁一二次灸之,则以气怯故也。

2·13·7 阴交 Yīn jiāo

【别名】 少关、横户。(《甲乙》)

【位置】 在脐下一寸。(《甲乙》)

【取法】 在脐下1寸,腹中线上,仰卧取穴。(图2-86)

【局部解剖】 在腹白线上,深部为小肠;有腹壁浅动、静脉分支,腹壁下动、静脉分支;布有第十肋间神经前皮支的内侧支。

【主治】 绕脐冷痛,腹满水肿,泄泻,疝气,阴痒,小便不利,奔豚,血崩,带下,产后恶露不止,小儿陷囟,腰膝拘挛。

【配伍举例】《资生》 阴交、石门,疗崩中。

《席弘赋》 小肠气撮痛连脐,速泻阴交莫待迟,良久涌泉针取气,此中玄妙少人知。

《百症赋》 无子搜阴交、石关之乡。

【刺灸法】 直刺0.5～1寸;可灸。孕妇慎用。

【文献选摘】《甲乙》 任脉、气冲之会。

《外台》 任脉、冲脉、少阴之会。

《难经·三十一难》 下焦者,当膀胱上口,主分别清浊,主出而不内,以传导也,其治在齐(脐)下一寸。

2·13·8 神阙 Shén què

【别名】 脐中(《甲乙》);环谷(《太素》);气舍(《外台》);维会(《循经考穴编》)。

【位置】 在脐中。(《甲乙》)

【取法】 仰卧,于脐窝中点取穴。(图 2 - 86)

【局部解剖】 在脐窝正中,深部为小肠;有腹壁下动、静脉;布有第十肋间神经前皮支的内侧支。

【主治】 中风虚脱,四肢厥冷,尸厥,风痫,形惫体乏,绕脐腹痛,水肿鼓胀,脱肛,泄利,便秘,小便不禁,五淋,妇女不孕。

【配伍举例】《资生》 泄泻宜先灸脐中,次灸关元等穴。又:人中满、唇肿及水肿,脐中、石门百壮。

《大成》 肠鸣而泄:神阙、水分、三间。

《集成》 脱肛:脐中、百会、膀胱俞。

【刺灸法】 禁刺;可灸。

《甲乙》 禁不可刺,刺之令人恶疡遗矢者,死不治。

【文献选摘】《肘后备急方》 治卒霍乱诸方,若烦闷凑满者,以盐内脐中上灸二七壮。救卒中恶死,灸脐中百壮。(临床一般多用隔姜灸法)

2·13·9 水分 Shuǐ fēn

【别名】 中守。(《千金方》)

【位置】 在下脘下一寸,脐上一寸。(《甲乙》)

【取法】 在脐上1寸,腹中线上,仰卧取穴。(图 2 - 86)

【局部解剖】 在腹白线上,深部为小肠;有腹壁下动、静脉;布有第八、九肋间神经前皮支的内侧支。

【主治】 腹痛,腹胀,肠鸣,泄泻,翻胃,水肿,小儿陷囟,腰脊强急。

【配伍举例】《圣济》 水分、石门,主少腹中拘急痛。

《资生》 水肿……灸水分与气海。

《大成》 绕脐痛:水分、神阙、气海。

《集成》 浮肿:水分、三阴交、脾俞。

【刺灸法】 直刺0.5~1寸;可灸。

【文献选摘】《外台》 孕妇不可灸。

《铜人》 若水病灸之大良,可灸七壮至百壮止。禁不可刺,针,水尽即毙。

2·13·10 下脘 Xià wǎn

【别名】 幽门。(《圣济》)

【位置】 在建里下一寸。(《甲乙》)

【取法】 在脐上2寸,腹中线上,仰卧取穴。(图 2 - 86)

【局部解剖】 在腹白线上,深部为横结肠;有腹壁上、下动、静脉交界处的分支;布有第八肋间神经前皮支的内侧支。

【主治】 脘痛,腹胀,呕吐,呃逆,食谷不化,肠鸣,泄泻,痞块,虚肿。

【配伍举例】《资生》 凡食饮不化,入腹还出,先取下管(脘),后取三里泻之。

《百症赋》 腹内肠鸣,下脘、陷谷能平。

【刺灸法】 直刺0.5～1寸;可灸。

【文献选摘】《甲乙》 足太阴、任脉之会。

《外台》 引甄权云:孕妇不可灸。

2·13·11 建里 Jiàn lǐ

【位置】 在中脘下一寸。(《甲乙》)

【取法】 在脐上3寸,腹中线上,仰卧取穴。(图2-86)

【局部解剖】 在腹白线上,深部为横结肠;有腹壁上、下动、静脉交界处的分支;布有第八肋间神经前皮支的内侧支。

【主治】 胃脘疼痛,腹胀,呕吐,食欲不振,肠中切痛,水肿。

【配伍举例】《百症赋》 建里、内关,扫尽胸中之苦闷。

【刺灸法】 直刺0.5～1寸;可灸。

2·13·12 中脘 Zhōng wǎn 募穴 八会之一——腑会

【别名】 上纪(《素问·气穴论》);太仓(《甲乙》)。

【位置】 在上脘下一寸,居心蔽骨与脐之中。(《甲乙》)

【取法】 在脐上4寸,腹中线上,仰卧,于胸骨体下缘与脐中连线的中点处取穴。(图2-86)

【局部解剖】 在腹白线上,深部为胃幽门部;有腹壁上动、静脉;布有第七、八肋间神经前皮支的内侧支。

【主治】 胃脘痛,腹胀,呕吐,呃逆,翻胃,吞酸,纳呆,食不化,疳积,膨胀,黄疸,肠鸣,泄利,便秘,便血,胁下坚痛,虚劳吐血,哮喘,头痛,失眠,惊悸,怔忡,脏躁,癫狂,痫证,尸厥,惊风,产后血晕。

【配伍举例】《千金方》 中管、承满,主胁下坚痛;中管、大陵,主目黄振寒。

《千金翼》 中管、建里二穴,皆主霍乱肠鸣,腹痛胀满。

《资生》 中脘、三阴交,治食不化;霍乱吐泻……须先中脘而后水分可也。

《聚英》 便血:灸中脘、三里、气海等穴。

《扁鹊心书》 霍乱……胃气大损,六脉沉细,四肢厥冷,乃真阳欲脱,灸中脘五十壮,关元三百壮,六脉复生。

《大成》 霍乱吐泻:中脘、天枢;温疟:中脘、大椎;喘息不能行:中脘、期门、上廉。

《玉龙经》 黄疸四肢无力,中脘、(足)三里。

《行针指要歌》 或针痰,先针中脘、三里间;或针吐,中脘、气海、膻中补;翻胃吐食一般针,针中有妙少人知。

【刺灸法】 直刺0.5～1寸;可灸。

【文献选摘】《大成》 手太阳、少阳、足阳明、任脉之会。

2·13·13 上脘 Shàng wǎn

【别名】 胃脘。(《聚英》)

【位置】 在巨阙下一寸(原作"一寸五分",据《素问·气府论》新校正、《千金方》等改),去蔽骨三寸。(《甲乙》)

【取法】 在脐上5寸,腹中线上,仰卧取穴。(图2-86)

【局部解剖】 在腹白线上,深部为肝下缘及胃幽门部;有腹壁上动、静脉分支;布有第七肋间神经前皮支的内侧支。

【主治】 胃脘疼痛,腹胀,呕吐,呃逆,纳呆,食不化,黄疸,泄利,虚劳吐血,咳嗽痰多,癫痫。

【配伍举例】《资生》 上管、不容、大陵,主呕血;上管、中管,主寒中伤饱,食饮不化。

《玉龙赋》 上脘、中脘,治九种之心痛。

《百症赋》 发狂奔走,上脘同起于神门。

【刺灸法】 直刺0.5～1寸;可灸。

【文献选摘】《甲乙》 任脉、足阳明、手太阳之会。

2·13·14 巨阙 Jù què 募穴

【位置】 在鸠尾下一寸。(《甲乙》)

【取法】 在脐上6寸,腹中线上,仰卧取穴。(图2-86)

【局部解剖】 在腹白线上,深部为肝脏;有腹壁上动、静脉分支;布有第七肋间神经前皮支的内侧支。

【主治】 胸痛,心痛,心烦,惊悸,尸厥,癫狂,痫证,健忘,胸满气短,咳逆上气,腹胀暴痛,呕吐,呃逆,噎膈,吞酸,黄疸,泄利。

【配伍举例】《千金方》 巨阙、筑宾,主狂易妄言怒骂;巨阙、关冲、支沟、公孙、阴陵泉,主霍乱。

《资生》 巨阙、心俞,疗心烦;巨阙、上管,主腹胀心腹满。

《扁鹊心书》 风狂,先灸巨阙五十壮,又灸心俞五十壮。

【刺灸法】 直刺0.5～1寸;可灸。

2·13·15 鸠尾 Jiū wěi 络穴 膏之原穴

【别名】 尾翳,𩩲骬。(《甲乙》)

【位置】 在臆前蔽骨下五分。(《甲乙》)

【取法】 在脐上7寸,腹中线上,仰卧,两臂上举取穴。(图2-86)

【局部解剖】 在腹白线上,腹直肌起始部,深部为肝脏;有腹壁上动、静脉分支;布有第六肋间神经前皮支的内侧支。

【主治】 心痛,心悸,心烦,癫痫,惊狂,胸中满痛,咳嗽气喘,呕吐,呃逆,反胃,胃痛。

【配伍举例】《千金方》 痫,灸鸠尾骨及大椎各二壮。

《大成》 食痫,鸠尾、中脘、少商。

《席弘赋》 鸠尾能治五般痫,若下涌泉人不死。

【刺灸法】 斜向下刺0.5～1寸;可灸。

【文献选摘】《素问·气府论》王注 人无蔽(通敝)骨者,从歧骨际下行同身寸之一寸,为鸠尾处也。

《甲乙》 不可灸刺。

《外台》 引甄权曰:宜针不宜灸。

《铜人》 不可灸,灸即令人毕世少心力,此穴大难针,大好手方可此穴下针,不然取气多,不幸令人夭。

2·13·16 中庭 Zhōng tíng

【位置】 在膻中下一寸六分陷者中。(《甲乙》)

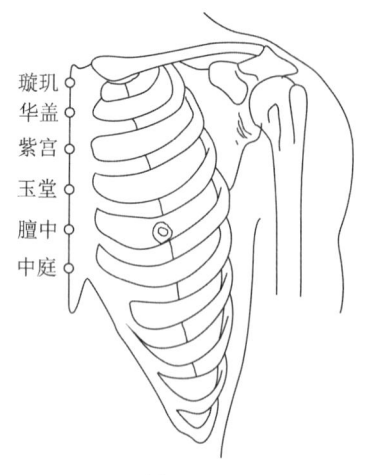

图 2-87

【取法】 在膻中穴下 1.6 寸,胸骨中线上,仰卧取穴,当胸骨体下缘处。(图 2-87)

【局部解剖】 有胸廓(乳房)内动、静脉的前穿支；布有第五肋间神经前皮支的内侧支。

【主治】 胸腹胀满,噎膈,呕吐,心痛,梅核气。

【配伍举例】 《千金方》 中庭、中府,主膈寒食不下,呕吐还出。

《资生》 中庭、俞府、意舍,治呕吐。

【刺灸法】 平刺 0.3～0.5 寸；可灸。

2·13·17 膻中 Tán zhōng 募穴 八会之一——气会。

【别名】 元儿(《甲乙》)；上气海(《图翼》)。

【位置】 玉堂下一寸六分,直两乳间陷者是。(《难经·三十一难》)

【取法】 在两乳头之间,胸骨中线上,平第四肋间隙,仰卧取穴。(图 2-87)

【局部解剖】 在胸骨体上；有胸廓(乳房)内动、静脉的前穿支；布有第四肋间神经前皮支的内侧支。

【主治】 咳嗽,气喘,咯唾脓血,胸痹心痛,心悸,心烦,产妇少乳,噎膈,膨胀。

【配伍举例】 《千金方》 膻中、华盖,主短气不得息,不能言；膻中、天井,主胸心痛。

《大成》 乳痈：针乳痈处、膻中、大陵、委中、少泽、俞府；无乳：膻中、少泽,此二穴神效。

《杨敬斋针灸全书》 气疾痛,膻中、肺俞、气海、三里。

《百症赋》 膈疼饮蓄难禁,膻中、巨阙便针。

《行针指要歌》 或针气,膻中一穴分明记。

【刺灸法】 平刺 0.3～0.5 寸；可灸。

【文献选摘】 《肘后备急方》 救卒死尸厥,灸膻中二十八壮。

《难经·三十一难》 上焦者,在心下,下膈,在胃上口,主内而不出,其治在膻中。

2·13·18 玉堂 Yù táng

【别名】 玉英。(《甲乙》)

【位置】 在紫宫下一寸六分陷者中。(《甲乙》)

【取法】 在膻中穴上 1.6 寸,胸骨中线上,平第三肋间隙,仰卧取穴。(图 2-87)

【局部解剖】 在胸骨体中点；有胸廓(乳房)内动、静脉的前穿支；布有第三肋间神经前皮支的内侧支。

【主治】 膺胸疼痛,咳嗽,气短,喘息,喉痹咽肿,呕吐寒痰,两乳肿痛。

【刺灸法】 平刺 0.3～0.5 寸；可灸。

2·13·19 紫宫 Zǐ gōng

【位置】 在华盖下一寸六分陷者中。(《甲乙》)

【取法】 在膻中穴上 3.2 寸,胸骨中线上,平第二肋间隙,仰卧取穴。(图 2-87)

【局部解剖】 在胸骨体上；有胸廓(乳房)内动、静脉的前穿支；布有第二肋间神经前皮支的内侧支。

【主治】 咳嗽,气喘,胸胁支满,胸痛,喉痹,吐血,呕吐,饮食不下。

【配伍举例】《千金方》 紫宫、玉堂、太溪,主咳逆上气,心烦。

《资生》 紫宫、中庭、涌泉,治胸胁支满。

【刺灸法】 平刺0.3~0.5寸;可灸。

2·13·20 华盖 Huá gài

【位置】 在璇玑下一寸陷者中。(《甲乙》)

【取法】 在膻中穴上4.8寸,胸骨中线上,平第一肋间隙,仰卧或正坐仰靠取穴。(图2-87)

【局部解剖】 在胸骨角上;有胸廓(乳房)内动、静脉的前穿支;布有第一肋间神经前皮支的内侧支。

【主治】 咳嗽,气喘,胸痛,胁肋痛,喉痹,咽肿。

【刺灸法】 平刺0.3~0.5寸;可灸。

2·13·21 璇玑 Xuán jī

【位置】 在天突下一寸中央陷者中。(《甲乙》)

【取法】 在胸骨中线上,仰卧或正坐仰靠,约当胸骨柄中点取穴。(图2-87)

【局部解剖】 在胸骨柄上;有胸廓(乳房)内动、静脉的前穿支;布有锁骨上神经前支。

【主治】 咳嗽,气喘,胸满痛,喉痹咽肿,胃中有积。

【配伍举例】《千金方》 璇玑、鸠尾,主喉痹咽肿,水浆不下。

《席弘赋》 胃中有积刺璇玑,三里功多人不知。

《玉龙赋》 尪羸喘促,璇玑、气海当知。

【刺灸法】 平刺0.3~0.5寸;可灸。

2·13·22 天突 Tiān tū

【别名】 玉户(《甲乙》);天瞿(《千金方》)。

【位置】 缺盆之中任脉也,名曰天突。(《灵枢·本输》)

【取法】 在璇玑穴上1寸,胸骨上窝正中,正坐仰头取穴。(图2-88)

【局部解剖】 在左右胸锁乳突肌之间,深层左右为胸骨舌骨肌和胸骨甲状肌;皮下有颈静脉弓、甲状腺下动脉分支;深部为气管,再向下,在胸骨柄后方为无名静脉及主动脉弓;布有锁骨上神经前支。

【主治】 咳嗽,哮喘,胸中气逆,咯唾脓血,咽喉肿痛,舌下急,暴喑,瘿气,噎膈,梅核气。

【配伍举例】《千金方》 天突、华盖,主咳逆上气喘暴。

《资生》 天突、关冲,治气噎。

《玉龙歌》 哮喘一症最难当,夜间无睡气遑遑,天突寻之真妙穴,膻中一灸便安康。

《杨敬斋针灸全书》 咽喉肿痛,天突、璇玑、风府、照海。

《图翼》 喑哑,天突、灵道、阴谷、复溜、丰隆、然谷。

【刺灸法】 先直刺0.2~0.3寸,然后沿胸骨柄后缘、气管前缘缓慢向下刺入0.5~1寸;可灸。

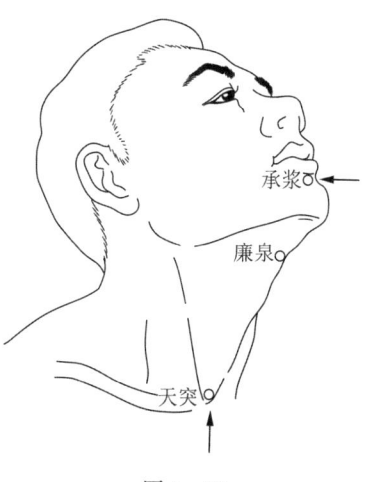

图 2-88

【文献选摘】《甲乙》 阴维、任脉之会。

《图翼》 治一切瘿瘤初起者,灸之妙。

《铜人》 此穴,灸亦得,即不及针。

【附注】 本穴针刺不能过深,也不宜向左右刺,以防刺伤锁骨下动脉及肺尖。如刺中气管壁,针下可有硬而轻度弹性的感觉,病人出现喉痒欲咳等现象;若刺破气管壁,可引起剧烈的咳嗽及血痰等现象;如刺中无名静脉或主动脉弓时,针下可有柔软而有弹力的阻力或病人有疼痛感觉,应即退针。

2·13·23 廉泉 Lián quán

【别名】 本池(《甲乙》);舌本(《铜人》)。

【位置】 在颔下结喉上,舌本下。(《甲乙》)

【取法】 正坐,微仰头,在喉结上方,当舌骨的下缘凹陷处取穴。(图2-88)

【局部解剖】 在甲状软骨和舌骨之间,深部为会厌,下方为喉门,有甲状舌骨肌、舌肌;有颈前浅静脉,甲状腺上动、静脉;布有颈皮神经,深层有舌下神经分支。

【主治】 舌下肿痛,舌根急缩,舌纵涎出,舌强,中风失语,舌干口燥,口舌生疮,暴喑,喉痹,聋哑,咳嗽,哮喘,消渴,食不下。

【配伍举例】《千金方》 廉泉、然谷,主舌下肿难言,舌疯涎出。

《百症赋》 廉泉、中冲,舌下肿痛堪取。

【刺灸法】 直刺0.5~0.8寸,不留针;可灸。

【文献选摘】《甲乙》 阴维、任脉之会。

2·13·24 承浆 Chéng jiāng

【别名】 天池(《甲乙》);鬼市(《千金方》);垂浆(《圣济》);悬浆(《铜人》)。

【位置】 在颐前唇之下。(《甲乙》)

【取法】 正坐仰靠,于颏唇沟的正中凹陷处取穴。(图2-88)

【局部解剖】 在口轮匝肌和颏肌之间;有下唇动、静脉分支;布有面神经及颏神经分支。

【主治】 口眼㖞斜,唇紧,面肿,齿痛,齿衄,龈肿,流涎,口舌生疮,暴喑不言,消渴嗜饮,小便不禁,癫痫。

【配伍举例】《甲乙》 衄血不止,承浆及委中主之。

《千金方》 承浆、前顶、天柱、脑空、目窗,主目眩瞑。

《资生》 新生儿不吮奶多啼,先灸承浆七壮,次灸颊车各七壮,炷如雀屎。

《玉龙歌》 头项强痛难回顾,牙痛并作一般看,先向承浆明补泻,后针风府即时安。

《集成》 口中生疮,承浆、劳宫。

【刺灸法】 斜刺0.3~0.5寸;可灸。

【文献选摘】《甲乙》 足阳明、任脉之会。

本经小结

(1) 取穴要点 主要应掌握耻骨联合、脐孔、胸剑联合、胸骨上窝、喉结、颏唇沟等解剖标志。腹部腧穴,都在腹中线上,按骨度折寸比量,上下腹部除气海在脐下1.5寸外,其他穴位均相距1寸;胸部腧穴,都在胸骨中线上,多按肋间隙定取,中庭在胸剑联合的中点,膻中在两乳头之间,天突在胸骨上窝正中。其他如会阴在两阴之间,喉结上方取廉泉,颏唇沟中定承浆。

(2) 主治重点　本经经穴主要治疗肝肾、脾胃、心肺、咽喉以及有关脏腑的疾患。脐下诸穴,统治下焦疾病。其中曲骨、中极,主治膀胱疾患;关元、气海,主治肝脾肾和妇科疾患;神阙、关元,既可用于下焦虚寒,腹痛泄泻,又有回阳救逆的功效,应用于各种虚脱急救,还有强身保健的作用。上腹部各穴,多治中焦疾病。其中,中脘穴主治一切胃病;水分、气海治腹胀水肿;鸠尾善治痫证。胸部各穴,统治上焦疾病,凡心胸满闷,咳嗽气喘等症皆可选用。其中,膻中一穴,可治产后缺乳;天突可治咳喘。廉泉治中风失语;承浆可治口㖞流涎;会阴主溺水急救。

(3) 刺灸注意事项　针刺胸腹部的腧穴,应避免误伤内脏,如曲骨、中极、关元针刺过深,可刺及膀胱、子宫,所以针刺前应排空小便,孕妇慎用;巨阙、鸠尾,下为肝脏,不宜深刺,肝肿大的人尤须注意。胸前各穴,一般由上向下平刺。膻中也可以向乳根方向平刺,一般不用电针。天突应沿胸骨与气管之间刺入,不宜过深,也不宜向左右刺,以防刺伤锁骨下动脉及肺尖。神阙禁针,多用隔姜或隔盐灸法。

2·14　督脉经穴

本经经穴分布在尾骶、腰背、颈项、头面、鼻口部的正中线上。起于长强,止于龈交。一名一穴,共28穴。(图2-89)

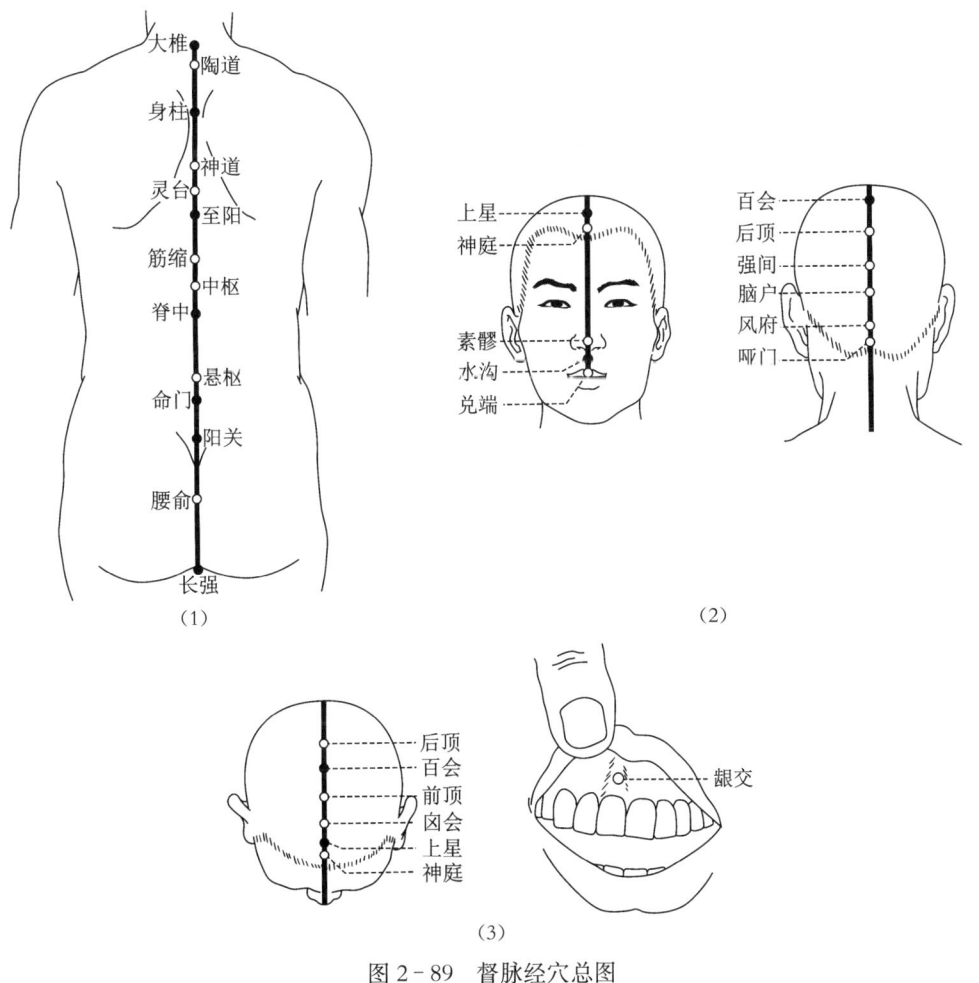

图2-89　督脉经穴总图

督脉经穴分寸歌

尾闾骨端是长强,二十一椎腰俞当,十六阳关十四命,十三悬枢脊中央,
十一椎下寻脊中,十椎中枢穴下藏,九椎之下筋缩取,七椎之下乃至阳,
六灵五神三身柱,陶道一椎之下乡,一椎之上大椎穴,上至发际哑门行,
风府一寸宛中取,脑户二五枕上方,发上四寸强间位,五寸五分后顶强,
七寸百会顶中取,耳尖之上发中央,前顶前行八寸半,前行一尺囟会量,
一尺一寸上星会,入发五分神庭当,鼻端准头素髎穴,水沟鼻下人中藏,
兑端唇尖端上取,龈交齿上龈缝里。

2·14·1 长强 Cháng qiáng

【别名】 气之阴郄(《甲乙》);橛骨(《聚英》)。

【位置】 在脊骶端。(《甲乙》)

【取法】 跪伏或胸膝位,于尾骨尖端与肛门连线之中点取穴。(图 2-90)

【局部解剖】 在肛尾膈中;有肛门动、静脉分支,棘间静脉丛之延续部;布有尾神经及肛门神经。

【主治】 泄泻,痢疾,便秘,便血,痔疾,癫狂,痫证,瘈疭,脊强反折,癃淋,阴部湿痒,腰脊、尾骶部疼痛。

【配伍举例】《千金方》 长强、小肠俞,主大小便难,淋癃。

《资生》 长强、身柱,疗小儿惊痫。

《玉龙赋》 长强、承山,灸痔最妙。

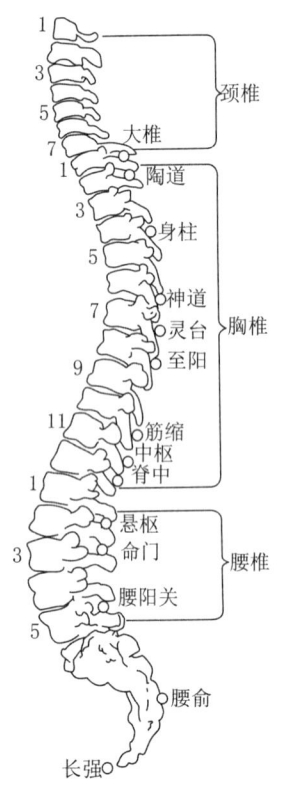
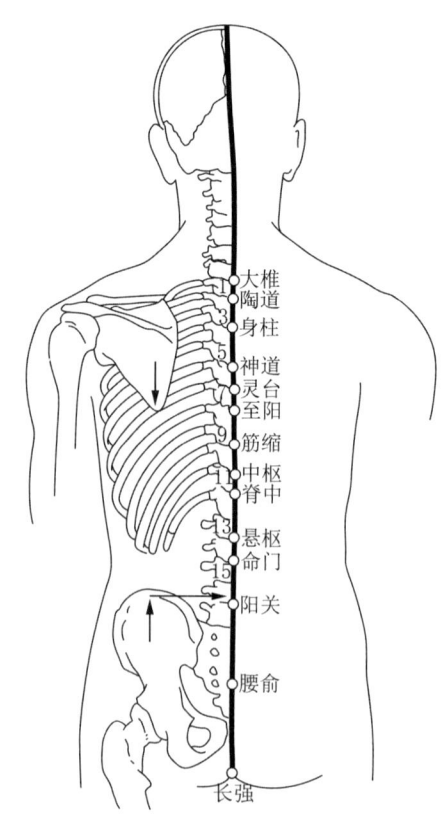

图 2-90

《百症赋》 刺长强于承山,善主肠风新下血。
《杂病穴法歌》 热闭气闭先长强,大敦阳陵堪调护。
【刺灸法】 斜刺,针尖向上与骶骨平行刺入0.5～1寸。不得刺穿直肠,以防感染。不灸。

2·14·2 腰俞 Yāo shù
【别名】 背解、髓空、腰户(《甲乙》);腰柱(《外台》)。
【位置】 在第二十一椎节下间。(《甲乙》)
【取法】 俯卧或侧卧,正当骶管裂孔中取穴。(图2-90)
【局部解剖】 在骶后韧带、腰背筋膜中;有骶中动、静脉后支,棘间静脉丛;布有尾神经分支。
【主治】 腰脊强痛,腹泻,便秘,痔疾,脱肛,便血,癫痫,淋浊,月经不调,下肢痿痹。
【配伍举例】《千金方》 腰俞、长强、膀胱俞、气冲、上髎、下髎、居髎,主腰痛。
《资生》 腰俞、风府,主足不仁。
《大成》 腰背强直,不能动侧:腰俞、肺俞。
【刺灸法】 向上斜刺0.5～1寸;可灸。

2·14·3 腰阳关 Yāo yáng guān
【位置】 在第十六椎节下间。(《素问·骨空论》王冰注)
【取法】 俯卧,于后正中线,第四腰椎棘突下凹陷中取穴,约与髂嵴相平。(图2-90)
【局部解剖】 在腰背筋膜、棘上韧带及棘间韧带中;有腰动脉后支,棘间皮下静脉丛;布有腰神经后支的内侧支。
【主治】 腰骶疼痛,下肢痿痹,月经不调,赤白带下,遗精,阳痿,便血。
【刺灸法】 直刺0.5～1寸;可灸。

2·14·4 命门 Mìng mén
【别名】 属累。(《甲乙》)
【位置】 在十四椎节下间。(《甲乙》)
【取法】 俯卧,于后正中线,第二腰椎棘突下凹陷中取穴。(图2-90)
【局部解剖】 在腰背筋膜、棘上韧带及棘间韧带中;有腰动脉后支及棘间皮下静脉丛;布有腰神经后支内侧支。
【主治】 虚损腰痛,脊强反折,遗尿,尿频,泄泻,遗精,白浊,阳痿,早泄,赤白带下,胎屡坠,五劳七伤,头晕耳鸣,癫痫,惊恐,手足逆冷。
【配伍举例】《玉龙经》 老人虚弱小便多,夜起频频更若何,针助命门真妙穴,艾加肾俞疾能和。
《图翼》 阳不起:命门、肾俞、气海、然谷;胎屡坠:命门、肾俞、中极、交信、然谷。
【刺灸法】 直刺0.5～1寸;可灸。

2·14·5 悬枢 Xuán shū
【位置】 在第十三椎节下间。(《甲乙》)
【取法】 俯卧,于后正中线,第一腰椎棘突下凹陷中取穴。(图2-90)
【局部解剖】 在腰背筋膜、棘上韧带及棘间韧带中;有腰动脉后支及棘间皮下静脉丛;布有腰神经后支内侧支。

【主治】 腰脊强痛,腹胀,腹痛,完谷不化,泄泻,痢疾。

【刺灸法】 直刺 0.5～1 寸;可灸。

2·14·6 脊中 Jǐ zhōng

【别名】 神宗、脊俞。(《圣惠》)

【位置】 在第十一椎节下间。(《甲乙》)

【取法】 俯伏或俯卧,于后正中线,第十一胸椎棘突下凹陷处取穴。(图 2-90)

【局部解剖】 在腰背筋膜、棘上韧带及棘间韧带中;有第十一肋间动脉后支,棘间皮下静脉丛;布有第十一胸神经后支内侧支。

【主治】 腰脊强痛,黄疸,腹泻,痢疾,小儿疳积,痔疾,脱肛,便血,癫痫。

【配伍举例】 《资生》 脊中、涌泉,治风痫。

【刺灸法】 斜刺 0.5～1 寸。

【文献选摘】 《铜人》 禁不可灸,灸则令人腰背伛偻。

2·14·7 中枢 Zhōng shū

【位置】 在第十椎节下间。(《素问·气府论》王冰注)

【取法】 俯伏或俯卧,于后正中线,第十胸椎棘突下凹陷处取穴。(图 2-90)

【局部解剖】 在腰背筋膜、棘上韧带及棘间韧带中;有第十肋间动脉后支,棘间皮下静脉丛;布有第十胸神经后支之内侧支。

【主治】 黄疸,呕吐,腹满,胃痛,食欲不振,腰背痛。

【刺灸法】 斜刺 0.5～1 寸;可灸。

2·14·8 筋缩 Jīn suō

【位置】 在第九椎节下间。(《甲乙》)

【取法】 俯伏或俯卧,于后正中线,第九胸椎棘突下凹陷处取穴。(图 2-90)

【局部解剖】 在腰背筋膜、棘上韧带及棘间韧带中;有第九肋间动脉后支,棘间皮下静脉丛;布有第九胸神经后支内侧支。

【主治】 癫狂,惊痫,抽搐,脊强,背痛,胃痛,黄疸,四肢不收,筋挛拘急。

【配伍举例】 《千金方》 筋缩、曲骨、阴谷、行间,主惊痫,狂走癫疾。

【刺灸法】 斜刺 0.5～1 寸;可灸。

2·14·9 至阳 Zhì yáng

【位置】 在第七椎节下间。(《甲乙》)

【取法】 俯伏或俯卧,于后正中线,第七胸椎棘突下凹陷处取穴。约与肩胛骨下角相平。(图 2-90)

【局部解剖】 在腰背筋膜、棘上韧带及棘间韧带中;有第七肋间动脉后支,棘间皮下静脉丛;布有第七胸神经后支内侧支。

【主治】 胸胁胀痛,腹痛黄疸,咳嗽气喘,腰背疼痛,脊强,身热。

【刺灸法】 斜刺 0.5～1 寸;可灸。

2·14·10 灵台 Líng tái

【位置】 在第六椎节下间。(《素问·气府论》王冰注)

【取法】 俯伏或俯卧,于后正中线,第六胸椎棘突下凹陷处取穴。(图 2-90)

【局部解剖】 在腰背筋膜、棘上韧带及棘间韧带中;有第六肋间动脉后支,棘间皮下静脉丛;布有第六胸神经后支内侧支。

【主治】 咳嗽,气喘,项强,背痛,身热,疔疮。

【刺灸法】 斜刺 0.5~1 寸;可灸。

2·14·11　神道 Shén dào

【别名】 藏俞。《千金》

【位置】 在第五椎节下间。(《甲乙》)

【取法】 俯卧,于后正中线,第五胸椎棘突下凹陷中取穴。(图 2-90)

【局部解剖】 在腰背筋膜、棘上韧带及棘间韧带中;有第五肋间动脉后支,棘间皮下静脉丛;布有第五胸神经后支内侧支。

【主治】 心痛,惊悸,怔忡,失眠健忘,中风不语,癫痫,瘈疭,腰脊强,肩背痛,咳嗽,气喘。

【配伍举例】《资生》 神道、幽门、列缺、膏肓,治健忘。

《百症赋》 风痫常发,神道还需心俞宁。

【刺灸法】 斜刺 0.5~1 寸;可灸。

2·14·12　身柱 Shēn zhù

【位置】 在第三椎节下间。(《甲乙》)

【取法】 俯伏或俯卧,于后正中线,第三胸椎棘突下凹陷中取穴。约与两侧肩胛冈高点相平。(图 2-90)

【局部解剖】 在腰背筋膜、棘上韧带及棘间韧带中;有第三肋间动脉后支,棘间皮下静脉丛;布有第三胸神经后支内侧支。

【主治】 身热头痛,咳嗽,气喘,惊厥,癫狂痫证,腰脊强痛,疔疮发背。

【配伍举例】《百症赋》 癫疾必身柱本神之令。

【刺灸法】 斜刺 0.5~1 寸;可灸。

2·14·13　陶道 Táo dào

【位置】 在大椎节下间。(《甲乙》)

【取法】 俯伏或俯卧,于后正中线,第一胸椎棘突下凹陷中取穴。(图 2-90)

【局部解剖】 在腰背筋膜、棘上韧带及棘间韧带中;有第一肋间动脉后支,棘间皮下静脉丛;布有第一胸神经后支内侧支。

【主治】 头痛项强,恶寒发热,咳嗽,气喘,骨蒸潮热,胸痛,脊背痠痛,疟疾,癫狂,角弓反张。

【配伍举例】《资生》 陶道、神堂、风池,治洒淅寒热。

《百症赋》 岁热时行,陶道复求肺俞理。

【刺灸法】 斜刺 0.5~1 寸;可灸。

【文献选摘】《甲乙》 督脉、足太阳之会。

2·14·14　大椎 Dà zhuī

【别名】 百劳(《大全》);上杼(《循经考穴编》)。

【位置】 在大椎第一间。(《伤寒论》)

【取法】 俯伏或正坐低头,于第七颈椎棘突下凹陷中取穴。(图 2-90)

【局部解剖】 在腰背筋膜、棘上韧带及棘间韧带中;有颈横动脉分支,棘间皮下静脉丛;

布有第八颈神经后支内侧支。

【主治】 热病,疟疾,咳嗽,喘逆,骨蒸潮热,项强,肩背痛,腰脊强,角弓反张,小儿惊风,癫狂痫证,五劳虚损,七伤乏力,中暑,霍乱,呕吐,黄疸,风疹。

【配伍举例】《伤寒论》 头项强痛,或眩晕,时如结胸,心下痞鞕者,当刺大椎第一间、肺俞、肝俞。

《杨敬斋针灸全书》 伤寒发热,大椎、合谷、中冲。

《大成》 脾寒发疟,大椎、间使、乳根。

《天元太乙歌》 大椎若连长强取,小肠气痛立可愈。

【刺灸法】 斜刺0.5～1寸;可灸。

【文献选摘】《甲乙》 三阳督脉之会。

《肘后备急方》 本穴位,在项上大节高起者。

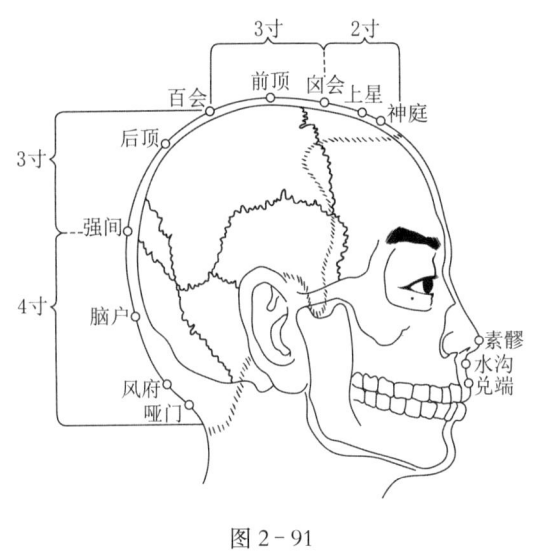

图 2-91

2·14·15 哑门 Yǎ mén

【别名】 舌横、舌厌。(《甲乙》)

【位置】 在后发际宛宛中。(《甲乙》)

【取法】 正坐,头稍前倾,于后正中线,入发际上0.5寸之凹陷中取穴。(图2-91)

【局部解剖】 在项韧带和项肌中,深部为弓间韧带和脊髓;有枕动、静脉分支及棘间静脉丛;布有第三颈神经和枕大神经支。

【主治】 舌缓不语,音哑,头重,头痛,颈项强急,脊强反折,中风尸厥,癫狂,痫证,癔病,衄血,重舌,呕吐。

【配伍举例】《资生》 哑门、通天、跗阳,治头重。

《针灸全书》 喑哑:哑门、风府、通里、合谷。

《大成》 瘛疭指掣:哑门、阳谷、腕骨、带脉、劳宫;脊反折:哑门、风府。

《百症赋》 哑门、关冲,舌缓不语而要紧。

【刺灸法】 伏案正坐位,使头微前倾,项肌放松,向下颌方向缓慢刺入0.5～1寸。

【文献选摘】《甲乙》 督脉、阳维之会。

《素问·气府论》王冰注 在项发际宛宛中,去风府同身寸之一寸。

《铜人》 项中央,入发际五分宛宛中。

《聚英》 本穴为回阳九针穴之一,凡暴亡诸阳欲脱者,均宜取治。

《甲乙》 不可灸,灸之令人喑。

《圣济》 脑后喑门穴,不可伤,伤即令人哑。宜针人中、天突二穴,可二分。

2·14·16 风府 Fēng fǔ

【别名】 舌本(《甲乙》);鬼枕、鬼穴(《千金方》);曹溪(《普济本事方》)。

【位置】 在项上,入发际一寸,大筋内宛宛中。(《甲乙》)

【取法】 正坐,头微前倾,于后正中线上,后发际直上1寸处取穴。(图2-91)

【局部解剖】 在项韧带和项肌中,深部为环枕后膜和小脑延髓池;有枕动、静脉分支及棘间静脉丛;布有第三颈神经及枕大神经支。

【主治】 癫狂,痫证,癔病,中风不语,悲恐惊悸,半身不遂,眩晕,颈项强痛,咽喉肿痛,目痛,鼻衄。

【配伍举例】《千金方》 风府、脐中,治马痫;风府、昆仑、束骨,主狂易多言不休;风府、肺俞,主狂走欲自杀;风府、天窗、劳宫,主喉嗌痛;风府、腰俞,主足不仁。

《大成》 鼽衄:风府、二间、迎香。

《席弘赋》 风府、风市寻得到,伤寒百病一时消。

《行针指要歌》 或针风,先向风府、百会中。

【刺灸法】 伏案正坐位,使头微前倾,项肌放松,向下颌方向缓慢刺入 0.5～1 寸。针尖不可向上,以免刺入枕骨大孔,误伤延髓。不灸。

【文献选摘】《甲乙》 督脉、阳维之会。

2·14·17 脑户 Nǎo hù

【别名】 匝风、合颅。(《甲乙》)

【位置】 在枕骨上,强间后一寸五分。(《甲乙》)

【取法】 正坐或俯伏,于头部中线,枕骨粗隆上缘之凹陷处取穴。(图 2-91)

【局部解剖】 在左右枕骨肌之间;有左右枕动、静脉分支,深层常有导血管;布有枕大神经分支。

【主治】 头重,头痛,面赤,目黄,眩晕,面痛,音哑,项强,癫狂痫证,舌本出血,瘿瘤。

【配伍举例】《千金方》 脑户、通天、脑空,主头重痛。

《资生》 脑户、听会、听宫、风府、翳风,主骨酸眩狂,瘈疭口噤,喉鸣沫出,喑不能言;脑户、胆俞、意舍、阳纲,治目黄。

【刺灸法】 平刺 0.5～0.8 寸;可灸。

【文献选摘】《甲乙》 督脉、足太阳之会。

2·14·18 强间 Qiáng jiān

【别名】 大羽。(《甲乙》)

【位置】 在后顶后一寸五分。(《甲乙》)

【取法】 正坐或俯伏,在后发际中点上 4 寸;或当风府与百会两穴连线的中点取穴。(图 2-91)

【局部解剖】 在浅筋膜、帽状腱膜中;有左右枕动、静脉吻合网;布有枕大神经分支。

【主治】 头痛,目眩,颈项强痛,癫狂痫证,烦心,失眠,口㖞。

【配伍举例】《百症赋》 强间丰隆之际,头痛难禁。

【刺灸法】 平刺 0.5～0.8 寸;可灸。

2·14·19 后顶 Hòu dǐng

【别名】 交冲。(《甲乙》)

【位置】 在百会后一寸五分,枕骨上。(《甲乙》)

【取法】 正坐或俯伏,在后发际中点上 5.5 寸处,或当前、后发际连线中点向后 0.5 寸取穴。(图 2-91)

【局部解剖】 在浅筋膜、帽状腱膜中;有左右枕动、静脉吻合网;布有枕大神经分支。

【主治】 头痛,眩晕,项强,癫狂痫证,烦心,失眠。

【配伍举例】《资生》 后顶、玉枕、颔厌,疗风眩;后顶、外丘,治颈项痛,恶风寒。

《循经考穴编》 主头风眩运,如顶心痛,刺之,须泻涌泉,使上下相通,易愈也。

【刺灸法】 平刺0.5~0.8寸;可灸。

2·14·20 百会 Bǎi huì

【别名】 三阳五会(《甲乙》);天满(《资生》);泥丸宫(《普济本事方》);巅上(《聚英》)。

【位置】 在前顶后一寸五分,顶中央旋毛中,陷可容指。(《甲乙》)

【取法】 正坐,在后发际中点上7寸处;或于头部中线与两耳尖连线的交点处取穴。(图2-91)

【局部解剖】 在帽状腱膜中;有左右颞浅动、静脉及左右枕动、静脉吻合网;布有枕大神经及额神经分支。

【主治】 头痛,眩晕,惊悸,健忘,尸厥,中风不语,癫狂,痫证,癔病,瘈疭,耳鸣,鼻塞,脱肛,痔疾,阴挺,泄泻。

【配伍举例】《资生》 百会、神道、天井、液门,治惊悸;百会、强间、承光,治烦心;百会、脑空、天柱,疗头风。

《聚英》 痛风,针百会、环跳。

《大成》 百会、长强、大肠俞,治小儿脱肛;百会、水沟,治喜笑;百会、后顶、合谷,治头风顶痛。

《图翼》 百会、人中、合谷、间使、气海、关元,治尸厥卒倒气脱;百会、间使、复溜、阴谷、足三里,治发狂。

《灵光赋》 百会、鸠尾,治痢疾。

《杂病穴法歌》 尸厥百会一穴美,更针隐白功昭昭。

【刺灸法】 平刺0.5~0.8寸;可灸。

【文献选摘】《甲乙》 督脉、足太阳之会。

《圣济》 凡灸头顶,不过七七壮。缘头顶皮肤浅薄,灸不宜多。

《圣惠》 若频灸,恐拔气上,令人眼暗。

2·14·21 前顶 Qián dǐng

【位置】 在囟会后一寸五分,骨间陷者中。(《甲乙》)

【取法】 正坐或仰靠,在头部中线入前发际3.5寸处取穴。(图2-91)

【局部解剖】 在帽状腱膜中;有左右颞浅动、静脉吻合网;布有额神经分支和枕大神经分支会合处。

【主治】 癫痫,头晕,目眩,头顶痛,鼻渊,目赤肿痛,小儿惊风。

【配伍举例】《千金方》 前顶、后顶、颔厌,主风眩偏头痛。

《资生》 前顶、五处,治头风目眩,目戴上。

《儒门事亲》 三棱针刺前顶、百会出血,治目暴赤肿。

《卫生宝鉴》 小儿急惊风,前顶一穴,若不愈,须灸眉头两处,及鼻下人中一穴,各三壮,炷如小麦大。

【刺灸法】 平刺0.3~0.5寸;可灸。

2·14·22 囟会 Xìn huì

【别名】 顶门。(《玉龙经》)

【位置】 在上星后一寸,骨间陷者中。(《甲乙》)

【取法】 正坐或仰靠,于头部中线入前发际 2 寸处取穴。(图 2-91)

【局部解剖】 在帽状腱膜中,有左右颞浅动、静脉吻合网;布有额神经分支。

【主治】 头痛,目眩,面赤暴肿,鼻渊,鼻衄,鼻痔,鼻痈,癫疾,嗜睡,小儿惊风。

【配伍举例】《资生》 囟会、前顶、本神、天柱,主小儿惊痫。

《百症赋》 囟会连于玉枕,头风疗以金针。

《玉龙赋》 卒暴中风:顶门、百会。

【刺灸法】 平刺 0.3～0.5 寸,小儿禁刺;可灸。

【文献选摘】《圣济》 初灸即不痛,病去即痛,痛即罢灸。若是鼻塞,灸至四日渐退,七日顿愈。若八岁以下,即不得针,盖缘囟门未合,刺之不幸令人夭。囟会一穴,只可针五分,过即令人头旋目暗,急针百会及风府二穴救之。

2·14·23 上星 Shàng xīng

【别名】 鬼堂(《千金》);明堂(《圣惠》);神堂(《聚英》)。

【位置】 在颅上,直鼻中央,入发际一寸陷者中。(《甲乙》)

【取法】 正坐仰靠,于头部中线入前发际 1 寸取穴。(图 2-91)

【局部解剖】 在左右额肌交界处;有额动、静脉分支,颞浅动、静脉分支;有额神经分支。

【主治】 头痛,眩晕,目赤肿痛,迎风流泪,面赤肿,鼻渊,鼻衄,鼻痔,鼻痈,癫狂,痫证,小儿惊风,疟疾,热病。

【配伍举例】《千金方》 上星、囟会、前顶、脑户、风池,主面赤肿;上星、肝俞,主目泪出多眵䁾,内眦赤痛痒,生白肤翳。

《资生》 上星、百会、囟会、承光,治鼻塞不闻香臭。

《聚英》 上星、风池、天柱,治头眩。

《续名医类案》 上星、合谷、足三里,治鼻渊。

【刺灸法】 平刺 0.5～0.8 寸;可灸。

【文献选摘】《铜人》 可灸七壮,不宜多灸,若频灸,即拔气上,令人目不明。

2·14·24 神庭 Shén tíng

【别名】 发际。(《普济本事方》)

【位置】 在发际直鼻。(《甲乙》)

【取法】 正坐仰靠,于头部中线入前发际 0.5 寸处取穴。(图 2-91)

【局部解剖】 在左右额肌之交界处;有额动、静脉分支;布有额神经分支。

【主治】 头痛,眩晕,目赤肿痛,泪出,目翳,雀目,鼻渊,鼻衄,癫狂,痫证,角弓反张。

【配伍举例】《甲乙》 瘈疭,神庭及百会主之。

《千金方》 神庭、攒竹、迎香、风门、合谷、至阴、通谷,主鼻鼽清涕出;癫疾呕沫,神庭及兑端、承浆主之。

《资生》 神庭、上关、涌泉、谚谚、束骨、鱼际、大都,治目眩。

《医学纲目》 雀目,神庭、上星、前顶、百会(各出血,以盐涂之立愈)。

《大成》 神庭、素髎、涌泉,治风痫。

【刺灸法】 平刺 0.3～0.5 寸；可灸。

【文献选摘】《甲乙》 督脉、足太阳、阳明之会。

《铜人》 引岐伯曰 凡欲疗风，勿令灸多，缘风性轻，多即伤。

2·14·25 素髎 Sù liáo

【别名】 面王（《甲乙》）；鼻准（《奇效》）。

【位置】 在鼻柱上端。（《甲乙》）

【取法】 正坐仰靠或仰卧，当鼻背下端之鼻尖处取穴。（图 2-91）

【局部解剖】 在鼻尖软骨中；有面动、静脉鼻背支；布有筛前神经鼻外支（眼神经分支）。

【主治】 鼻塞，鼻衄，鼻流清涕，鼻中息肉，鼻渊，酒糟鼻，惊厥，昏迷，新生儿窒息。

【刺灸法】 向上斜刺 0.3～0.5 寸，或点刺出血；不灸。

2·14·26 水沟 Shuǐ gōu

【别名】 人中（《铜人》）；鬼客厅（《千金方》）；鬼市（《千金翼》）。

【位置】 在鼻柱下人中。（《甲乙》）

【取法】 仰靠或仰卧，于人中沟的上 1/3 与中 1/3 交点处取穴。（图 2-91）

【局部解剖】 在口轮匝肌中；有上唇动、静脉；布有眶下神经支及面神经颊支。

【主治】 昏迷，晕厥，暑病，癫狂，痫证，急慢惊风，鼻塞，鼻衄，风水面肿，㖞僻，齿痛，牙关紧闭，黄疸，消渴，霍乱，瘟疫，脊膂强痛，挫闪腰疼。

【配伍举例】《甲乙》 癫疾互引，水沟及龈交主之。

《千金方》 水沟、天牖，主鼻不收涕，不知香臭；水沟、龈交，主㖞僻。

《玉龙歌》 脊膂强痛泻人中，挫闪腰疼亦可针，委中亦是腰疼穴，任君取用两相通。

《灵光赋》 水沟、间使治邪癫。

《百症赋》 原夫面肿虚浮，须仗水沟、前顶。

《大成》 中暑，不省人事：人中、合谷、内庭、中极、气海；中风，不省人事：人中、中冲、合谷。

【刺灸法】 向上斜刺 0.3～0.5 寸，或用指甲按掐；不灸。

【文献选摘】《甲乙》 督脉，手、足阳明之会。

《大成》 在鼻柱下沟中央，近鼻孔陷中。

《铜人》 风水面肿，针此一穴，出水尽即顿愈。

2·14·27 兑端 Duì duān

【位置】 在唇上端。（《甲乙》）

【取法】 正坐仰靠，于人中沟下端之红唇与皮肤移行处取穴。（图 2-91）

【局部解剖】 在口轮匝肌中；有上唇动、静脉；布有面神经颊支及眶下神经分支。

【主治】 昏迷，晕厥，癫狂，癔病，口㖞唇动，消渴嗜饮，口疮臭秽，齿痛，口噤，鼻塞。

【配伍举例】《千金方》 兑端、目窗、正营、耳门，主唇吻强，上齿龋痛。

《资生》 兑端、本神，治癫疾呕沫。

【刺灸法】 斜刺 0.2～0.3 寸；不灸。

2·14·28 龈交 Yín jiāo

【位置】 在唇内齿上断缝中。（《甲乙》）

【取法】 正坐或仰靠，提起上唇，于上唇系带与齿龈之移行处取穴。（图 2-92）

【局部解剖】 有上唇系带;有上唇动、静脉;布有上颌内槽神经分支。

【主治】 齿龈肿痛,口祸口噤,口臭,齿衄,鼻渊,面赤颊肿,唇吻强急,面部疮癣,两腮生疮,癫狂,项强。

【配伍举例】《千金方》 龈交、上关、大迎、翳风,主口噤不开引鼻中。

《资生》 龈交、风府,治颈项急,不得顾。

《大成》 口臭难近:龈交、承浆。

【刺灸法】 向上斜刺 0.2～0.3 寸;不灸。

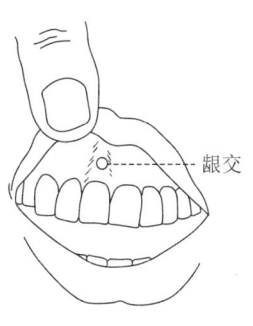

图 2-92

本经小结

(1) 取穴要点 主要应掌握尾骶骨、脊椎棘突间、发际、人中沟以及髂嵴、肩胛骨下角、肩胛冈等解剖标志。腰背部腧穴,除腰俞位于骶管裂孔以外,其余都在各脊椎棘突之间。一般髂嵴平第四腰椎棘突下(腰阳关穴);肩胛骨下角,平第七胸椎棘突下(至阳穴);肩胛冈高点连线,平第三胸椎棘突下(身柱穴)。其他腰背部的腧穴,可按以上定位上下推算取之。头部腧穴,可按前后发际之间为一尺二寸等分折量取穴。面部素髎穴在鼻尖中央,水沟穴在人中沟上取穴。

(2) 主治重点 本经经穴主要用于急救、热病、神志病,以及肛肠等疾患。

① 急救:水沟、素髎、百会等穴,均有清神志,苏厥逆,开关窍的作用,凡一切猝然昏倒、不省人事者,皆可取用。

② 热病:大椎、陶道,主治各种热病及午后潮热等;也是治疗疟疾的主要穴位。

③ 神志疾患:水沟、哑门,多用于癫狂;百会、长强,治疗痫证。

④ 肛肠疾患:取长强治痔疮,百会治脱肛。

(3) 刺灸注意事项 针刺长强,须沿尾骨前缘向上呈 45°角斜刺,避免刺及直肠。脊椎棘突之间各穴,因颈椎、腰椎棘突比较平直可以直刺;胸椎棘突伸向下方,可以向上斜刺,深度一般控制在 0.5～1 寸之间,不宜过深,否则误伤脊髓,引起瘫痪。风府、哑门,不可向前上方深刺,以免误入枕骨大孔损伤延髓,引起事故。应该向下颌方向缓慢刺入。

2·15 经外奇穴

头颈部

2·15·1 神聪 Shén cong

【别名】 四神聪。(《中国针灸学》)

【位置】 在百会四面,各相去同身寸一寸。(《圣惠》)

【取法】 正坐,先取百会,于其前、后、左、右各开一寸取穴。(图 2-93)

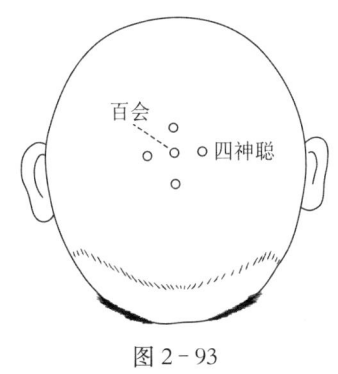

图 2-93

【局部解剖】 在帽状腱膜中;有枕动、静脉、颞浅动、静脉顶支和眶上动、静脉的吻合网;布有枕大神经、耳颞神经及眶上神经分支。

【主治】 头痛,眩晕,失眠,健忘,癫狂,痫证,偏瘫,脑积水,大脑发育不全。

【刺灸法】 平刺 0.5～0.8 寸；可灸。
【文献选摘】《银海精微》 以百会穴为中，四边各开二寸半，乃神聪穴也。

2·15·2 印堂 yīn táng

【位置】 在两眉间宛宛中。（《玉龙经》）
【取法】 正坐仰靠或仰卧，于两眉头连线的中点，对准鼻尖处取穴。
【局部解剖】 在掣眉间肌中；两侧有额内动、静脉分支；布有来自三叉神经的滑车上神经。
【主治】 头痛，头晕，鼻渊，鼻衄，目赤肿痛，重舌，呕吐，产妇血晕，子痫，急、慢惊风，不寐，颜面疔疮以及三叉神经痛。
【配伍举例】《医学纲目》 头重如石，印堂一分，沿皮透攒竹。先左后右，弹针出血。
【刺灸法】 提捏局部皮肤，向下平刺 0.3～0.5 寸；或用三棱针点刺出血；可灸。
【文献选摘】《素问·刺疟》 刺疟者，必先问其病之所先发者，先刺之，先头痛及重者，先刺头上两额两眉间出血。

《玉龙经》 小儿惊风，灸七壮，大哭者为效，不哭者难治。随症急慢补泻，急者慢补，慢者急泻。

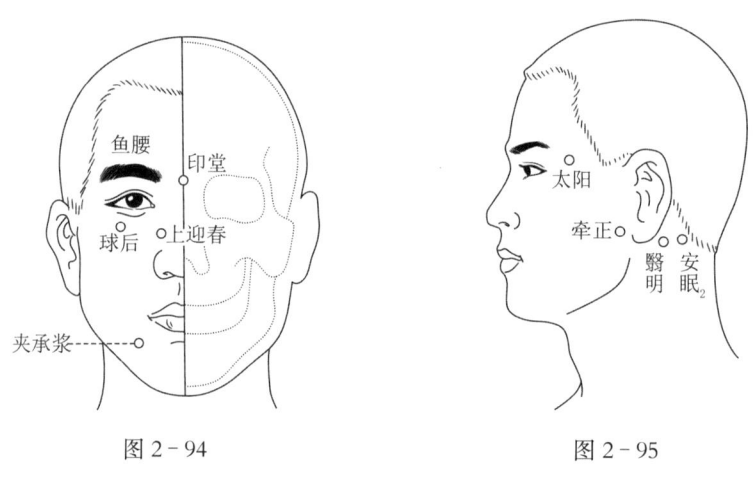

图 2-94　　　　　　　　图 2-95

2·15·3 太阳 Tài yáng

【别名】 前关。（《圣惠》）
【位置】 在眼小眦后一寸。（《圣济》）
【取法】 正坐或侧伏，于眉梢与目外眦连线中点外开一寸的凹陷中取穴。（图 2-95）
【局部解剖】 在颞筋膜及颞肌中；有颞浅动、静脉；布有三叉神经第二、三支分支，面神经颞支。
【主治】 偏正头痛，目赤肿痛，目眩，目涩，口眼㖞斜，牙痛，三叉神经痛。
【配伍举例】《银海精微》 目睛斜视：太阳、颊车、耳门、听会、耳尖、风池。
【刺灸法】 直刺或斜刺 0.3～0.5 寸；或用三棱针点刺出血。禁灸。
【文献选摘】《银海精微》 太阳，在外眦五分是。

《圣济》 太阳穴，不可伤，伤及令人目枯，不可治也。

《奇效》 治眼红肿及头痛，宜用三棱针出血。出血之法，用帛一条紧缠其项，紫脉即见，刺见血立愈。又法，以手紧扭其领令紫脉见，却于紫脉上刺见血，立愈。

2·15·4　鱼腰 yú yāo

【位置】　在眉中间。(《医经小学》)

【取法】　正坐或仰卧，两目平视，于眉毛中间与瞳孔直对处取穴。(图 2-94)

【局部解剖】　在眼轮匝肌中；有额动、静脉外侧支；布有眶上神经、面神经的分支。

【主治】　目赤肿痛，目翳，眼睑𥆧动，眼睑下垂，口眼㖞斜，眶上神经痛。

【刺灸法】　平刺 0.3～0.5 寸；禁灸。

2·15·5　球后 qiú hòu

【位置】　在眶下缘外 1/4 与内 3/4 交界处。(《眼科针灸疗法》)

【取法】　正坐仰靠，嘱患者轻轻闭目，目平视，于目眶下缘的外 1/4 折点取穴。(图 2-94)

【局部解剖】　在眼轮匝肌中，深部为眼肌；浅层有面动、静脉；布有面神经颧支和眶下神经、结状神经结和视神经，深层有眼神经。

【主治】　目疾。如视神经炎，视神经萎缩，视网膜色素变性，青光眼，早期白内障，近视。

【刺灸法】　沿眶下缘从外下向内上，向视神经孔方向刺 0.5～1 寸；不灸。

2·15·6　上迎香 Shàng yíng xiāng

【别名】　鼻通。(《常用新医疗法手册》)

【位置】　在鼻唇沟上端尽处。(《针灸学简编》)

【取法】　正坐仰靠，于鼻翼软骨与鼻甲的交接处取穴。(图 2-94)

【局部解剖】　在上唇方肌中；有面动、静脉之支；布有筛前神经、眶下神经分支及滑车下神经。

【主治】　头痛，鼻塞，鼻中息肉，暴发火眼，迎风流泪。

【配伍举例】　《千金方》　久流冷泪，灸上迎香二穴，天府二穴，肝俞二穴。

【刺灸法】　向内上方斜刺 0.3～0.5 寸；可灸。

2·15·7　内迎香 Nèi yíng xiāng

【位置】　在鼻孔内上端。(《玉龙经》)

【取法】　正坐仰靠，于鼻孔内与上迎香相对处的鼻粘膜上取穴。(图 2-96)

【局部解剖】　在鼻腔底部粘膜上；有面动、静脉的鼻背支；布有筛前神经的鼻外支。

【主治】　目赤肿痛，鼻疾，喉痹，热病，中暑，眩晕。

【刺灸法】　用三棱针点刺出血。有出血体质的人忌用。

【文献选摘】《肘后备急方》　救卒中恶死方：一方取葱黄心刺其鼻，男左女右……若使鼻中血出佳。

《玉龙经》　心血炎上两眼红，好将芦叶搐鼻中，若还血出真为美，目内清凉显妙功。内迎香在鼻孔内，用芦叶或箬叶作卷搐之，血出为好，应合谷穴。

2·15·8　牵正 Qiān zhèng

【位置】　在耳垂前 0.5～1 寸。(《新医疗法手册》)

【取法】　正坐或侧伏，于耳垂前方 0.5 寸，与耳垂中点相平处取穴(寻找结节或敏感点)。(图 2-95)

【局部解剖】　在咬肌中，皮下有腮腺；有咬肌动、静脉分支；布有面神经分支。

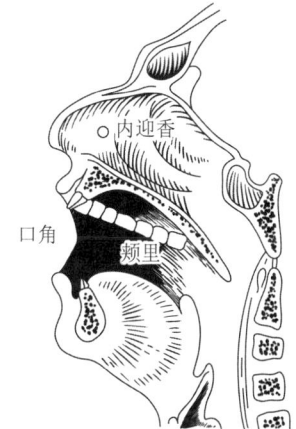

图 2-96

【主治】 口眼㖞斜,口疮,口臭,下牙痛。
【刺灸法】 向前斜刺 0.5~0.8 寸;可灸。

2·15·9　夹承浆 Jiá chéng jiāng

【位置】 去承浆两边各一寸。(《千金方》)
【取法】 正坐仰靠,于承浆穴外侧约 1 寸之凹陷处,适在下颌骨之颏孔处取穴。(图 2－94)
【局部解剖】 在口轮匝肌中;有面动脉分支;布有三叉神经第三分支(颏神经)。
【主治】 面颊浮肿,齿龈溃烂,口㖞,面肌瞤动,唇口疔、疽,以及三叉神经痛。
【刺灸法】 直刺 0.1~0.2 寸;不灸。

2·15·10　颊里 jiá lǐ

【位置】 从口吻边入往对颊里去口一寸。(《千金方》)
【取法】 正坐仰靠,张口,于口角向后一寸的口腔内颊粘膜上取穴,与口角平。(图 2－96)
【局部解剖】 在颊肌、口轮匝肌中;有面动、静脉;布有颊神经的末支,眶下神经及面神经分支。
【主治】 黄疸,口疳,口眼㖞斜,齿龈溃烂。
【刺灸法】 向后斜刺 0.3~0.5 寸;不灸。

2·15·11　聚泉 Jù quán

【位置】 在舌上,当舌中,吐出舌,中直有缝,陷中是穴。(《大成》)

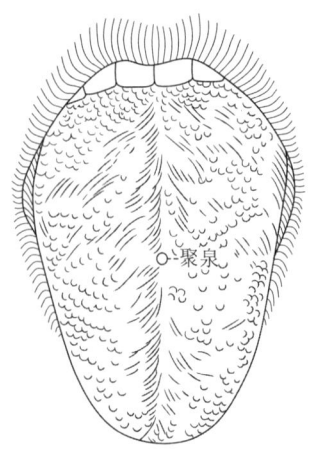

【取法】 正坐,张口伸舌,医者用消毒纱布牵住舌尖,于舌背正中缝之中点取穴。(图 2－97)
【局部解剖】 在舌肌中;有面神经鼓索、舌动脉;布有三叉神经第三支分支、舌神经。
【主治】 舌强,舌缓,消渴,哮喘,咳嗽及味觉减退。
【刺灸法】 直刺 0.1~0.2 寸;或用三棱针点刺出血。
【文献选摘】 《大成》 若灸,则不过七壮。灸法:用生姜切片如钱厚,搭于舌上穴中,然后灸之。如热嗽,用雄黄末少许,和于艾炷中灸之。如冷嗽,用款冬花为末,和于艾炷中灸之。灸毕,以清茶连生姜细嚼咽下。又治舌胎,舌强,亦可治,用小针出血。

图 2－97

2·15·12　金津、玉液 Jīn jīn yù yè

【位置】 在舌底紫脉。(《医经小学》)
【取法】 正坐张口,舌转卷向后方,于舌面下,舌系带两旁之静脉上取穴。左称金津,右称玉液。(图 2－98)
【局部解剖】 有舌下静脉;布有舌下神经、舌神经。
【主治】 舌强,舌肿,口疮,喉闭,消渴,呕吐,腹泻,失语。
【配伍举例】 《大成》 双鹅:玉液、金津、少商;舌强难言:金津、玉液、廉泉、风府;消渴:金津、玉液、承浆;口内生疮:金津、玉液、长强。

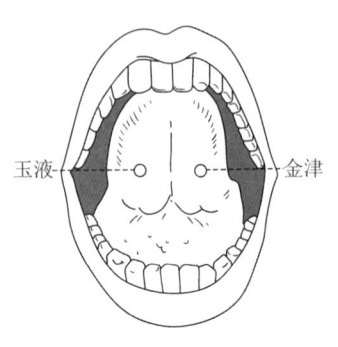

图 2－98

【刺灸法】 点刺出血。

【文献选摘】 《千金方》 治舌卒肿,满口溢出如吹猪胞,气息不得通,须臾不治杀人方:刺舌下两边大脉,出血,勿使刺著舌下中央脉,出血不止杀人。

2·15·13 耳尖 Ěr jiān

【位置】 在耳尖上,卷耳取之,尖上是穴。(《大成》)

【取法】 正坐或侧伏,折耳向前,于耳郭上端取穴。(图 2-99)

【局部解剖】 有耳后动、静脉;布有耳颞神经。

【主治】 目赤肿痛,目翳,偏正头痛,喉痹,以及麦粒肿。

【刺灸法】 直刺 0.1～0.2 寸;或用三棱针点刺出血。可灸。

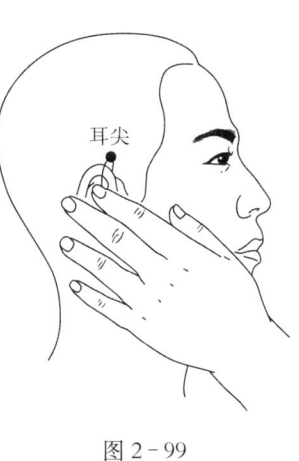

图 2-99

2·15·14 翳明 Yì míng

【位置】 在翳风穴后一寸。(《中华医学杂志》)

【取法】 正坐,头略前倾,在风池与翳风连线之中点取穴。(图 2-95)

【局部解剖】 在胸锁乳突肌上;有耳后动、静脉;布有耳大神经和枕小神经。

【主治】 目疾,如近视、远视、雀目、青盲、早期白内障;头痛,眩晕,耳鸣,失眠,精神病。

【刺灸法】 直刺 0.5～1 寸;可灸。

2·15·15 安眠₂ Ān mián₂

【位置】 在翳风穴与风池穴连线之中点处。(《常用新医疗法手册》)

【取法】 俯伏,在风池穴和翳明穴连线的中点取穴。(图 2-95)

【局部解剖】 在胸锁乳突肌和头夹肌中;有枕动、静脉;布有耳大神经和枕小神经。

【主治】 失眠,头痛,眩晕,心悸,烦躁,癔病,癫痫,精神病,耳聋,高血压。

【刺灸法】 直刺 0.5～1 寸;可灸。

2·15·16 上廉泉 Shàng lián quán

【位置】 在廉泉上一寸。(《新医疗法手册》)

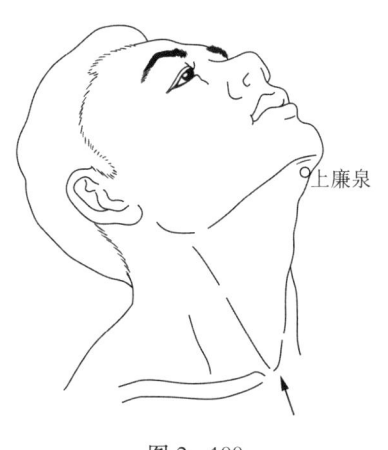

图 2-100

【取法】 正坐仰靠,在颈上部正中,下颌下缘与舌骨体之间的凹陷处取穴。(图 2-100)

【局部解剖】 在下颌舌骨肌、颏舌骨肌、舌肌中;有舌动、静脉;布有颈皮神经、面神经颈支和舌下神经。

【主治】 舌强,喑哑,语言不清,流涎,咽喉疼痛,舌面溃疡,失语。

【刺灸法】 向舌根方向斜刺 0.5～0.8 寸。

2·15·17 新设 Xīn shè

【位置】 在第三、四颈椎之间,旁开 1.5 寸。(《新针灸学》)

【取法】 正坐或俯伏,于风池穴直下,项后发际

下1.5寸,约当第四颈椎横突端取穴。(图2-101)

【局部解剖】 在斜方肌外缘;有颈横动脉分支;布有第四颈神经后支。

【主治】 颈项强痛,角弓反张,后头痛,肩背痠痛,咽喉痛。

【刺灸法】 直刺0.5～0.8寸;可灸。

2·15·18　颈臂 Jǐng bì

【位置】 在锁骨上窝中央至锁骨内侧端之中点。(《芒针疗法》)

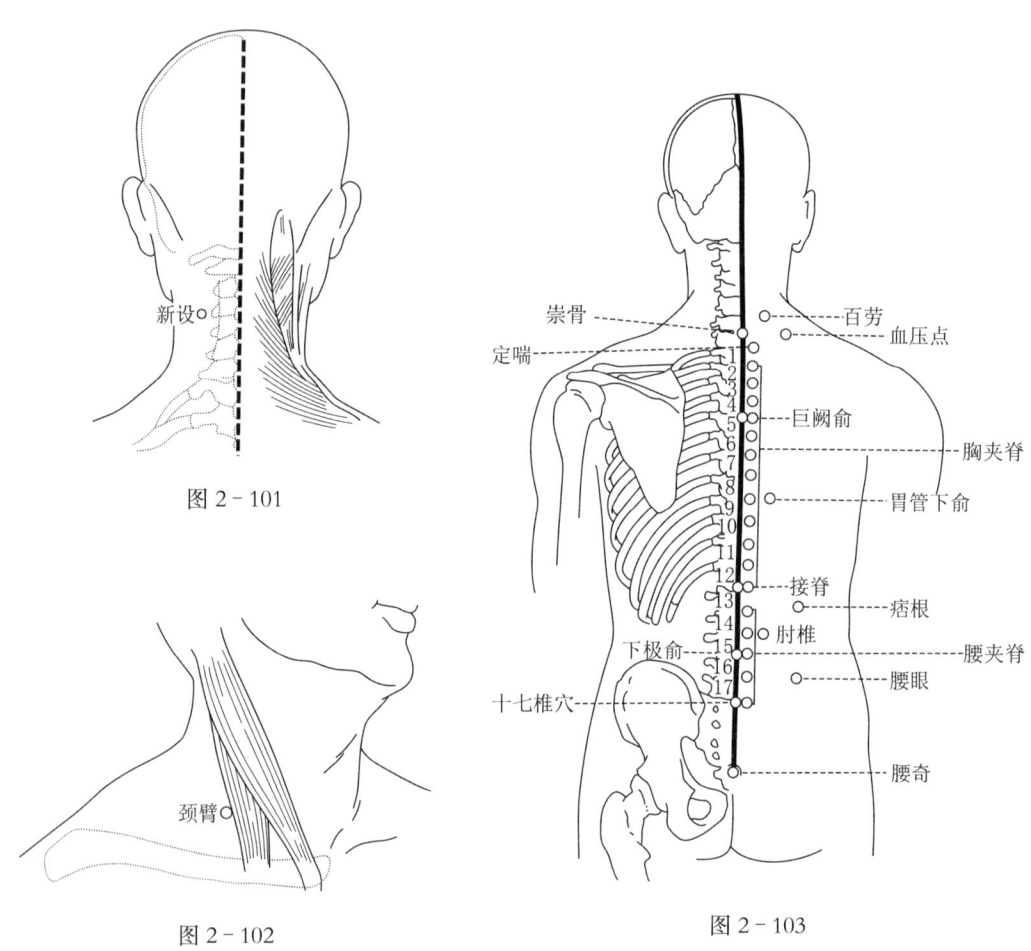

图2-101

图2-102

图2-103

【取法】 仰卧去枕,头转向对侧,于锁骨内1/3与外2/3交点处直上一寸,胸锁乳突肌锁骨头后缘取穴。(图2-102)

【局部解剖】 有胸锁乳突肌;颈外侧动、静脉之分支;布有臂丛神经。

【主治】 肩、臂、手指麻木或疼痛,上肢痿痹。

【刺灸法】 直刺0.3～0.5寸,不宜深刺,免伤肺尖。

2·15·19　百劳 Bǎi láo

【位置】 在大椎向发际二寸点记,将其二寸中折,墨记,横布于先点上,左右两端尽处是。(《集成》)

【取法】 正坐,头微前倾,或俯伏,于大椎穴旁开一寸,再直上二寸处取穴。(图2-103)

【局部解剖】 在斜方肌,头夹肌中;有枕动、静脉和椎动、静脉;布有枕大神经、枕小神经分支。

【主治】 骨蒸潮热,盗汗自汗,瘰疬,咳嗽,气喘,颈项强痛。

【刺灸法】 直刺0.5~1寸;可灸。

【文献选摘】 《资生》 妇人产后浑身疼,针百劳穴,遇痛处即针,避筋骨及禁穴。明下云,产后未满百日,不宜灸。

2·15·20 崇骨 Chóng gǔ

【别名】 椎顶、太祖。(《中国针灸学》)

【位置】 在大椎上第一小椎是。(《集成》)

【取法】 正坐,头微前倾,或俯伏,于后正中线第六、七颈椎棘突之间取穴。(图2-103)

【局部解剖】 在腰背筋膜,棘上韧带及棘间韧带中;有棘间皮下静脉丛;布有第七颈神经后支。

【主治】 咳嗽,气喘,感冒,疟疾,癫痫,肺痨。

【刺灸法】 斜刺0.5~1寸;可灸。

躯干部

2·15·21 胃上 Wèi shàng

【位置】 在脐上二寸,旁开四寸处。(《新医疗法汇编》)

【取法】 仰卧,于脐中旁开四寸,再向上二寸取穴。(图2-104)

【局部解剖】 在腹外斜肌、腹内斜肌及腹横肌处;有腹壁浅静脉;布有第九、十肋间神经外侧支。

【主治】 胃下垂,胃痛,腹胀。

【刺灸法】 向脐中或天枢方向斜刺2~3寸;可灸。

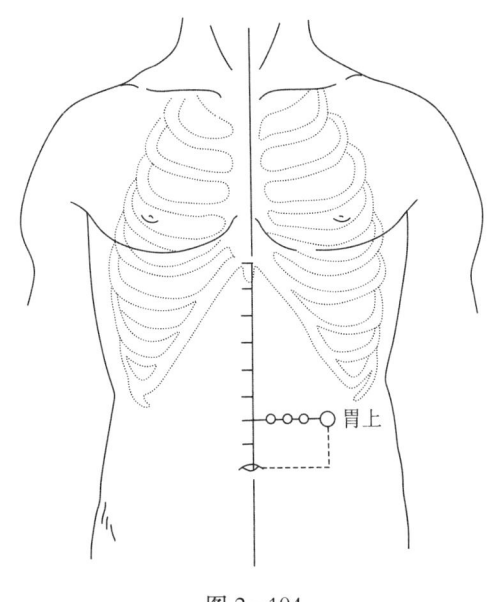

图2-104

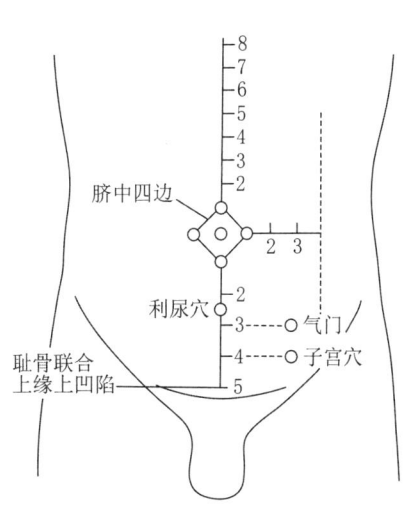

图2-105

2·15·22 脐中四边 Qí zhōng sì biān

【位置】 在脐中上、下两旁各一寸。(《千金方》)

【取法】 仰卧,于神阙穴上、下、左、右各开一寸处取穴。(图 2－105)

【局部解剖】 同阴交、水分及肓俞穴。

【主治】 胃脘疼痛,腹中雷鸣,泄泻,消化不良,小儿惊痫,角弓反张,疝痛,水肿。

【刺灸法】 直刺 0.5～1 寸;可灸。

2·15·23 三角灸 Sān jiǎo jiǔ

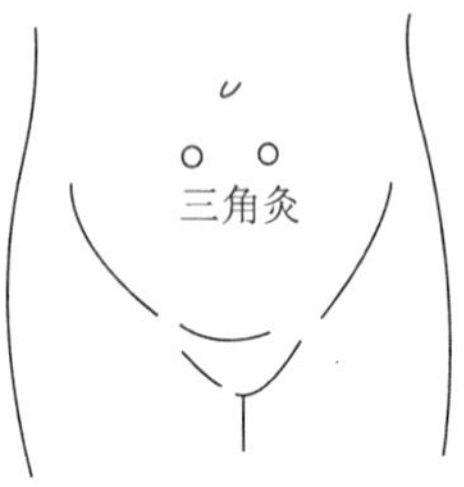

【别名】 脐旁。(《集成》)

【位置】 以患人两口角为一分,作三折成三角,如△样,以一角按脐心,两角在脐下两旁尽处是穴。(《神应经》)

【取法】 仰卧,以患者两口角的长度为一边,作一等边三角形。将顶角置于患者脐心,底边呈水平线,于两底角处取穴。(图 2－106)

【局部解剖】 在腹直肌中;有腹壁下动、静脉肌支;布有第十肋间神经。

【主治】 疝气奔豚,绕脐疼痛,妇人不孕。

图 2－106

【刺灸法】 灸。

2·15·24 利尿穴 Lì niào xué

【别名】 止泻。(《中医简易教材》)

【位置】 在脐下 2.5 寸。(《新医学》)

【取法】 仰卧,于神阙穴与耻骨联合上缘连线的中点取穴。(图 2－105)

【局部解剖】 在腹白线上,深部为小肠;有腹壁浅动、静脉分支,腹壁下动、静脉分支;布有第十二肋间神经前皮支的内侧支。

【主治】 癃闭,淋沥,血尿,腹痛,泄泻,痢疾,子宫下垂,胃下垂。

【刺灸法】 直刺 0.5～1 寸;可灸;或用手指按压。

2·15·25 气门 Qì mén

【位置】 在关元旁三寸。(《千金方》)

【取法】 仰卧,于脐中外开一夫(3 寸)再向下一夫处取穴。(图 2－105)

【局部解剖】 当腹直肌与腹外斜肌、腹内斜肌之间;有腹壁浅动、静脉,腹壁下动、静脉;布有第十二肋间神经及其前皮支。

【主治】 妇人不孕,产后恶露不止,崩漏,癃闭,淋症,少腹疼。

【刺灸法】 直刺 0.5～1 寸;可灸。

2·15·26 提托 Tí tuō

【位置】 在关元穴旁开 4 寸。(《常用新医疗法手册》)

【取法】 仰卧,于乳头直下,平脐下 3 寸处取穴。(图 2－107)

【局部解剖】 当腹内、外斜肌及腹横肌肌部;有旋髂浅动、静脉;布有髂腹下神经。

【主治】 子宫下垂,痛经,腹痛,腹胀,疝气,肾下垂。

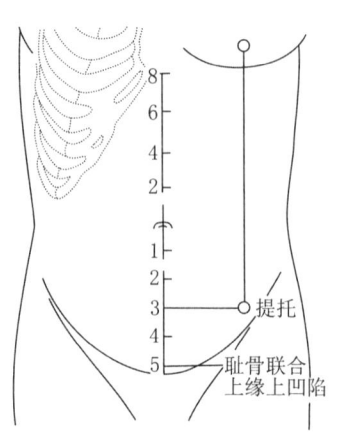

图 2－107

【刺灸法】 直刺 0.5～1 寸；可灸。

2·15·27 子宫穴 Zǐ gōng xué
【位置】 在中极两旁各开三寸。(《大成》)
【取法】 仰卧，于耻骨联合上缘旁开 3 寸，再向上 1 寸取穴。(图 2-105)
【局部解剖】 在腹内、外斜肌处；有腹壁浅动、静脉；布有髂腹下神经。
【主治】 子宫脱垂，月经不调，痛经，崩漏，不孕，疝气，腰痛。
【刺灸法】 直刺 0.8～1.2 寸；可灸。

2·15·28 血压点 Xuè yā diǎn
【位置】 在第六、七颈椎棘突之间旁开 2 寸。(《常用新医疗法手册》)
【取法】 俯伏，后正中线，第六、七颈椎棘突之间左右各开 2 寸处取穴。(图 2-103)
【局部解剖】 当斜方肌、菱形肌、头最长肌、夹肌处；有颈横动脉及颈深动脉分支；布有第七颈神经后支。
【主治】 高血压，低血压。
【刺灸法】 直刺 0.5～1 寸；可灸。

2·15·29 定喘 Dìng chuǎn
【位置】 在大椎穴旁开 0.5 寸。(《常用新医疗法手册》)
【取法】 俯伏或俯卧，在第七颈椎棘突下缘中点(大椎穴)旁开 0.5 寸处取穴。(图 2-103)
【局部解剖】 在斜方肌、菱形肌、头夹肌、最长肌中；有颈横动脉和颈深动脉分支；布有第七、八颈神经后支。
【主治】 哮喘，咳嗽，落枕，肩背痛，上肢疼痛不举，荨麻疹。
【刺灸法】 直刺，或偏向内侧，深 0.5～1 寸；可灸。

2·15·30 巨阙俞 Jù què shù
【位置】 在第四椎。(《千金翼》)
【取法】 俯卧或俯伏，于背部中线第四、五胸椎棘突之间凹陷处取穴。(图 2-103)
【局部解剖】 在腰背筋膜、棘上韧带及棘间韧带中；有第四肋间动脉后支，棘间皮下静脉丛；布有第四肋间神经后支内侧支。
【主治】 心痛，失眠，肩背痛，咳嗽，气喘，胸胁痛。
【刺灸法】 斜刺 0.5～1 寸；可灸。

2·15·31 接脊 Jiē jǐ
【别名】 接骨。(《中国针灸学》)
【位置】 在第十二椎下节间。(《圣惠》)
【取法】 俯卧或俯伏，于背部中线，第十二胸椎棘突与第一腰椎棘突之间凹陷处取穴。(图 2-103)
【局部解剖】 在腰背筋膜、棘上韧带及棘间韧带中；有第十二肋间动脉后支，棘间皮下静脉丛；布有第十二肋间神经后支内侧支。
【主治】 小儿赤白痢疾，脱肛，腹痛，腹泻，消化不良，癫痫，疝气。
【刺灸法】 斜刺 0.5～1 寸；可灸。

2·15·32 下极俞 Xià jí shù
【位置】 在第十五椎。(《千金翼》)

【取法】 俯卧,于第三腰椎棘突下凹陷处取穴。(图 2-103)
【局部解剖】 在腰背筋膜、棘上韧带及棘间韧带中;有腰动脉后支,棘间皮下静脉丛;布有腰神经后支内侧支。
【主治】 腰痛,腹痛,腹泻,小便不利,遗尿,下肢痠痛。
【刺灸法】 直刺 0.5～1 寸;可灸。

2·15·33　十七椎穴 Shí qī zhuī xué
【位置】 在十七椎。(《千金翼》)
【取法】 俯卧,先取与髂嵴相平的腰阳关穴,再向下一个腰椎的凹陷处取穴。(图 2-103)
【局部解剖】 在腰背筋膜、棘上韧带及棘间韧带中;有腰动脉后支,棘间皮下静脉丛;布有腰神经后支内侧支。
【主治】 腰骶痛,腿痛,转胞,痛经,崩漏,遗尿。
【刺灸法】 直刺 0.5～1 寸;可灸。

2·15·34　腰奇 Yāo qí
【位置】 在尾骨尖端上 2 寸。(《中医杂志》)
【取穴】 俯卧,适当尾骨尖端直上 2 寸处取穴。(图 2-103)
【局部解剖】 当棘上韧带处;有第二、三骶动、静脉;布有第二、三骶神经后支。
【主治】 癫痫,头痛,失眠,便秘。
【刺灸法】 向上平刺 1～1.5 寸;可灸。

2·15·35　肘椎 Zhǒu zhuī
【位置】 俯卧伸臂,以绳度两头肘尖,依绳下夹背脊大骨空中,去脊各一寸。(《肘后备急方》)
【取法】 俯卧,于后正中线第二、三腰椎棘突之间近第三腰椎棘突处左右各开一寸处取穴。(图 2-103)
【局部解剖】 同夹脊穴相应部位。
【主治】 胃脘疼痛,腹痛,腹泻,呕吐,便血,腓肠肌痉挛。
【刺灸法】 直刺 0.5～1 寸;可灸。

2·15·36　胃管下俞 Wèi guǎn xià shù
【别名】 八俞、膵俞(《针灸学讲义》);胰俞(《常用新医疗法手册》)。
【位置】 在背第八椎下旁开一寸五分。(《千金方》)
【取法】 俯卧或俯伏,于第八、九胸椎棘突之间,旁开 1.5 寸处取穴。(图 2-103)
【局部解剖】 在斜方肌下缘,有背阔肌,最长肌;有第八肋间动、静脉背侧支的内侧支;布有第八胸神经后支内侧皮支,深层为第八胸神经后支外侧支。
【主治】 胃痛,胰腺炎,胸胁痛,消渴,咳嗽,咽干。
【刺灸法】 斜刺 0.3～0.5 寸;可灸。

2·15·37　痞根 Pǐ gēn
【位置】 在十三椎下,各开三寸半。(《医学入门》)
【取法】 俯卧,于第一腰椎棘突下缘中点外开 3.5 寸处取穴。或于肓门穴外侧 0.5 寸取之。(图 2-103)

【局部解剖】 在背阔肌、髂肋肌处;有第一腰动、静脉背侧支;布有第十二胸神经后支外侧支,深层为第一腰神经后支。

【主治】 痞块,肝脾肿大,疝痛,腰痛,翻胃。

【刺灸法】 直刺 0.5～1 寸;可灸。

2·15·38　腰眼 Yāo yǎn

【位置】 在腰上两旁微陷处。(《医说》)

【取法】 俯卧,于第四腰椎棘突下间旁开 3.5～4 寸之凹陷中取穴。(图 2-103)

【局部解剖】 在背阔肌、髂肋肌处;有第二腰动、静脉背侧支;布有第十二胸神经后支外侧支,第一腰神经外侧支。

【主治】 腰痛,尿频,消渴,虚劳,羸瘦,妇科疾患。

【刺灸法】 直刺 0.5～1 寸;可灸。

【文献选摘】 《医说》灸瘵疾……当以癸亥夜二更……之时,解去下体衣服,于腰上两旁微陷处,针灸家谓之腰眼,直身平立,用笔点定,然后上床合面而卧,每灼小艾炷七壮,劳虫或吐出,或泻下,即时平安,断根不发,更不传染。

2·15·39　夹脊 jiá jǐ

【别名】 华佗夹脊。(《中国针灸学》)

【位置】 在第一胸椎至第五腰椎,各椎棘突下间旁开 0.5 寸。

【取法】 俯伏或俯卧,于脊椎棘突间两侧,背正中线外侧 0.5 寸处。自第一胸椎至第五腰椎,每侧 17 穴,左右共 34 穴。(图 2-103)

【局部解剖】 在横突间的韧带和肌肉中。因穴位位置不同,涉及的肌肉也不同。一般分为三层,浅层为斜方肌、背阔肌和菱形肌;中层有上、下锯肌;深层有骶棘肌和横突棘突间的短肌。每穴都有相应椎骨下方发出的脊神经后支及其伴行的动脉和静脉丛分布。

【主治】 适应范围较广。其中上胸部的穴位治疗心肺、上肢疾病;下胸部的穴位治疗胃肠疾病;腰部的穴位治疗腰、腹及下肢疾病。

【刺灸法】 直刺 0.3～0.5 寸,或用梅花针叩刺;可灸。

【文献选摘】 《肘后备急方》 夹背脊大骨穴中,去脊各一寸。

《后汉书》 佗别传曰:有人病脚躄不能行。佗切脉,便使解衣,点背数十处,相去一寸或五寸(分),从邪不相当。言灸此各七壮,灸创愈即行也。后灸愈,灸处夹脊一寸上下,行端直均匀如引绳。

四肢部

2·15·40　十宣 Shí xuān

【别名】 鬼城。(《千金方》)

【位置】 在手十指头上,去爪甲一分。(《大成》)

【取法】 仰掌,十指微屈,于十指尖端去指甲游离缘 0.1 寸处取穴。(图 2-108)

【局部解剖】 有指掌侧固有动、静脉形成的动、静脉网;布有指掌侧固有神经和丰富的痛觉感受器。

【主治】 昏迷,晕厥,中暑,热病,小儿惊厥,咽喉肿痛,指端麻木。

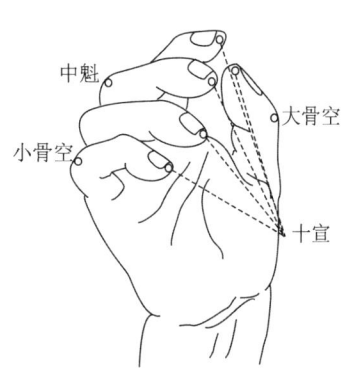

图 2-108

【刺灸法】 直刺 0.1～0.2 寸；或用三棱针点刺出血。

2·15·41　八邪 Bā xié

【别名】 八关。(《景岳全书》)

【位置】 手十指，歧缝中。(《医经小学》)

【取法】 微握拳，于手背第 1～5 指间的缝纹端取穴。左右共八穴。(图 2－109)

【局部解剖】 当骨间肌处；有手背静脉网、掌背动脉；布有尺、桡神经的手背支。

【主治】 手背肿痛，手指麻木，头项强痛，咽痛，齿痛，目痛，烦热，毒蛇咬伤。

【刺灸法】 向上斜刺 0.5～0.8 寸；或点刺出血。可灸。

【文献选摘】《素问·刺疟》 诸疟而脉不见，刺十指间出血，血去必已。

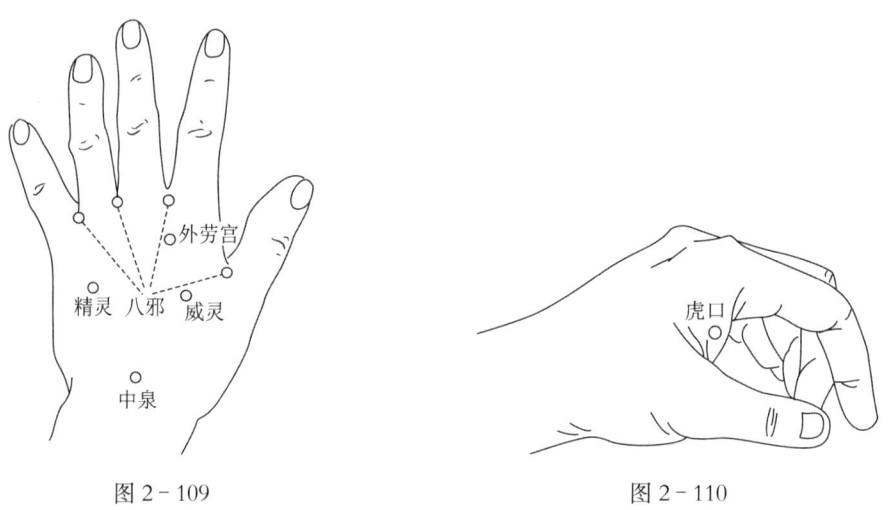

图 2－109　　　　　　　　　　图 2－110

2·15·42　虎口 Hǔ kǒu

【位置】 在虎口白肉际。(《千金翼》)

【取法】 拇指、食指分开，于指蹼中点上方赤白肉际处取穴。(图 2－110)

【主治】 唇紧，烦热，头痛，眩晕，牙痛，乳鹅，心痛，失眠。

【配伍举例】《图翼》 小儿唇紧，灸虎口，男左女右七壮，又兼灸承浆三壮。

【刺灸法】 斜刺 0.5～0.8 寸；可灸。

2·15·43　大骨空 Dà gǔ kōng

【位置】 在手大拇指第二节尖上。(《玉龙经》)

【取法】 于拇指背侧指骨关节横纹中点取穴。(图 2－108)

【局部解剖】 有指背神经和动脉。

【主治】 目痛，目翳，内障，吐泻，衄血。

【配伍举例】《玉龙赋》 大、小骨空，治眼烂能止冷泪。

【刺灸法】 灸。

【文献选摘】《备急灸法》 衄血不止者，握手屈大指，灸骨端上三壮。壮如粟米大。男女同法，右衄灸左，左衄灸右。

《玉龙歌》 风眩目烂最堪怜，泪出汪汪不可言，大、小骨空皆妙穴，多加艾火疾应痊。

2·15·44 中魁 Zhōng kuí

【位置】 在中指第二节尖。(《玉龙经》)
【取法】 握拳,掌心向心,于中指背侧近端指骨关节横纹中点取穴。(图 2-108)
【局部解剖】 有指背神经和动脉。
【主治】 噎膈,翻胃,呕吐,呃逆,牙痛,鼻出血,白癜风。
【刺灸法】 灸。

2·15·45 小骨空 Xiǎo gǔ kōng

【位置】 在手小指第二节尖上。(《玉龙经》)
【取法】 握拳,手掌向心,于小指背侧近端指骨关节横纹中点取穴。(图 2-108)
【局部解剖】 有指背神经和动脉。
【主治】 目赤肿痛,目翳,喉痛,指关节痛。
【刺灸法】 灸。

2·15·46 五虎 Wǔ hǔ

【位置】 在手食指无名指背间,本节前骨尖上各一穴,握拳取之。(《图翼》)
【取法】 握拳,于手背第二、四掌骨小头高点取穴。(图 2-111)

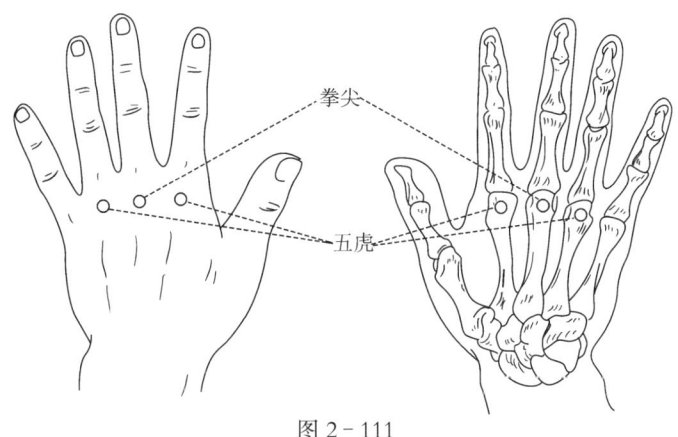

图 2-111

【局部解剖】 有指背动、静脉;布有尺、桡神经的手背支。
【主治】 手指拘挛。
【刺灸法】 灸。
【文献选摘】《医经小学》 五虎四穴次指背,二节尖上七壮宜。
《大成》 五虎四穴,在手食指及无名指,第二节骨尖,握拳得之。

2·15·47 拳尖 Quán jiān

【位置】 在手中指本节头。(《圣惠》)
【取法】 握拳,掌心向下,于手背侧第三掌骨小头之高点处取穴。(图 2-111)
【主治】 目翳,睛痛。
【配伍举例】《神应经》 卒生翳膜,两目疼痛不可忍者,睛明、手中指本节间尖上三壮。
【刺灸法】 灸。

2·15·48 威灵、精灵 Wēi líng jīng líng

【别名】 腰痛点。(《针灸学简编》)

【位置】 威灵穴,在虎口下两旁歧,有圆骨处;精灵穴,在第四指、五指夹界下半寸。(《小儿推拿方脉活婴秘旨全书》)

【取法】 伏掌,威灵在手背第二、三掌骨间中点,第二指伸肌腱桡侧凹陷处;精灵在手背第四、五掌骨间中点,第四指伸肌腱尺侧凹陷处。(图2-109)

【局部解剖】 在第二、四掌背侧骨间肌中;有掌背动脉;布有掌背神经,指掌侧总神经。

【主治】 急性腰扭伤,头痛,卒死,痰壅气促,小儿急、慢惊风,手背红肿疼痛。

【刺灸法】 直刺0.3～0.5寸;可灸。

2·15·49 外劳宫 Wài láo gōng

【别名】 落枕。(《常用新医疗法手册》)

【位置】 在指下,正对掌心是穴。(《小儿推拿方脉活婴秘旨全书》)

【取法】 伏掌,于手背第二、三掌骨间,指掌关节后0.5寸许之凹陷处取穴。(图2-109)

【局部解剖】 有骨间背侧肌;有掌背动脉,手背静脉网;布有桡神经分支。

【主治】 手背红肿,手指麻木,落枕,五指不能屈伸,小儿消化不良,脐风,以及颈椎综合征。

【刺灸法】 直刺0.5～0.8寸;可灸。

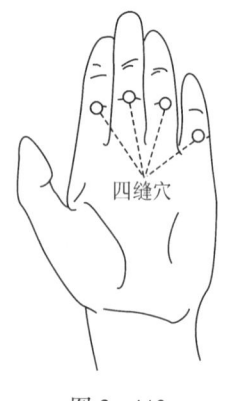

图2-112

2·15·50 中泉 Zhōng quán

【位置】 在手背腕中,在阳溪、阳池中间陷中。(《奇效》)

【取法】 伏掌,于手腕背侧阳溪穴与阳池穴连线的中点,指总伸肌腱桡侧凹陷中取穴。(图2-109)

【局部解剖】 在拇长伸肌腱与食指固有伸肌腱之间,有腕背侧韧带;有桡动脉腕背支,腕背静脉网;布有桡神经浅支。

【主治】 胸胁胀满,咳嗽气喘,胃脘疼痛,心痛,唾血,目翳,掌中热,腹胀腹痛。

【刺灸法】 直刺0.3～0.5寸;可灸。

2·15·51 四缝穴 Sì fèng xué

【位置】 在手四指内中节是穴。(《奇效》)

【取法】 仰掌伸指,于食、中、环、小四指掌面近侧指骨关节横纹中点取穴。

【局部解剖】 入皮后有指纤维鞘、指滑液鞘、屈指深肌腱、深部为指关节腔;有指掌侧固有动、静脉分支;布有指掌侧固有神经。

【主治】 疳积,百日咳,肠虫症,小儿腹泻,咳嗽气喘。

【刺灸法】 点刺0.1～0.2寸,挤出少量黄白色透明样粘液或出血。

2·15·52 二白 Èr bái

【位置】 在掌后横纹上四寸,两穴对并,一穴在筋中间,一穴在大筋外。(《玉龙经》)

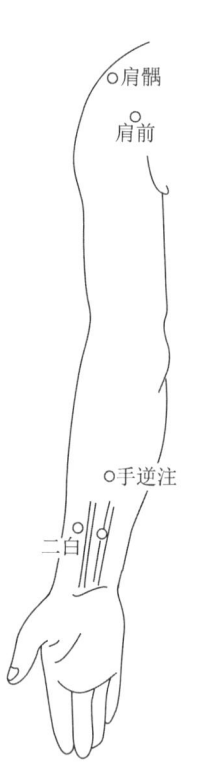

图2-113

【取法】 伸臂仰掌,腕横纹直上4寸,桡侧腕屈肌腱之两侧缘取穴。(图2-113)

【局部解剖】 有指浅屈肌;桡动、静脉和骨间掌侧动、静脉;布有前臂内侧皮神经、前臂外侧皮神经、正中神经和桡神经。

【主治】 痔疮,脱肛,前臂痛,胸胁痛。

【刺灸法】 直刺0.5~0.8寸;可灸。

2·15·53 手逆注 Shǒu nì zhù

【别名】 臂中。(《常用新医疗法手册》)

【位置】 在手腕后六寸。(《千金方》)

【取法】 伸臂仰掌,于掌长肌腱与桡侧腕屈肌腱之间,腕横纹与肘横纹连线的中点处取穴。(图2-113)

【局部解剖】 在掌长肌、桡侧腕屈肌之间,有指屈浅肌、指屈深肌;有前臂正中动、静脉;布有前臂内侧皮神经、前臂掌侧骨间神经。

【主治】 前臂疼痛,上肢麻痹或痉挛,癔病,胸胁痛。

【刺灸法】 直刺0.5~0.8寸;可灸。

2·15·54 肘尖 Zhǒu jiān

【位置】 在肘头锐骨。(《千金方》)

【取法】 正坐,两手扠腰,屈肘约90°角,于尺骨鹰嘴突起之尖端取穴。(图2-114)

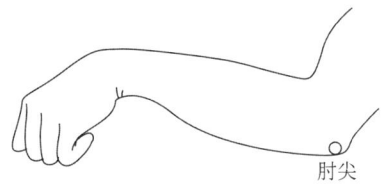

图2-114

【局部解剖】 有浅筋膜;肘关节动脉网;布有前臂背侧皮神经。

【主治】 瘰疬,痈疽,疔疮,肠痈,霍乱。

【刺灸法】 灸。

【文献选摘】 《千金方》 肠痈,屈两肘,正灸肘头锐骨各百壮,则下脓血即差。

《疮疡经验全书》 治瘰疬已成未成,已溃未溃,以手置肩上,微举起,则肘骨尖自现,是灸处。如患左灸左肘,患右灸右肘,左右俱患,两肘皆灸,以三四十壮为期,更服补剂。一年灸一次,三灸其疮自除。

2·15·55 夺命 Duó míng

【别名】 惺惺。(《医学入门》)

【位置】 在手膊上侧,筋骨陷中,虾蟆儿上,自肩至肘,正在当中。(《聚英》)

【取法】 正坐垂臂,于肩峰与肘横纹桡侧端间连线的中点取穴。(图2-115)

【主治】 晕厥,上臂痠痛,紫白癜风,丹毒。

【刺灸法】 直刺0.5~0.8寸;可灸。

【文献选摘】 《聚英》 刘宗厚曰:晕针者,夺命穴救之。男左女右取之。不回,却再取右,女亦然。

2·15·56 肩前 Jiān qián

【别名】 肩内陵。(《针灸经外奇穴图谱》)

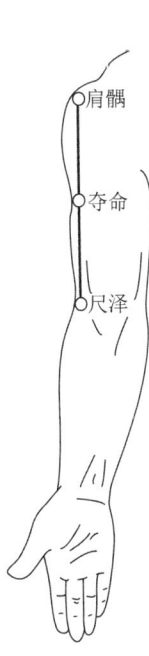

图2-115

【位置】 垂臂,腋前皱襞头上 1.5 寸。(《中医临床新编》)
【取法】 正坐垂臂,于腋前皱襞尽端与肩髃穴连线的中点取穴。(图 2－113)
【局部解剖】 在三角肌中;有胸肩峰动、静脉,旋肱前、后动、静脉;布有锁骨上神经后支,深部为腋神经。
【主治】 肩痛不举,上肢瘫痪,肩关节及其周围软组织疾患。
【刺灸法】 直刺 0.5～1 寸;可灸。

2·15·57　气端 Qì duān

【位置】 在足十趾端。(《千金方》)
【取法】 于足十趾尖端取穴。(图 2－116)
【主治】 中风急救,足趾麻木,脚背红肿、疼痛。
【刺灸法】 直刺 0.1～0.2 寸;可灸。

2·15·58　八风 Bā fēng

【别名】 八冲(《千金方》);阴独八穴(《集成》)。
【位置】 在足十趾去趾奇一分,两足凡八穴。(《千金方》)
【取法】 正坐或仰卧,于足背五趾各趾间的缝纹端取穴。(图 2－116)
【局部解剖】 在趾骨小头间前跖骨间肌中;有趾背动、静脉;布有腓浅、深神经。
【主治】 足跗肿痛,脚弱无力,头痛,牙痛,疟疾,毒蛇咬伤,足趾青紫症,月经不调。
【刺灸法】 斜刺 0.5～0.8 寸,或用三棱针点刺出血;可灸。
【文献选摘】 《素问·刺疟篇》 刺疟者,必先问其病之所先发者,先刺之。先足胫痠痛者,先刺足阳明十指间出血。

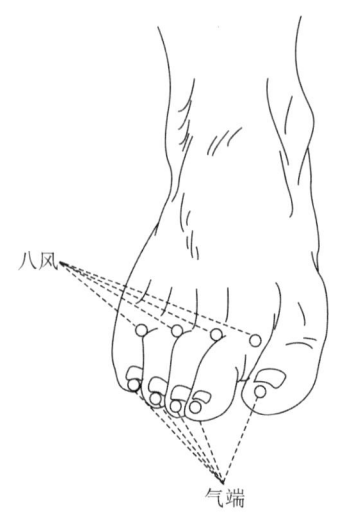

图 2－116

2·15·59　独阴 Dú yīn

【位置】 在足第二趾下横纹中是穴。(《大成》)
【取法】 俯卧,在足第二趾跖侧面,远端趾节横纹中点取穴。(图 2－117)
【主治】 卒心痛,胸胁痛,呕吐,吐血,死胎,胞衣不下,月经不调,疝气。
【刺灸法】 直刺 0.1～0.2 寸;可灸。
【文献选摘】 《圣惠》 张文仲灸法,疗卒心痛不可忍……灸足大指次指内横纹中,各一壮。炷如小麦大,下火立愈。
《中国针灸学》 可治河豚鱼中毒。

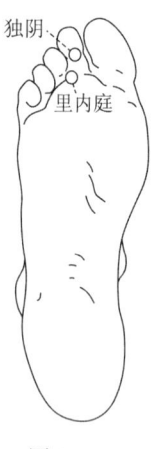

图 2－117

2·15·60　里内庭 Lǐ nèi tíng

【位置】 在足掌面第二、三趾夹缝中。(《针灸孔穴及其疗法便览》)
【取法】 俯卧,于足底第二、三趾间,与内庭穴相对处取穴。(图 2－117)
【主治】 五趾尽痛,小儿惊风,癫痫,急性胃痛。
【刺灸法】 直刺 0.3～0.5 寸;可灸。

2·15·61　女膝 Nǚ xī

【位置】　在足后跟。(《膏肓灸法》)

【取法】　俯卧或侧卧,于足跟后正中线赤白肉际处取穴。(图 2-118)

【主治】　惊悸,癫狂,牙槽风。

【刺灸法】　直刺 0.2～0.3 寸;可灸。

【文献选摘】《经穴汇解》　按周密癸辛杂识曰:刘汉卿郎中,患牙槽风,久之颔穿,脓血淋沥,医皆不效。在维阳,有丘经历,益都人,妙针法,与汉卿针委中及女膝穴,是夕脓血即止。旬日后,用此法,颔骨蜕去,别生新者。其后又张师道,亦患此证,复用此法,针之而愈,殊不可晓。

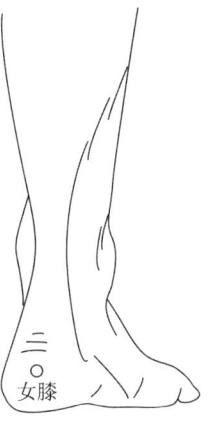

图 2-118

2·15·62　阑尾穴 Lán wěi xué

【位置】　在足三里下二寸稍前之处。(《新中医药》)

【取法】　正坐或仰卧屈膝,于足三里与上巨虚两穴之间压痛最明显处取穴。一般约在足三里下 1.5～2 寸处。(图 2-119)

【局部解剖】　在胫骨前肌、趾长伸肌中;有胫前动、静脉;布有腓肠外侧皮神经、腓深神经。

【主治】　急、慢性阑尾炎,胃脘疼痛,消化不良,下肢痿痹。

【刺灸法】　直刺 0.5～1 寸;可灸。

2·15·63　胆囊穴 Dǎn náng xué

【位置】　在阳陵泉下 1 寸左右之压痛点处。(《中华外科杂志》)

【取法】　正坐或侧卧,于阳陵泉穴直下 1 寸左右之压痛最明显处取穴。(图 2-119)

【局部解剖】　在腓骨长肌与趾长伸肌处;有胫前动、静脉分支;布有腓肠外侧皮神经、腓浅神经。

【主治】　急、慢性胆囊炎,胆石症,胆道蛔虫症,胆绞痛,胁痛,下肢痿痹。

【刺灸法】　直刺 1～1.5 寸;可灸。

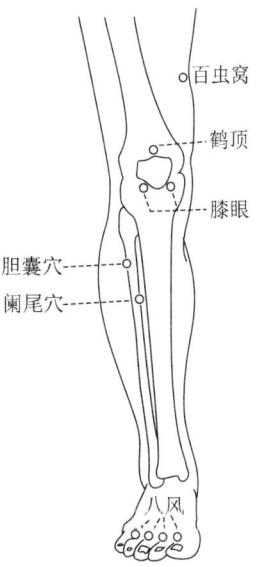

图 2-119

2·15·64　陵后 Líng hòu

【位置】　在阳陵泉穴后。(《针灸孔穴及其疗法便览》)

【取法】　正坐屈膝或侧卧,于阳陵泉穴后方,腓骨小头后缘凹陷处取穴。(图 2-120)

【局部解剖】　在腓骨长肌与比目鱼肌上端;有腘动脉分支;布有腓总神经。

【主治】　膝胫疼痛,足下垂,足内翻。

【刺灸法】　直刺 1～1.5 寸;可灸。

2·15·65　膝眼 Xī yǎn

【别名】　膝目。(《外台》)

【位置】　在膝头骨下,两旁陷者宛宛中。(《千金方》)

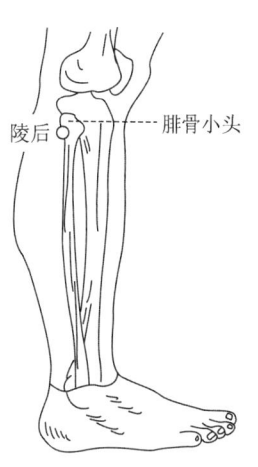

图 2-120

【取法】 屈膝,于膝关节伸侧面,髌韧带两侧之凹陷中取穴。左右计四穴。(图 2-119)

【局部解剖】 在髌韧带两侧;有膝关节动、静脉网;布有隐神经分支、股外侧皮神经分支,深层有胫腓总神经分支。

【主治】 膝关节痠痛,鹤膝风,脚气,腿痛。

【配伍举例】《外科大成》 鹤膝风……灸膝眼穴二七壮。甚者见青筋,痛引足心,灸三阴交穴二七壮,待膝伸直为止。再甚者,则于膝顶上灸七壮,乃秘穴也。

【刺灸法】 向膝中斜刺 0.5～1 寸,或透刺对侧膝眼;可灸。

2·15·66 鹤顶 Hè dǐng

【别名】 膝顶。(《外科大成》)

【位置】 在膝盖骨尖上。(《医学纲目》)

【取法】 屈膝,于髌骨上缘中点上方之凹陷处取穴。(图 2-119)

【局部解剖】 在髌骨上缘股四头肌腱中;有膝关节动脉网;布有股神经前皮支及肌支。

【主治】 膝关节痠痛,腿足无力,鹤膝风,脚气。

【刺灸法】 直刺 0.5～0.8 寸;可灸。

2·15·67 百虫窝 Bǎi chóng wō

【别名】 血郄。(《集成》)

【位置】 在膝内廉上三寸。(《大成》)

【取法】 正坐屈膝或仰卧,于髌骨内上角上 3 寸处取穴。(图 2-119)

【局部解剖】 在股内侧肌中;有股动、静脉;布有股神经前皮支,深层有股神经肌支。

【主治】 皮肤瘙痒,风疹块,下部生疮,蛔虫病。

【刺灸法】 直刺 0.5～1 寸;可灸。

3

附　　篇

3·1　常用针灸歌诀

3·1·1　《四总穴歌》①

肚腹三里留,腰背委中求,头项寻列缺,面口合谷收。

后人更增:心胸取内关,小腹三阴②谋,痠痛阿是穴,急救刺水沟四句,亦属经验之作。

3·1·2　《回阳九针歌》③

哑门劳宫三阴交,涌泉太溪中脘接,环跳三里合谷并,此是回阳九针穴。

3·1·3　《马丹阳天星十二穴并治杂病歌》④

三里内庭穴,曲池合谷接,委中配承山,太冲昆仑穴,

环跳与阳陵,通里并列缺。合担用法担,合截用法截,

三百六十穴,不出十二诀。

3·1·3·1　三里　三里膝眼下,三寸两筋间。能通心腹胀,善治胃中寒,肠鸣并泄泻,腿肿膝胻痠,伤寒羸瘦损,气蛊及诸般。年过三旬后,针灸眼便宽。取穴当审的,八分三壮安。

3·1·3·2　内庭　内庭次指外,本属足阳明。能治四肢厥,喜静恶闻声,瘾疹咽喉痛,数欠及牙疼,疟疾不能食,针着便惺惺。

3·1·3·3　曲池　曲池拱手取,屈肘骨边求。善治肘中痛,偏风手不收,挽弓开不得,筋缓莫梳头,喉闭促欲死,发热更无休,遍身风癣癞,针著即时瘳。

3·1·3·4　合谷　合谷在虎口,两指歧骨间。头痛并面肿,疟病热还寒,齿龋鼻衄血,口噤不开言。针入五分深,令人即便安。

3·1·3·5　委中　委中曲䐐里,横纹脉中央。腰痛不能举,沉沉引脊梁,痠痛筋莫展,风痹复无常,膝头难伸屈,针入即安康。

3·1·3·6　承山　承山名鱼腹,腨肠分肉间。善治腰疼痛,痔疾大便难,脚气并膝肿,展转战疼痠,霍乱及转筋,穴中刺便安。

3·1·3·7　太冲　太冲足大趾,节后二寸中。动脉知生死,能治惊痫风,咽喉并心胀,两足不能行,七疝偏坠肿,眼目似云矇,亦能疗腰痛,针下有神功。

3·1·3·8　昆仑　昆仑足外踝,跟骨上边寻。转筋腰尻痛,暴喘满冲心,举步行不得,一动即呻吟,若欲求安乐,须于此穴针。

3·1·3·9　环跳　环跳在髀枢,侧卧屈足取。折腰莫能顾,冷风并湿痹,腿胯连腨痛,转侧重欷歔,若人针灸后,顷刻病消除。

---

① [明]朱权:《乾坤生意》(引自《针灸大全》)
② 三阴:指足太阴脾经三阴交穴。
③ [明]高武:《针灸聚英》
④ [明]徐凤:《针灸大全》

3·1·3·10 阳陵泉　阳陵居膝下,外廉一寸中。膝肿并麻木,冷痹及偏风,举足不能起,坐床似衰翁,针入六分止,神功妙不同。

3·1·3·11 通里　通里腕侧后,去腕一寸中。欲言声不出,懊侬及怔忡,实则四肢重,头腮面颊红,虚则不能食,暴暗面无容,毫针微微刺,方信有神功。

3·1·3·12 列缺　列缺腕侧上,次指手交叉。善疗偏头患,遍身风痹麻,痰涎频上壅,口噤不开牙,若能明补泻,应手即如拏。

3·1·4 《孙思邈先生针十三鬼穴歌》①

百邪癫狂所为病,针有十三穴须认,凡针之体先鬼宫,次针鬼心无不应,
一一从头逐一求,男从左起女从右。一针人中鬼宫停,左边下针右出针,
第二手大指甲下,名鬼信刺三分深,三针足大指甲下,名曰鬼垒入二分,
四针掌后大陵穴,入寸五分为鬼心,五针申脉名鬼路,火针三下七锃锃,
第六却寻大杼上,入发一寸名鬼枕,七刺耳垂下五分,名曰鬼床针要温,
八针承浆名鬼市,从左出右君须记,九针间使鬼市上,十针上星名鬼堂,
十一阴下缝三壮,女玉门头为鬼藏,十二曲池名鬼臣,火针仍要七锃锃,
十三舌头当舌中,此穴须名是鬼封,手足两边相对刺,若逢孤穴只单通,
此是先师真口诀,狂猖恶鬼走无踪。

古代认为精神疾患是由鬼邪作祟所致,因此,将治疗精神疾患的腧穴称为鬼穴。

3·1·5 《井荥俞原经合歌》②

少商鱼际与太渊,经渠尺泽肺相连,商阳二三间合谷,阳溪曲池大肠牵。
隐白大都太白脾,商丘阴陵泉要知,厉兑内庭陷谷胃,冲阳解溪三里随。
少冲少府属于心,神门灵道少海寻,少泽前谷后溪腕,阳谷小海小肠经。
涌泉然谷与太溪,复溜阴谷肾所宜,至阴通谷束京骨,昆仑委中膀胱知。
中冲劳宫心包络,大陵间使曲泽索,关冲液门中渚焦,阳池支沟天井索。
大敦行间太冲看,中封曲泉属于肝,窍阴侠溪临泣胆,丘墟阳辅阳陵泉。

3·1·6 《十二经治症主客原络》③

肺之主大肠客

太阴多气而少血,心胸气胀掌发热,喘咳缺盆痛莫禁,咽肿喉干身汗越,肩内前廉两乳疼,痰结膈中气如缺,所生病者何穴求,太渊偏历与君说。

大肠主肺之客

阳明大肠侠鼻孔,面痛齿疼腮颊肿,生疾目黄口亦干,鼻流清涕及血涌,喉痹肩前痛莫当,大指次指为一统,合谷列缺取为奇,二穴针之居病总。

脾主胃客

脾经为病舌本强,呕吐胃翻疼腹脏,阴气上冲噫难瘳,体重不摇心事妄,疟生振栗兼体羸,秘结疸黄手执杖,股膝内肿厥而疼,太白丰隆取为尚。

胃主脾客

腹膜心闷意凄怆,恶人恶火恶灯光,耳闻响动心中惕,鼻衄唇㖞疟又伤,弃衣骤步身中

---

① [明]徐凤:《针灸大全》
② [明]刘纯:《医经小学》
③ [明]杨继洲:《针灸大全》

热,痰多足痛与疮疡,气蛊胸腿疼难止,冲阳公孙一刺康。

真心主小肠客

少阴心痛并干嗌,渴欲饮兮为臂厥,生病目黄口亦干,胁臂疼兮掌发热,若人欲治勿差求,专在医人心审察,惊悸呕血及怔忡,神门支正何堪缺。

小肠主真心客

小肠之病岂为良,颊肿肩疼两臂旁,项颈强疼难转侧,嗌颔肿痛甚非常,肩似拔兮臑似折,生病耳聋及目黄,臑肘臂外后廉痛,腕骨通里取为详。

肾之主膀胱客

脸黑嗜卧不欲粮,目不明兮发热狂,腰痛足疼步难履,若人捕获难躲藏,心胆战兢气不足,更兼胸结与身黄,若欲除之无更法,太溪飞扬取最良。

膀胱主肾之客

膀胱颈病目中疼,项腰足腿痛难行,痎疟狂颠心胆热,背弓反手额眉棱,鼻衄目黄筋骨缩,脱肛痔漏腹心膨,若要除之无别法,京骨大钟任显能。

三焦主包络客

三焦为病耳中聋,喉痹咽干目肿红,耳后肘疼并出汗,脊间心后痛相从,肩背风生连膊肘,大便坚闭及遗癃,前病治之何穴愈,阳池内关法理同。

包络主三焦客

包络为病手挛急,臂不能伸痛如屈,胸膺胁满腋肿平,心中淡淡面色赤,目黄善笑不肯休,心烦心痛掌热极,良医达士细推详,大陵外关病消释。

肝主胆客

气少血多肝之经,丈夫㿗疝苦腰疼,妇人腹膨小腹肿,甚则嗌干面脱尘。所生病者胸满呕,腹中泄泻痛无停,癃闭遗溺疝瘕痛,太、光二穴即安宁。

胆主肝客

胆经之穴何病主?胸胁肋疼足不举,面体不泽头目疼,缺盆腋肿汗如雨,颈项瘿瘤坚似铁,疟生寒热连骨髓,以上病症欲除之,须向丘墟蠡沟取。

3·1·7 《十五络穴歌》[①]

人身络穴一十五,我今逐一从头举,手太阴络为列缺,手少阴络即通里,
手厥阴络为内关,手太阳络支正是,手阳明络偏历当,手少阳络外关位,
足太阳络号飞扬,足阳明络丰隆记,足少阳络为光明,足太阴络公孙寄,
足少阴络名大钟,足厥阴络蠡沟配,阳督之络号长强,阴任之络号尾翳,
脾之大络为大包,十五络脉君须记。

按:本篇原出《针灸大全》,名《十五脉络歌》。现从《聚英》引载,文字略有改动。

3·1·8 《八脉交会八穴歌》[②]

公孙冲脉胃心胸,内关阴维下总同,临泣胆经连带脉,阳维目锐外关逢,
后溪督脉内眦颈,申脉阳跷络亦通,列缺任脉行肺系,阴跷照海膈喉咙。

---

① [明]高武:《针灸聚英》
② [明]徐凤:《针灸大全》

3·1·9 《八脉八穴治症歌》[①]

公孙
九种心疼延闷,结胸番胃难停,酒食积聚胃肠鸣,水食气疾膈病。脐痛腹疼胁胀,肠风疟疾心疼,胎衣不下血迷心,泄泻公孙立应。

内关
中满心胸痞胀,肠鸣泄泻脱肛,食难下膈酒来伤,积块坚横胁抢。妇女胁疼心痛,结胸里急难当,伤寒不解结胸腔,疟疾内关独当。

后溪
手足拘挛战掉,中风不语痫癫,头疼眼肿泪涟涟,腿膝背腰痛遍。项强伤寒不解,牙齿腮肿喉咽,手麻足麻破伤牵,盗汗后溪先砭。

申脉
腰背屈强腿肿,恶风自汗头疼,雷头赤目痛眉棱,手足麻挛臂冷。吹乳耳聋鼻衄,痫癫肢节烦憎,遍身肿满汗头淋,申脉先针有应。

临泣
手足中风不举,痛麻发热拘挛,头风痛肿项腮连,眼肿赤疼头旋。齿痛耳聋咽肿,浮风瘙痒筋牵,腿疼胁胀肋肢偏,临泣针时有验。

外关
肢节肿疼膝冷,四肢不遂头风,背胯内外骨筋攻,头项眉棱皆痛。手足热麻盗汗,破伤眼肿睛红,伤寒自汗表烘烘,独会外关为重。

列缺
痔疟便肿泄痢,唾红溺血咳痰,牙疼喉肿小便难,心胸腹疼噎咽。产后发强不语,腰痛血疾脐寒,死胎不下膈中寒,列缺乳痈多散。

照海
喉塞小便淋涩,膀胱气痛肠鸣,食黄酒积腹脐并,呕泻胃番便紧。难产昏迷积块,肠风下血常频,膈中快气气核侵,照海有功必定。

3·1·10 《十二背俞穴歌》

三椎肺俞厥阴四,心五肝九十胆俞,十一脾俞十二胃,十三三焦椎旁居,
肾俞却与命门平,十四椎外穴是真,大肠十六小十八,膀胱俞与十九平。

3·1·11 《十二募穴歌》

天枢大肠肺中府,关元小肠巨阙心,中极膀胱京门肾,胆日月肝期门寻,
脾募章门胃中脘,气化三焦石门针,心包募穴何处取?胸前膻中觅浅深。

3·1·12 《八会穴歌》

腑会中脘脏章门,髓会绝骨筋阳陵,血会膈俞骨大杼,脉太渊气膻中存。

3·1·13 《下合穴歌》

胃经下合三里乡,上下巨虚大小肠,膀胱当合委中穴,三焦下合属委阳,
胆经之合阳陵泉,腑病用之效必彰。

3·1·14 《十六郄穴歌》

郄义即孔隙,本属气血集。肺向孔最取,大肠温溜别;胃经是梁丘,脾属地机穴;心则取

[①] [明]杨继洲:《针灸大全》

阴郄,小肠养老列;膀胱金门守,肾向水泉施;心包郄门刺,三焦会宗持;胆郄在外丘,肝经中都是;阳跷跗阳走,阴跷交信期;阳维阳交穴,阴维筑宾知。

3·1·15 《骨度分寸歌》

用针取穴必中的,全身骨度君宜悉:前后发际一尺二,定骨之间九寸别;

天突下九到胸歧,歧至脐中八寸厘,脐至横骨五等分,两乳之间八寸宜;

脊柱腧穴椎间取,腰背诸穴依此列,横度悉依同身寸,胛边脊中三寸别;

腋肘横纹九寸设,肘腕之间尺二折,横辅上廉一尺八,内辅内踝尺三说,

髀下尺九到膝中,膝至外踝十六从,外踝尖至足底下,骨度折作三寸通。

3·2 腧穴的近代研究

3·2·1 穴位的形态结构

中华人民共和国成立以来,我国对穴位形态结构的研究,主要是做了大体解剖和组织学方面的工作,重点放在对十四经经穴的观察上。

上海第一医学院对 324 个经穴进行了尸体解剖分析观察,发现与神经有关者竟达 323 穴(占 99.6%)。其中与浅层皮神经有关者 304 穴(占 93.8%),与深部神经有关者 170 穴(占 52.8%),发现同一穴位与浅层皮神经和深部神经均有关者 149 穴(占 45.9%)。上海中医学院的穴位解剖资料:全身十二经脉 309 穴,穴位针刺点正当神经干者 152 穴(占 49.18%),穴位针刺点旁有神经干者 157 穴(50.81%)。其他一些单位或个人也做了类似工作。如大连医学院解剖了 308 个经穴,其中刺中神经干或在神经干旁 0.9 cm 以内者有 214 穴(占 69.1%);南京第一医学院解剖了 114 个经穴,发现上肢穴位与神经有关者占 97.96%,下肢穴位有关者占 95.39%;陈俊俞等解剖了 66 穴,发现针刺点靠近神经干者 54 穴(占 81.8%);石中梁解剖了全身 361 个经穴,报告与神经有关者 205 穴(占 56.8%)。以上资料表明,穴位与周围神经有着密切的关系。非穴位区的神经支显然较穴位处为少。有人对 8 具成年尸体共 16 侧,进行了交感干、交——脊联系点与膀胱经背部内侧线俞穴关系的观察。见到交感干、交脊联系点的体表投影线与膀胱经背部内侧线总重合率为 80%,其中有 164 个交感干及 184 个交脊联系点的体表投影点与膀胱经背部内侧线的俞穴相重合,总重合率 66%。说明膀胱经背部内侧线俞穴与交感干及交——脊联系点关系非常密切。上海中医学院的解剖资料还表明,穴位除与神经有密切关系外,还与血管有较密切的关系。在 309 个经穴中,针刺点旁 0.5 cm 内有动、静脉干者 262 穴(占 84.36%),直接刺中动脉干者 24 穴(占 7.26%);石中梁报告的资料,361 穴中针刺点近动脉干者 58 穴(占 16.1%),近浅静脉者 87 穴(占 24.7%)。另外,有人在 8 具尸体上按循经解剖的方法,将七条经的 295 个主要穴位进行了断层解剖和象限解剖,结果表明,七条经的主要穴位及其循行路线与神经关系较为密切,而且也与穴区某些血管及血管周围的植物神经有关。近年,还有人对穴位与淋巴管的关系进行了研究,他们用电泳法显示穴位,并对此观察了穴位处脉管的 X 线显微结构,认为某些穴位如缺盆、云门、极泉、冲门、维道、气冲、急脉、承扶、秩边等,均与各相应的淋巴部位相一致。总之,通过以上研究,说明穴位的形态学结构与神经关系最为密切,动、静脉次之,淋巴系也有提及。

关于穴位组织学方面的研究,大多都采用形态和机能相结合的方法进行。有人用电生理分离神经细束法对合谷、内关、足三里等肌肉丰厚处的穴位进行观察,发现穴位处是以肌梭为主,并在针刺产生针感的同时,伴有穴位肌电的比例(65%～80%)大体与上述肌梭所占

比例相仿。用组织化学方法也观察到在穴位处的肌梭密集。有人研究证明,人的内关穴区的针感感受器,是旋前方肌里的肌梭感受器。有人在太阳穴的颞肌,颊车穴的咬肌上也都发现有肌梭存在,因而认为肌梭是肌肉丰厚处穴位的主要针感感受器。这是肌梭的结构很复杂,神经供应非常丰富的缘故。虽然肌肉丰厚处穴位均有肌梭,但并非是唯一的针感感受器,如针刺 7 例三阴交穴,仅 1 例有肌梭,但都有针感,且 1 例针感可传至大趾,而此例就没有肌梭。有人以猫的镇痛效应为指标,用组织学方法,观察了太阳、颊车穴下肌肉的感受器,在 5 只中只有 1 只穴下见到肌梭,而且游离神经末梢数量较多,分布较广,同时见到大小不等的血管及其周围的植物神经纤维。有人见到水沟穴处有丰富的游离神经末梢、毛囊感受器及典型的克氏终球;龈交穴处除见到游离神经末梢和毛囊感受器外,还见到触觉小体、环层小体和克氏终球等。因此,可认为针感和针刺效应的主要感受器是肌梭和游离神经末梢。此外,有人以针感点为对象,研究穴位的组织结构。开始用蓝点法研究足三里等 35 个穴位。见蓝点全部分布在深部组织(这在以后的类似研究中都得到证实)。以蓝点为中心,在 1.5 mm 直径视野内,见到神经束的有 4 穴次,见到血管的则有 26 穴次,因而认为血管与针感的产生有一定关系。接着,又有人用改良蓝点法和注射消毒墨汁及留针等三种针感标记法,观察了合谷、内关、涌泉、三阴交等 23 个穴位。在针点周围 1.5 mm 范围内,23 穴次中全部见到小神经束及游离末梢和小血管及其壁上的神经、肌肉的 15 穴次,见到肌梭的 7 穴次,其他还有环层小体和神经干等。根据组织结构和针感关系的分析,认为针感是由针感点周围数种神经结构综合反应的结果形成的。

3·2·2 穴位的电学特性

现在已有大量的事实充分证明经穴具有特异的电学特性。当电流通过经穴部位时,该部具有较其周围皮肤为高的导电量,称为穴位的低阻特性。五十年代初,日本的中谷用直流电(电压 12 V)通过患者皮肤时,发现皮肤上的某些点的导电量显然较一般部位为高,称为"良导点",把这些点用一条假想的线联结起来,称为"良导络",令人惊奇的是这些点的位置与我国的经穴位置很相一致。后来我国科学工作者也进行了大量的工作,基本上肯定了穴位具有低电阻的特性。Kripper 查出,穴位的电阻为 $100\sim200$ kΩ,非穴位则在 1 MΩ 以上。但 Wulfsohn 的测试结果,穴位电阻为 794 ± 197 kΩ,非穴位点为 $1\,407 \pm 306$ kΩ,二者相差 56%,统计学上具有非常显著的差异。法国的 Niboyet 通过实验,证明电压在 $5\sim10$ 伏的条件下,一般穴位电阻较非穴位对照点低 50%。日本的石川设计了一种称为皮电计的探测仪,测出当内脏罹病时,皮肤上就会有 0.5 mm 的低阻抗点出现,称为"皮电点",这些点的位置也多与穴位一致。Reichmanis 等研究,心经少海穴与灵道穴间的阻抗测定共 10 例,结果心经上的穴位或非穴位阻抗比穴位旁 1.5 cm 对照点为低,$P<0.05$,有显著差异;而穴位的电容量高于穴旁 1.5 cm 对照点的电容量。另外,据报道,人体死亡后原穴位部位仍然具有低阻性。如南京医学院曾观察到死亡后多数的穴位导电量不升。Shenherger 也观察到生前具有低电阻的穴位,死亡后,虽经过福尔马林处理,其电阻值较生前虽有显著提高,也只是非穴位组织的 1/10 以下。还有研究指出,经穴的皮肤电阻,在各种生理病理状态下是可以发生变化的,尤其是在病理状态下。这方面,我国做了大量工作,结果是:当机体罹病时,有关经络穴位电阻发生变化,这种变化有时表现为两侧同名经穴的电阻失衡;当神经、脏腑或器官发生显著机能变化时,如进食前后、排尿前后、睡眠前后、运动前后等,经穴电阻也会随之发生变化;另外还表现在外界环境影响,如时序、气温、季节,甚至一日之内的不同时间,以及针

灸或改变穴位有关神经功能(当封闭或切除神经)后,经穴的皮肤电阻都可以发生变化。当左右经穴电阻出现失衡时,通过针刺、艾灸可以纠正这种失衡,达到治疗效果。关于穴位低电阻的原因,中谷认为交感神经兴奋引起这些穴位的汗腺及皮脂腺开口的增大,是皮肤电阻低下的原因。但是 Noss 等不能证明穴位低阻与汗腺活动有关。石川则认为内脏的病理变化,通过反射影响相应的皮下血管的变化,结果渗出增加,是穴位低阻的原因。然而铃木只能在躯干而不能在四肢找到这种血管的变化。Lonescu-Tigovste 指出,皮肤电阻降低的部位,往往是皮肤对压力感觉过敏的部位,所以穴位可能是植物神经集中的区域。实验表明,人体不仅有低电阻点,而且还有高电位点,这在国外 1955 年已被发现。这些电位较周围皮肤为高的点可在不同的机能条件下发生变化,称之为"皮肤活动点"。在比较了这些点的位置与我国经穴图的位置以后,发现多数活动点也与经穴符合。但也有人报道,不能证实穴位的特异性电位。有人探测了羊体表的高电位点,发现这些高电位点也正是低电阻点。Dumitrescu 等观察到穴位的电位,高于周围皮肤 2～6 mV。我国中医研究院针灸研究所研制了一种体表电位测定仪,其输入抗阻 3 MΩ,灵敏度为 10 μV。如果将水平排列的多头探测电极分别固定在穴位和非穴位上进行测定,结果有 70% 的穴位体表电位与非穴位相比较,有显著的差别。总之,这些研究对进一步阐明经穴的实质及其作用方式都有重要意义。

3·2·3 穴位与临床诊断

机体罹病时,常在体表的某些穴(部)位出现病理性反应。如感觉过敏或压痛,组织板硬、松软、凹陷、隆凸,或出现结节、条索状物,或出现丘疹或皮肤色泽的改变,或出现导电量增高等等。这些反应,每随疾病的不同和疾病的消长而发生变化,在临床可作为诊断疾病的又一依据。近年,在这个基础上,又发展为针刺穴位结合 X 线等物理检查,临床诊断符合率很高,为进一步明确某些临床上一时难以确诊的疾病的性质提供了新的手段。

北京肿瘤医院等单位对 13 名正常人和 12 例食管癌患者作了实验性针刺观察。结果发现针刺膻中、天突、合谷、巨阙等穴,在 X 线下均见食管蠕动增强,管腔放宽,痉挛解除,并能使食物较快通过食管。通过针刺上述穴位对食管的不同影响,有助于对食管的良性与恶性病变作出鉴别。上海市杨浦区中心医院采用针刺足三里的方法,在 X 线下对胃窦部狭窄变形,蠕动消失的患者进行了观察。如果胃窦变形部分重新出现蠕动,而且轮廓、宽度发生变化,说明胃壁是柔软的,其正常的扩张和收缩能力并未丧失,因而是良性病变。在同样条件下,如果胃壁无扩张和收缩能力,说明胃壁增厚僵硬,是癌细胞沿胃壁生长的结果,是恶性病变。通过 54 例分析,与其本人手术和病理检查结果相互对照,X 线准确率从过去的连续摄片等法所取得的 80.4% 提高到 90.7%。另据报道,患有十二指肠溃疡的病人,其中脘、右梁门及右侧胃仓旁开 2 寸处均有明显压痛。观察 109 例,有 107 例与 X 线诊断相符。有人对 59 例十二指肠溃疡病人进行了观察,发现梁丘、不容、脾俞三穴阳性率较高,其中梁丘 49 例,不容 45 例,脾俞 52 例。反应性质,梁丘以压痛为主,余两穴以出现反应物为主。也有人对 105 例胃病患者(包括溃疡病、胃下垂、慢性胃炎、胃癌等)观察了胃俞、中脘、足三里、阳陵泉、脾俞、上脘、阴陵泉及地机 8 个穴位,并比较各穴与胃病的关系及反应的特点。结果发现,足三里与胃俞的阳性例数最多,阳陵泉、中脘次之,其余四穴更少($P<0.01$)。从反应的情况看,足三里、阳陵泉以出现条索状反应物为主,胃俞和脾俞以出现松弛、凹陷或痠感为主。但胃癌时,胃俞出现结节状反应物,中脘出现结节和压痛。据报道,以压痛为指标,对 100 名肝炎患者进行观察,结果肝俞、中都和肝炎穴(足内踝上 1.8 寸)阳性率最高。这三个

腧穴验之于15例胆病患者,出现的阳性率不多。胆病的反应点,多出现在足临泣、外丘及阳陵泉下一横指处等胆经线路上。另外也有人报道,传染性肝炎患者,每在第六胸椎棘突高点出现压痛,可作为该病的辅助诊断。国外也有人报道,272例慢性肝炎患者,右侧曲泉穴出现压痛192例,左侧出现压痛80例(没有1例单纯在左侧曲泉出现压痛);左右侧的温度相比,右侧偏低;左右侧穴区皮肤pH值对比,则是左侧为高。另有报道,以针刺小肠穴(在足三里与阑尾穴之间),对42例腹部手术后有肠粘连症状的患者进行了针刺前后的X线摄片对照观察,结果认为,凡是小肠襻的位置、排列和形态有所改变的,说明肠曲能自由活动,是正常的;凡是小肠襻几乎无丝毫改变的,说明有牵拉粘连存在。本法能提高较早期和局限的肠粘连的诊断准确率。据报道,用针刺阑尾穴配合X线检查,使阑尾炎的诊断符合率从过去的84.7%提高到100%,发现阑尾蠕动增强,腔内分节,气泡移动,管腔粗细及弧度有改变,扭结消失,腔内粪石被排出的,可以判定阑尾生理功能正常;如针刺后阑尾无变动或变动甚微,说明阑尾受炎性病变的影响产生纤维化,失去正常蠕动及排空能力,可以诊断为阑尾炎症。在呼吸系疾病方面,据报道,肺俞穴出现的阳性率最高。一般慢性支气管炎时,肺俞与孔最最多;支气管扩张时,肺俞与膺窗最多;肺炎时,肺俞与五里出现反应;阳性反应出现在肺俞与结核穴,多见肺结核患者;出现在肺俞与玉堂,则多为肺门淋巴结核。近年有人用针刺合谷的方法来代替药物麻醉插管做支气管造影,获得成功。不仅造影效果好,而且患者无恶心呕吐之苦,无麻醉药剂过量之虑,还具有术后即可进食的优点。在心血管疾病方面,有人以压痛为指标,在100例冠心病患者身上进行观察,结果发现神堂、灵道反应最为明显,其次是心俞和第六、七颈椎间旁开2寸处。但6例心肌炎患者,却都在大陵穴出现压痛。另据报道,高血压病人,左侧血压点多出现椭圆形或圆形结节,令人饶有兴趣的是右侧血压点都不见有这种反应。在泌尿系疾病方面,有人对51例肾病患者观察了10个穴位的压痛反应,发现肾俞的阳性率最高。其中肾小球肾炎和肾盂肾炎,主要反应在肾俞、太溪;肾结石则在肾俞及足临泣。又据报道,有人用轻刺三阴交、昆仑、关元诸穴,留针15分钟的方法,代替腹部加压做静脉肾盂造影,观察了103例次,其中造影效果良好的有80例次。实践证明,针刺上述穴位对静脉肾盂造影不仅可以减免患者腹部加压的痛苦,而且可以更真实地显示病理改变,提高诊断率,对显示尿路细小结石,腹膜后肿块,先天性畸形及早期炎症等改变有其独特的优点。另外,有人通过对大量人体体表发光的实验测试及各种排除实验,发现人体体表不断地向外界发放着一种超微弱的可见光——冷光。人体在正常情况下,左右经穴的发光信息是相对平衡的,但在病理状况下,这种相对平衡的冷光信息会出现失衡改变,这改变的点(主要是井穴)称之为病理发光信息点。这为研究中医诊断客观化,增添了一种无损伤性的生物物理方法。

3·2·4 穴位的实验研究

3·2·4·1 对血液成分的影响　血液对维持机体内环境的平衡,具有非常重大的意义,针刺对血液各种有形成分、化学成分以及血液酶系等有明显调整,使之趋向生理平衡的作用。针刺对白细胞的影响:有人报道针刺正常动物合谷、足三里等穴,可使白细胞总数上升,针后3小时达最高峰。其分类计数中性白细胞比率也相应增高,淋巴细胞及嗜酸性白细胞等比率下降,以上变化24小时后恢复正常。但如改刺丰隆穴或其他非穴点,则白细胞计数不变或改变甚微。国外有人研究,针刺哑门穴时,100%可引起白细胞总数的增多,以及中性白细胞比例的增高;刺激脑户,可使白细胞和中性白细胞总数下降。针刺脑户、哑门,

100%可引起嗜酸性白细胞减少,大椎穴也有同样的效果。针刺华盖穴在绝大多数情况下均导致白细胞总数及中性白细胞分类的增高,并指出针刺哑门、华盖可能具有促进骨髓造血功能的作用。有报告指出,对于一些因放疗、化疗所引起的白细胞减少症患者,针刺大椎、合谷、足三里等可以收到显著的疗效。针刺足三里、合谷、曲池、中脘、头维等穴,能使白细胞数明显上升,中性白细胞比例也相应上升。对脾功能亢进而白细胞减少的患者,也有同样的效果。针刺期门穴也能引起白细胞数量的增高。针刺对白细胞的影响,不仅表现在数量上的变化,而且还有质量上的影响,如针刺大椎穴,白细胞除数量变化外并有明显左移现象,一叶核细胞比例增多,而4～5叶核细胞比例减少。还有人指出,针刺足三里则杆状核比例增多,如针其他穴位时则仅见数量上的增加,并无左移现象。人工造成家兔细菌性腹膜炎,使白细胞计数上升,针刺委中可使白细胞向相反方向变动,以致白细胞总数逐渐恢复正常。用苯皮下注射人工造成家兔的白细胞减少症,针刺足三里,白细胞向相反方向变动,使白细胞总数逐趋提高。由此可见,个体针前原有白细胞的水平对针刺效应影响极大,但一般趋向调整。也有人认为,针刺类别不同,其针刺效应也有区别。从90只家兔分组实验中得到,中等刺激足三里,白细胞总数呈双相性调节,如改用电针刺激,则呈明显的单相抑制状态,始终有抑制白细胞增高的趋势。另据报道,针大椎、肺俞、足三里等穴治疗热带嗜酸性白细胞增多症,针后嗜酸性白细胞逐渐下降,有效率几达100%。国外也有人报道,针刺同一病人的太溪穴,如留针2分钟,则针后嗜酸性白细胞减少33.5%;如留针10分钟,则嗜酸性白细胞减少44.2%,这是由针刺时间、强度的不同所致。但如针刺陶道,则嗜酸性白细胞有增多趋向。国内外有些针灸工作者还发现针刺然谷、大都、悬钟、京门、肾俞、神门、内关、太冲、光明等穴,对嗜酸性白细胞均有不同程度的特异性影响。针刺对红细胞的影响,多数报道指出针刺正常人的足三里、合谷等穴,可使红细胞总数一度增多,血红蛋白含量上升,但维持时间不长即恢复正常。每日针膏肓、足三里一次,5日后发现红细胞由100万/mm^{3}上升至337万/mm^3,血红蛋白由30%上升至109%。动物实验还表明针刺膈俞、膏肓,也有类似效果。悬钟(髓会)是针治贫血常用的穴位,有人认为此穴与红细胞的生成有关。关于针刺后红细胞增多的原因,一般认为部分是由于针刺增强了造血系统的机能,使造血原料的利用率增高;部分是由于促使血库贮存的红细胞释入外周循环所致。针刺或电针人或动物的足三里、合谷等穴,均可引起红细胞沉降率的增加,约2～8天即恢复正常。但对伴有进行性炎症的患者,伴随针治后症状的改善,其血沉反可由加速状态明显变慢。有人报道,针刺大椎、足三里、曲池、内关等穴治疗8例脾切除术后血小板过多症,全部病例的血小板数目随针治而渐趋下降以至恢复正常。针刺合谷、足三里、肝俞、脾俞等穴,治疗脾性全血细胞减少症,可使血小板数目上升;针治血小板减少性紫癜,也常获血小板数目增多的良好疗效。由此可见,对血小板异常的病理状态,其针刺效应与针前机体原有血小板的水平有关。针刺显然发挥着促进康复的调整作用。又据报道,用人工致炎于家兔的耳廓,针刺承扶、耳门等穴,结果发现凝血时间可明显缩短。针刺对血糖的影响,有人发现针刺素髎对正常人并无明显影响,但在抢救休克患者,并针刺本穴20分钟后,可见血糖明显升高,这可能由于休克患者原血糖偏低水平有关。另有实验证实,先给健康人服糖,45分钟后进行针刺,结果,由于原血糖水平偏高,针后大多数血糖浓度降低。据国外报道,针治糖尿病30例,取列缺、气街、太白等穴,发现针后毛细血管通透性升高,血糖明显降低,毛细血管及静脉的糖含量差增大。据报道,针刺不同穴位对血糖有不同影响,肝俞有使血糖水平降低,膈俞有使血糖水平升高的作用。唯因实验例太少,尚有待进一步证实。此外,针刺效应尚与手法有关。有报道,针刺足三里、合谷、内关、曲池、太白、气街等穴,用烧山火手法血糖上升,透天凉手法血糖下降,平补平泻法则变化不显。有人针刺犬的关元、足三里、天枢等穴,2 小时后,即见血中游离组织胺明显下降,针刺非穴位点时这种变化不著。据报道,对 CO 中毒的动物实验,针刺人中、十宣、少冲、少商等穴,并设不针刺的对照组,分别测得针刺前后不同时期血中 CO 含量,结果针刺组血中平均 CO 含量由针前的 53.8% 至针后 15 分钟即迅降至 25.5%;对照组同时期仅由 45% 降至 30%;与此相应动物苏醒时间针刺组平均 4.4 分钟,对照组则为 11.5 分钟。由此可见,针刺尚可促使 CO 中毒时 CO 性血红蛋白解离,有助于机体的苏醒复活。国外有人认为大杼穴可能与钙代谢有关。针刺大杼、飞扬、足三里等,如留针 7 分钟,可使血钙增加 1 mg%;留针 15 分钟则增加 3 mg%;但再继续延长时间,血钙不再发生相应变动。针刺人中、行间等穴治疗一例血钙降低引起的手足搐搦症,发现针刺不但症状消失,血钙由针前的 8 mg%;增至 9.5 mg%。广州第二人民医院针刺营养不良的小儿四缝穴后,发现血清钙、磷均有上升,碱性磷酸酶活性降低,结果钙磷乘积增加,大大有助于患儿的骨骼发育与成长。电针常人内关、合谷、足三里等穴,针后大多血氨稍有增高,对血内非蛋白氮似有调整作用,但不甚明显。另有报道,针刺上述穴位,治疗 5 例急性胰腺炎,患者平均血清淀粉酶为 2 140 索莫杰氏单位,第二天即回降至正常。类似报道甚多。有人通过临床观察,发现针刺足三里、合谷、少海等穴,有使乙酰胆碱代谢正常化的作用。据报道,针刺及电针家兔足三里、环跳,可使肌肉活动加强,大量糖原酵解以致血内乳酸、丙酮酸显著提高。针灸即时肌肉中磷酸、肌酸显著降低。由于针刺使肌肉活动增强,能量利用率增加而加速了磷酸肌酸的分解所致。另有对运动员的试验报告,当运动后立即针刺足三里,20 分钟后,即可使血中乳酸之高含量恢复正常,而对照组要待运动后 60 分钟方可恢复正常。

3·2·4·2 针刺对呼吸功能的影响

实验表明,针刺体表一定穴位,可产生对动物呼吸增强的即时性作用,通气量、肺活量也可得以调整。有人在 40 名正常男女青年身上,观察了针刺胃经不同穴位对呼吸功能的影响。针刺足三里,捻针时,安静通气量比针前增加 24.9%,耗氧量增加 22.8%;留针 10 分钟后,安静通气量比针前增加 6.6%,耗氧量增加 11.7%,最大通气量增加 20%,进息时间延长 23%。如针刺冲阳、厉兑、中脘等穴,也可不同程度引起呼吸和代谢功能的加强,但均无针刺足三里时明显。同时发现,针刺天枢穴时,安静通气量比针前减少 13%,耗氧量减少了 7.9%,在留针 10 分钟后,安静通气量减少 11.8%,耗氧量减少 14.6%,最大通气量减少 11%。针刺梁门穴,也引起呼吸和代谢功能降低的效应。说明针刺不同穴位对呼吸功能也可有不同影响,主要表现为促进或抑制作用。阪橙等发现,针刺人迎可使肺通量即时性增加,针刺大杼、风门、肺俞等穴,则需在连续针刺一周后才表现出这一效应,但一旦获效,即使停针,仍可继续维持一定时间。Tashkinopetal 用乙酰甲基胆碱吸入法,使 12 例典型的轻、中度支气管哮喘患者诱发支气管痉挛,气道通气量可因此降低 43%~56%。针刺合谷、大杼、足三里和列缺等穴,可使之迅速恢复并趋于正常。与非穴点(肩胛部,胫前部和足背部)相比较,有显著差异。有 12 例哮喘患者,以测定呼吸道的阻力为指标,针刺胸背部穴位 10 分钟后,平均减少 24.1%,1 小时后为 29.9%,2 小时后为 27.4%;针刺对照组,则分别减为 2.3%、1%、13.9%。两者比较,具有显著差异。萨腾三等以流速仪和气流阻断器分别测定针刺天突、肺俞、大杼、太渊、足三里穴组前后气道阻力的结果显示,吸气或呼气阶段气道阻力的增高都有下降,尤以呼气时下降更为明显。实验表明,针刺动物(兔、猫、犬)的素髎、人中、会阴等穴,均可引起呼吸即时性增强,对呼吸暂时停止具有急救作用。针刺素髎、人中引起呼吸反应的发生率远较针刺会阴点高(素髎92%,人中为85%,会阴为45%),针刺效应也比较明显。有人通过对10例支气管哮喘急性发作的患者针刺定喘穴后,临床观察揭示:除1例瞬即发生窒息样发作外,其余9例均感呼吸困难有不同程度的减轻。还有人发现1例心功能不全患者,心源性喘息处于32~36次/分,当针刺神门引出的心经感传抵达胸部后,立即降至24~28次/分。胃、十二指肠溃疡在急性穿孔时,多因剧烈疼痛而引起呼吸运动频率加快,幅度减小,尤以腹式呼吸幅度减小为著。有人强刺激足三里、中脘、梁门和天枢,并加以电针,1小时后,就有63.4%的患者呼吸波幅明显增大,尤其表现为腹式呼吸波幅的增大。针刺对支气管平滑肌运动功能具有调整作用。据报道,针刺大椎、膏肓、肺俞、大杼、心俞、合谷及其他背部穴位,可使大多数支气管哮喘急性发作停止或显著减轻。有人对27例按常规用药未能获得缓解的哮喘患者,经针刺并电针双耳肺穴、合谷、太渊、曲池、足三里和(或)殷门、肺俞后,一般在5~45分钟内均获缓解。也有人报告,治疗支气管哮喘116例,选用大椎、肺俞、天突、膏肓、中府、气户等穴,经过针与灸并用,治愈27例(三年内未发作),显著好转50例(次数减少或发作轻微),无效者39例。据报道,应用针刺急性新生儿窒疗效可达100%,以水沟穴最好,十宣、素髎、百会依次递减。

3·2·4·3 针刺对循环系统的影响 针刺对心率的影响:主要表现在心率快的可使之减慢,慢的可使之加快,但在一般情况下,以减慢为主要倾向。据报道,针刺健康人的内关穴,发现原心率在51次/分以下者,针后心率增加;原心率在75次/分以上者,针后心率多趋向减慢;原心率在51~75次/分之间者,针后多无明显改变。这种调整作用在心率异常时表现最为明显。据报道,针刺各穴位之间对心率的影响,存在着相对的特异性。如针刺内关、间使、心俞等穴,多引起减慢;针刺通里、素髎等穴,则多引起加快。也有人报道,针刺足三里、神门、冲阳、人迎、睛明、攒竹、承泣等穴,均可引起心率减慢;针刺翳风、听宫、听会等穴则无此作用。各穴位之间对心率的影响,存在着相对的特异性。有实验表明,在给家兔注射肾上腺素造成心率减慢的情况下,通过78只动物,1099次实验,发现针刺与心脏有密切关系的心经(神门、少海、极泉)、心包经(内关、曲泽、天泉)和三焦经(外关、天井、臑会)等穴位时有明显减弱肾上腺素所致心率减慢的作用,并可促使心率迅速恢复到正常水平。针刺与心脏有联系的肾、肝、脾、胃、小肠等经的穴位则有一定的正复作用,针刺肺、大肠、膀胱和胆等经的穴位则作用不显。据报道,针刺内关配足三里,可以大大削弱肾上腺素对心率的减慢作用,并促进其迅速恢复到正常水平。但与此同时,如针刺与心相克的肾经穴交信,即可明显减弱针刺内关、足三里的效应;如同时针刺与心相生的肝经穴中封,则不表现这种削弱作用。据报道,给犬的阳池穴注射乙酰胆碱,可引起心率加快,如注射前先针刺内关,则可加强此效应。据报道,对30只家兔造成实验性心动过缓,针刺后观察其恢复时间,内关为13.43 ± 1.05分、神门为16.79 ± 1.73分、足三里为16.90 ± 0.59分,对照组为23.13 ± 1.48分。实验组与对照组相比,其P值为<0.001、<0.01和<0.001。针刺组间相比,除内关和足三里有显著性差异($P<0.001$)外,其他均无显著性差异。有人指出,针刺对心率的影响与针刺手法有密切关系,补法多引起心率减慢,泻法多引起心率加快。并认为针刺对心率的影响主要是通过对自主神经系统机能的调整所致。针刺对心脏收缩功能的影响:有人在46名健康人身上,以标准二导程为指标,观察了针刺神门、冲阳穴对心电图的影响,发现P波高度改

变者占50％,宽度改变者占45％;P波和T波主要表现在宽度的改变上,P波多增宽,T波多缩窄;P-R和Q-T间期有的延长,有的缩短,但以延长为主。有人针刺正常人的通里穴,有73.3％的受试者心电图的各波出现了不同的改变,如原无P波者出现P波,原有P波者,P波降低或升高,QPS综合波也发生两相性的改变,这些改变以胸前导程最为明显。针刺心脏病患者的心俞和石门穴后,心电图出现了P-P间期延长,QRS波群变窄,Q-T间期缩短,T波增高和加宽等。另有用心冲击图,心电向量示波器和X线示波摄影术,观察针刺神门、大陵等穴对心脏病患者心脏活动的影响。多数情况下,心冲击图的收缩波增强,并在X线示波摄影方面发现：针刺前表现为左心室与主动脉峰减低变形,收缩性弯曲变斜和舒张期隆起减弱等。经过针刺后,左心峰增大,收缩性偏斜减弱,舒张期隆起也加大。这些变化,都说明了针刺可引起心肌收缩力量加强,心脏功能改善。另有动物实验表明,给犬注射毒毛旋花K或G,造成房室传导阻滞和严重心律不齐,然后分别针刺内关、交信和非经穴点,发现针刺内关可使房室传导阻滞和心律不齐完全消失,交信次之,非经穴点几乎无效。针刺对血管舒缩机能的影响：一般在血管紧张度高时,可使之降低,扩张;血管紧张度低时,可使之增高,收缩。所用穴位以上肢远端穴最为有效。有人用手指和耳的体积描记法观察,发现针刺合谷、外关能引起血管扩张反应,针刺内关则引起血管收缩反应。有人用动物作颅脑顶窗法在解剖镜下观察电针刺激对脑血管的舒缩作用,电针刺激水沟、天突、天牖、足三里等穴时,弱电流刺激可使脑动脉血管充血（血管扩张20％～50％）;强电流刺激反而使脑血管发生剧烈收缩（直径减少30％～50％）。切断交感神经后不再引起反应。据此,作者认为弱电针刺激引起脑血管扩张,应用于治疗某些脑循环障碍的疾患,尤其是脑血栓形成和脑栓塞,可能收到良好的治疗作用。另有人在研究针刺手法对血管运动反应的实验中,发现针刺足三里用烧山火手法,可出现脚部温热感,同时手臂血管出现舒张反应;透天凉手法,则足部出现凉感并伴以血管收缩反应。还有人在健康人身上,对17个不同经脉的穴位进行了针刺观察,结果发现都有缩血管反应,其中以合谷、足三里作用最强。也有人针刺家兔足三里,见到兔耳血管扩张,皮肤温度上升。另据报道,针刺曲泽或足三里穴,在留针期间或出针后,非条件血管收缩反应的强度显著减弱,表明针刺可以显著抑制非条件血管收缩反射,与针前相比较（$P<0.01$）有显著差异;针刺太阳穴则无明显差别,说明太阳穴对非条件血管收缩的强度无明显的抑制作用。还有报道,针刺对血压具有明显的调整作用,不但能影响收缩压、舒张压和平均动脉压,并且对脉压差也有调整作用。但其影响最大,变化最快的是收缩压。有人用45个腧穴在高血压患者身上进行了1 500人次的使用和筛选,认为降压最明显的穴位是石门、人迎和足三里。另有报道,认为针刺人迎降压作用最好,尤其对收缩压最为明显。有研究指出：用箭毒化家兔,电刺激内关穴区,可使血压升高;刺激足三里时,血压多数不变或稍微降低。据报道,针刺合谷、内关、三阴交和太冲四穴治疗高血压,有效率达88.2％,但针刺曲池、尺泽、曲泉、阳陵泉等穴,有效率仅为67.5％。还有人认为针刺涌泉穴也有较好的降压作用。有实验表明,如给家兔注射肾上腺素造成高血压状态,在此基础上,针刺足三里、内关,可见血压下降。另外针刺对各种休克或低血压状态,多数在针后5～30分钟内血压开始上升,而且比较稳定。有人给犬以轻度的氟烷麻醉,然后针刺长强,捻针时可明显增加心的排出量和心搏出量,降低心率和平均动脉压,减低外周阻力;电针非穴点,则变化不著。艾灸人中,可使心脏每分钟输出量和每搏输出量显著增加,外周阻力显著下降达2～4小时之久,心率、平均动脉压和脉搏压在艾灸初期显著升高。艾灸足三里可使心输出量减少,外周阻力

相应增加,但灸非穴位则不甚显著。针刺治疗休克,临床效果一般以轻型休克最好。湖南医学院第二附属医院,以针刺素髎、内关等穴治疗休克160例,结果显效122例,占76.3%,好转18例,占11.2%,无效20例,占12.5%,总有效率为87.5%。实验表明,失血性休克的家兔,当动脉失血后动脉压显著下降,大多数动物心搏加快,心电电位减弱,血流速度减慢,夹颈总动脉加压反应减弱或消失。但针刺人中穴后,循环功能有显著恢复,表现为血压升高,心搏频率减慢,心电电位增加,血流速度加快,夹颈总动脉加压反应恢复与加强。另有人用24只家兔和23只猫人工造成出血性休克,然后针刺足三里、涌泉,针后呼吸明显兴奋,血压升高,症状改善。从而证明,针刺对出血性休克有明显作用。又有人用8只家兔作8次实验,切断两侧迷走神经后放血,使血压维持在40～50 mmHg,电针两侧内关穴后,血压上升5～30 mmHg,平均升高14.62 mmHg,经统计学处理($P<0.01$),差异显著;电针两侧足三里,血压稍有下降。有人对针刺升压较强的穴位进行筛选,有素髎、人中、涌泉、十宣、合谷、内关、足三里、百会等。耳针则有皮质下、肾上腺、内分泌和交感等穴区。但也有人报道,针刺家兔人中、足三里、内关和素髎,都有明显的升压效应,但以素髎穴作用最强。

针刺对静脉压的影响:据报道,针刺心脏病人的神门、大陵、合谷穴时,发现静脉压有不同程度的下降,其中以针刺神门、合谷穴时,静脉压下降最为显著,平均下降71毫米水柱,尤以对心脏病患者作用最为显著。在治疗充血性心力衰竭的患者时,针刺能引起静脉压下降,使心力衰竭症状得到好转。

3·2·4·4　针刺对消化系统的影响　在唾液腺分泌方面,有报告电针颊车穴可使唾液分泌减少。针刺健康人的双侧合谷、足三里也有同样效果。有人在110例健康人身上针刺足三里,引起唾液淀粉酶含量显著增加,且可因捻转方向不同而有所差别。拇指向前,唾液淀粉酶含量骤然增加,左右捻转则不明显。在另一报告中,发现针刺健康人男性的合谷,对唾液中的蛋白酶、唾液淀粉酶、氯离子和可滴定碱浓度以及唾液导电度均无影响。此外,还有人发现针刺健康人足三里,可使味觉阈值普遍提高,说明针刺可以改变味觉器官的功能活动。也有人在X线下观察针刺天突、膻中、合谷、巨阙等穴,不仅可以使健康人食管蠕动增加,内径增宽,且可使食管患者的癌瘤部位的上、下段食管蠕动呈相同改变。另有报道,针刺天突、神道、至阳、中枢等穴,可使食管蠕动减弱,且明显提高其粘膜皱襞的显影效果。有人观察针刺足三里穴对胃机能的影响,发现原功能低落者,轻刺激可使之兴奋,表现为波幅加大,频率增快,胃酸度上升,而胃内压变化不大;原来胃功能亢进者,重刺激可使之抑制,表现为波幅减小,频率减慢,胃酸度下降,胃液分泌量减少,胃内压多呈下降。有人用毛果芸香碱引起胃典型的收缩波群为指标,或在静注依色林提高胃运动的基础上,针刺犬和兔的足三里、中脘、胃俞,能明显地抑制胃运动。处于饥饿收缩的胃(犬),针刺其足三里,可使饥饿收缩立即减弱;当食物进胃而胃收缩不显时,针刺足三里,胃的微弱收缩立即增强;进入脂肪后针刺足三里,可以减弱脂肪对胃的抑制作用。有人在10例胃、十二指肠病患者身上,进行胃游离酸、结合酸的测定。结果,5例针刺中脘、足三里的,有与组织胺注射相同的结果,即具有促进胃液分泌增加的作用。另外5例,针刺公孙、内关、梁丘,所得结果相反,即有抑制胃酸分泌的作用。但无论胃酸增加或减少,均以游离酸的变化为主,结合酸变化很小。对胃溃疡患者,针刺足三里多引起胃蠕动增强,幽门开放排空加速。上海市杨浦区中心医院采用X线检查方法,观察针刺对胃动力的改变,认为针刺对胃蠕动的波数、波幅、胃张力及排空时间有肯定的作用,而针刺足三里比针刺其他非胃经穴位或非穴位更为显著。针刺对胃运动的作用,据报道,针刺手三里、胃俞、上廉、下廉、商阳等穴,可使胃蠕动增快;针刺足三里、幽门、中脘则可使胃蠕动减慢。有人认为针刺对胃运动的影响往往与刺激强弱有关。实验表明,以20周/秒5伏弱刺激电针家兔的中脘等穴可兴奋胃运动,以20周/秒50伏强刺激电针家兔相同的穴位则呈抑制作用。应用胃电图观察时发现电针胃俞多能引起胃电图波动的加强,但在部分实验中,针刺前胃电图已呈明显波动时,电针胃俞则引起胃电图抑制。据国外报道:对胃溃疡、十二指肠溃疡病人针刺上脘、中脘、下脘、天枢、肝俞、胆俞、脾俞、胃俞,并配以外关、合谷、曲骨、足三里等穴,大多数患者在5~6次以后,主要症状减轻,X线检查病灶逐渐愈合,胃液分泌虽多保持高分泌状态,但胃液的总酸度和自由酸多趋正常化。然而国内有人报告,针刺溃疡病患者的足三里,大多数患者胃液分泌减少,酸度不变。针刺足三里还可以促进家兔大网膜对实验性胃穿孔的修复作用,可使有巴氏小胃及全胃瘘犬因组织胺引起胃液分泌量,胃酶,胃酸的排出量以及胃蛋白浓度增加,而酸度变化不著。曾有报告指出,针刺足三里、合谷、三阴交等穴,可使原来低下的胃游离酸、总酸度、胃蛋白酶迅速恢复。针四缝穴后,胃蛋白酶活性升高,原胃酸度较高者可使之下降,较低者可见上升。也有人证明,针刺足三里、合谷、环跳、承山、风府、风池等穴,可使胃酸及胃蛋白酶高者降低,使低者升高。在小肠方面,无论在动物或人身上,都观察到针灸一定的穴位,如足三里、阑尾穴、公孙、三阴交、四缝、内庭等,绝大多数可使小肠蠕动增强,或对小肠运动起调节作用。对蛔虫性肠梗阻、半梗阻的病例,还可见到肠管普遍或先后某段扩张,肠管痉挛解除,蠕动增快,排空加速。针刺健康人中脘穴,可使肠鸣音亢进。在X线透视下观察到空肠活动增加,钡剂移动迅速,同时还发现可对小肠蠕动起调整作用。另有报道,艾灸中脘、合谷、曲池、胃俞、手三里、承山等穴,也看到空肠、回肠的蠕动可发生即时性改变,蠕动强者减弱,弱者增强。连续针刺家兔足三里,8天后小肠酸性磷酸酶活性增高。有人在带小肠瘘犬身上针灸脾经公孙,见到小肠液分泌显著增加,针灸非脾经穴位曲泽则变化不大。针灸阴谷、公孙加足三里,主要引起肠液分泌的抑制作用。据报道,针刺蛔虫病患者四缝穴,可使肠中胰蛋白酶、胰淀粉酶和胰脂肪酶的含量增加。中山医学院用胰导管插入十二指肠收集胰液,发现针家兔四缝穴后,胰液分泌过程加强,因此认为针刺四缝穴对胰液分泌有明显促进作用。据报道,针刺足三里、胆囊穴、心俞、丘墟、阳陵泉等穴,对胆囊有明显的收缩作用。针刺期门、日月,可见胆管口括约肌紧张收缩,停针时放松,并有助于胆囊运动。国外有人用皮内针刺入人的胆俞、肝俞、日月、左天宗后30分钟,在胆囊X片上可见胆囊影像缩小,表现胆囊收缩。也有人报道针刺井穴可使胆囊扩张,针刺郄穴可使胆囊收缩,针刺俞、募穴则无一定倾向。针刺犬的丘墟、阳陵泉、日月等穴,可使奥狄氏括约肌舒张,使胆管压力下降。针刺太冲、太白、胆俞、肝俞、脾俞等穴,亦有类似作用。大连医学院在胆总管引流患者进行胆管造影时,针刺丘墟、阳陵泉、日月,胆总管出现明显的规律性收缩,蠕动明显增强,逼使造影剂通过奥狄氏括约肌进入十二指肠。另外针刺巨阙、天容、阳陵泉、足三里,对奥狄氏括约肌也有明显的解痉作用,且能促使胆总管的收缩,有促进胆汁分泌和良好的镇痛作用。在胆汁排泄方面,对带有慢性胆瘘的犬针刺曲泉、丘墟、侠溪,发现胆汁的分泌立即显著增加。日月、阳陵泉等穴也有类似作用。但在用毛果芸香碱引起犬胆汁流出明显增加的基础上,针刺四缝,有使胆汁流出量减少的作用。实验提示,在犬阑尾壁内直接注射 β-链球菌和金黄色葡萄球菌的混合菌液以引起实验性阑尾炎,用强刺激手法针刺曲池、阑尾穴,证明对实验性阑尾炎有肯定的治疗作用。上海市在正常人及阑尾炎患者用胃肠X线检查法以及手术直接观察,都发现针刺足三里、曲池、气海、复溜、天枢、阑尾穴等,可使阑尾运动增强,紧张度增加或阑尾弧度变动、移位,呈卷曲摆动,或见分节气泡,粪石移动和内容物排空。在人工造成阑尾炎,且阑尾有粘连的犬或兔身上,针刺阑尾穴则不见有阑尾蠕动加强。针灸对大肠运动功能的影响,曾观察到针刺家兔足三里、手三里、长强、大敦等穴,对大肠运动功能有明显的调整作用。在正常家兔身上针刺足三里、上巨虚、内庭等穴,均可促进肠蠕动;对大肠蠕动比较亢进或紧张度较高者,针刺则使之减弱。也有报道,针足三里、大敦、三阴交、阴陵泉、昆仑、太溪、内关、合谷、阳池、中脘、百会、尺泽、腕骨等穴,可使不蠕动及蠕动很弱的降结肠下部及直肠的蠕动增强,并有便意。若用毛果芸香碱引起结肠运动亢进后,针刺动物一侧足三里,在大多数情况下表现为抑制作用。国外应用 X 线检查法,针刺外陵、气冲、幽门、小海等穴,发现可使降结肠远端的顽固性迷走神经过敏现象消失。

3·2·4·5 针刺对神经系统的影响 有人在 3 只具有巩固条件反射定型的犬身上进行实验,观察针刺对条件反射实验的影响。发现针刺足三里,能使大脑皮质兴奋过程略有加强,但不影响抑制过程;针刺百会对最初几个阳性条件反射没有影响,但分化相(阴性条件反射)的后抑制过程显著加强。说明针刺足三里、百会能分别加强大脑皮质的兴奋过程及内抑制过程。还有人在实验性犬神经官能症基础上,针刺翳风穴,所有的阳性条件反射量均迅速提高,并稳步地恢复正常,刺激强度与反应之间的关系逐渐恢复,对分化刺激的鉴别逐渐达到完全,说明针刺翳风能恢复大脑皮质的神经过程的平衡。针刺对脑电的影响,有人在家兔身上电针足三里及曲池穴,18 只兔中有 13 只脑电图慢波明显增加。哈医大在 13 只健康家兔身上进行 108 次实验,针刺足三里穴对大部分实验例(61 例)的脑电图波幅增加,频率变慢。有人以运动时值、视时值和视——运动反应的反应时为指标,对数十名健康人和病人进行了针刺对中枢神经系统功能影响的研究。针刺穴位有合谷、下关、太阳、曲池、中脘、阴陵泉、神门、天枢、三阴交等,发现重刺激多引起运动从属时值增大,即大脑皮质运动区内发展抑制过程,但在健康人抑制过程发展较慢较弱;给病人轻刺激时,半数在大脑皮质引起兴奋过程,半数引起抑制过程;健康人只有少数人引起抑制过程。同时还发现对于剧痛、失眠以及消化系统疾病的患者,针刺引起的抑制过程深度较深,其他病例较轻,显然与大脑皮质的机能障碍程度有关。视时值的变化基本上与针刺对健康人从属时值的变化一致。有研究表明,在人工造成动物皮质运动区优势的情况下,测定皮质运动时值和适应速度,记录脑电,发现针刺足三里时,优势运动反应只是暂时的消失,即使重复针刺,依然如此。但针刺大敦时,这种抑制效应比较巩固。也有实验进一步表明,针刺足三里、合谷、内关、神门、通里、翳风、人迎等穴,对脑电图的影响是:凡原来 α 节律的波幅较低者,呈现 α 节律及波幅增强;反之,则使 α 节律减弱。另有许多报道指出,针刺健康人的合谷、内关,可见脑电图的节律增强,慢波增加,波幅增大(大脑皮质的抑制过程增强);针刺健康人合谷、足三里或双侧扶突穴,均引起脑电图的 α 波抑制和 β 波增加(大脑皮质的兴奋过程增强);针刺 10 例癫痫大发作病人的神门、阴郄、通里、通天、百会、大陵等穴,有 4 例患者的脑电图趋向规则,或使病理性电位下降;针刺神门、印堂穴时,5 例小发作中 3 例有效,但也有促进癫痫电活动的出现;对颞叶癫痫及继发性皮质癫痫大都无效。国外曾有人报道 73 例大脑和脊髓的各种疾病,外周神经病变和植物性神经紊乱等疾病的患者,针刺前脑电图的特征是基本节律的一般障碍和病理性慢波的出现,在某些病例还呈现爆发性的超同步活动的棘波。针刺足三里、合谷、阳陵泉或印堂等穴,5～10 分钟后,脑电图即呈现弥漫性的变化,表现为振幅的改变及生物电位的正常化。作者又在21名脑肿瘤病人身上进行观察,针刺足三里,可以使3/4病人的脑电图发生变化,出现去同步化活性明显增大,病理活性减少,生物电位振幅的一般增大。另有报道,艾灸镇静穴(百会、身柱)后约24秒开始出现显著的α波增强,波幅高,持续时间长,衰减过程后期变慢;对照组施灸(合谷)时,α波增强很少。还有实验指出,针刺大白鼠的人中穴,可以使脑皮质氧分压增加;刺股部则减少。针刺合谷穴时,脑血流图的容积、波幅减低,脑血管紧张度增高,脑供血恶化;针刺足三里穴时,则脑血流图的容积、波幅增高,脑血管紧张度减低,脑血管供血好转。据报道,电针猫的合谷,可明显地抑制皮质牙髓诱发电位,当以0.25%盐酸阿托品局部改变合谷投射区的功能状态时,则可使上述作用平均增强13%。也有人报道,电针足三里、曲池、合谷等穴,可以不同程度地抑制电针刺激内脏大神经中枢端引起的皮质诱发电位,但这种抑制效应具有速升速降的特点,并以足三里穴的作用最为显著。有人测定了大白鼠电针殷门穴前后脑血浆中谷氨酸转氨酶(GPT、GOT)含量,发现针刺组较对照组升高。说明针刺后加速了脑中某些与谷氨酸有关的物质代谢变化,增加了脑的代谢速率,调整了脑的功能。另有人在实验中发现,针刺或电针大白鼠足三里穴,可阻止戊巴比妥钠深麻醉动物脑中乙酰胆碱含量的增高,同时动物苏醒提前;在戊四氮引起兴奋的动物,则可阻止脑中乙酰胆碱含量降低,动物表现安静。在浅麻醉时,针刺对脑中略高于正常的乙酰胆碱没有影响。从而表明针刺或电针足三里,对中枢神经系统不平衡的功能状态有调整作用。另据报道,针刺小白鼠的承扶穴后,即可见脑组织内氨含量显著增加,表明脑功能处于短期兴奋状态;还可使正常小白鼠脑乳酸含量增高;也可使麻醉的动物已降低的脑乳酸明显升高;又可使惊厥状态下脑乳酸的高值下降。有人在健康人身上研究了针刺穴位对疲劳恢复的影响,他们以测力器描记右手食指的肌肉收缩曲线。当食指的疲劳发生后(此时肌肉收缩曲线下降),针刺足三里(或合谷穴)绝大多数受试者迅速出现食指收缩曲线明显增大,部分受试者并主诉针刺时食指的活动有轻松愉快的感觉。作者认为此时肌肉疲劳的实质是大脑细胞的疲劳,是大脑皮质保护性抑制发展的结果;针刺能消除疲劳,说明有利于促进脑细胞功能的恢复。有人以表面电极刺激尺神经诱发小鱼际肌电,观察针刺对27例脑血栓形成恢复期患者肌电幅度的影响。结果表明,针刺患侧扶突、天柱,可使肌电幅度升高($P<0.05$),从针后5分钟开始,持续45分钟;针刺百会和病灶侧正营、悬颅则影响不明显。临床观察表明,针刺肩髃、曲池、合谷、环跳、足三里、绝骨、八邪等穴,均可使病人肌电幅度升高($P<0.05$),从针后5分钟开始,持续20分钟;针刺百会、正营、悬颅,可使正常人肌电升高($P<0.05$),从针后15分钟开始,延续到针后35分钟;若改用电针,应用于治疗脑血栓形成患者,也可使肌电幅度升高,一般在针后5分钟即可表现出来。有人以"神经肌肉刺激器"的感应电刺激部分作为引起肌肉运动的刺激原,刺激相当于足三里附近部位,使足向背侧作规律性运动。在同侧第一跖趾关节背面,通过马利氏鼓等装置记录其运动,发现偏瘫病人针刺胃经的梁丘、足三里、下巨虚、解溪穴时,患、健侧幅度均有升高,尤以患侧为著;针刺胆经的环跳、风市、阳陵泉、悬钟时,患、健侧幅度明显降低;针刺三焦经的外关、天井、肩髎、翳风时,也有偏于升高的趋势;针刺大肠经的合谷、曲池、肩髃、禾髎时,患侧和健侧的升高和降低基本相等。国外有人在消化系、心血管、内分泌等疾病的患者身上针刺足三里、合谷、少海等穴后,大多数病人还原型类肾上腺素物质开始时呈规律地上升。同时肾上腺素/色素原的比值下降,表明交感神经紧张性增高。针刺脾俞、太白、行间、阳关等穴,可使类肾上腺素物质含量下降,表明交感-肾上腺系统功能降低;还有可使乙酰胆碱代谢趋于正常化的作用。

3·2·4·6 针刺对泌尿系统的影响 据报道,用输尿管瘘的犬,在胃内灌水引起水利尿,在灌水后 40～60 分钟,水利尿曲线上升,针刺肾俞穴,平补平泻手法,在留针 20 分钟期间,水利尿曲线极显著地下降;退针后则上升。进而用记录肾脏对肌酸酐清除率的方法,证明了在抑制水利尿期间,肾小球滤过率下降。若封闭肾俞穴,针刺的抑制水利尿作用也随之消失。临床观察,针刺肾炎患者的肾俞等穴,可使肾脏泌尿功能明显增强,酚磺酞的排出量也较针刺前增多。这种针刺效应可维持 2～3 小时,个别可达数日。有人以 5 名健康人为对象,针刺复溜、志室两穴,观察尿中环磷酸腺苷、肌酐及尿量的变化。结果 3 名的尿量、肌酐、cAMP 的排出量显著升高,1 例尿量及肌酐有升高,但其中 3 名在增高后还有降低的趋势。反映了针刺志室、复溜对肾脏活动有调整作用。另据报道,针刺照海、列缺等穴,可迅速使尿蛋白含量减少,针刺 24～48 小时后尿蛋白含量 1.4% 降至 0.4～0.6%,以后再上升,再进行针刺后仍可下降。有人针刺耳穴肾区、膀胱区,经过 22 次实验,发现当注射葡萄糖溶液后泌尿增加的情况下,针刺有抑制肾脏分泌的尿液作用;但在注射垂体后叶素而引起少尿的情况下,针刺又能引起肾脏泌尿功能的增高。大连医学院曾在 100 名男女青年身上,进行了针刺对水利尿影响的观察。针刺照海、复溜、阴谷及肾俞、京门等穴,对水利尿都有显著影响。在正常空腹饮水后 3 小时,平均排尿量为 1.49 升;针刺照海后 3 小时排尿量与正常水利尿平均排尿量相比,增加了 19.2%;针刺阴谷的效应与照海相似,皆有促肾脏水利尿的作用。但针刺复溜、京门、肾俞则有抑制肾脏的水利尿的作用,针后 3 小时的排尿量较正常水利尿比较减少 14.1%～14.4%。若针刺胃经的解溪、足三里及膀胱经的胃俞等穴,对水利尿则无显著影响。据报道,在有输尿管瘘犬身上针刺三阴交引起了十分肯定的肾脏泌尿活动增强,主要特征是水利尿的潜伏期和达到最大值的时间缩短,利尿过程加长。有人在电针家兔承扶穴时,可见垂体抗利尿素的分泌增强。针刺对膀胱排尿功能的影响,主要是改变膀胱的压力。如针刺大白鼠的中极、关元穴,每当深刺时,膀胱皆出现明显的收缩波,压力升高,并有排尿现象。上海第二医学院报道,在给紧张性膀胱或尿失禁患者,针刺关元、中极穴时,可使膀胱压力不同程度的下降;对松弛性膀胱或尿潴留者,则可使之升高。针刺家兔的委中穴也出现类似情况。有人用 30 例患者随机分组,用激光照射足三里外侧 1.5cm 处,发现尿量、17 羟、17 酮、Na^+、K^+、Ca^{2+}、Mg^{2+} 与磷酸盐排泄物均显著降低;照射足三里组则并不出现这种改变。

国外有人报道,以深度麻醉的犬静脉注射速尿以引起持续而强有力的利尿,然后针刺一侧的涌泉穴,即可引起对侧肾脏速尿利尿的深度抑制;而针刺肾俞穴则能对抗针刺涌泉穴的这种效应。

3·2·4·7 针刺对内分泌系统的影响 针刺足三里可使血中氢化皮质素、17-羟皮质素类固醇显著增加,组织胺含量亦趋上升,同时尿中 17-酮类固醇和 17-羟类固醇含量亦相应增高。廖英一等人的实验表明,针刺足三里能促进肾上腺内皮质酮和皮质醇的生物合成的动态变化呈双相性,而针刺非穴位仅使这种生物合成过程有一过性增加,无双相性变化,说明针刺可以影响家兔肾上腺皮质功能。有人针刺正常人的合谷、足三里,20 分钟后血液中 17-羟皮质类固醇含量明显升高,有时甚至高出原含量的 2～3 倍,并有较长的后继作用。与此同时,血液中嗜酸性白细胞也相应减少。也有人报道,以尿中 17-羟皮质类固醇和 17-酮类固醇的排出量和血中嗜酸性白细胞的数目变化为指标,针刺病人的足三里、合谷和少海等穴,观察对肾上腺皮质功能的影响。结果证明,原含量低者,针刺后可使之增高;原含量高者,可使之降低。又据报道,在家兔失血性休克实验中,针刺素髎、艾灸百会,可使动物的嗜酸性白细胞锐减 2/3 以上,并使血液稀释,组织对氧的利用率增加。还有人用电针或针刺大白鼠的承扶,发现肾上腺组织中抗坏血酸、胆固醇以及周围血液中嗜酸性白细胞明显减少,一般在针刺后 30～60 分钟变化最为明显。黑龙江祖国医药研究所报告,针刺后嗜酸性白细胞有先减少后增加的时相变化。Bratu 实验室的研究发现,针刺脑户、哑门穴时规律性地使血中嗜酸性白细胞减少,如针刺陶道、天突、华盖穴时,则可使之增加,这种现象表明有些穴位可使垂体-肾上腺皮质系统增高,有些穴位可使之降低。Lonescu 又以血液中嗜酸性白细胞的变化为指标,把能提高本系统功能的穴位和注射 ACTH(25 单位)所产生的效应作了对比,发现:① 较注射 ACTH 的效应还强者,有然谷、哑门、大都、悬钟和肾俞(Bratu 证明还有京门)等穴位;② 与注射 ACTH 产生的效应相等者,有肝俞、脾俞、气海、三阴交、命门、水泉等穴;③ 不如注射 ACTH 效应者,有复溜、脑户等穴。另据报道,针刺家兔的足三里、肝俞、胆俞等穴,能引起垂体-肾上腺系统的增强,肾上腺重量增加,束状带变宽,皮质增厚,细胞体积增大,球状带和束状带的界限变为不清。有人用组织化学方法观察到针刺动物足三里穴时,可引起肾上腺皮质抗坏血酸的分泌和糖元含量的减少,碱性磷酸酶活性增强,使髓质的正肾上腺素细胞增多,细胞体积增大,胞质反应加深,肾上腺素细胞也轻度增加。上海生理研究所在针刺对垂体——性腺系统影响的实验中证明:针刺膻中、少泽、合谷等穴,可使缺乳妇女血液中生乳激素含量增加。有人对 12 例有生育能力的妇女进行观察,针灸石门穴,避孕有效率达 79%。另有实验报告,艾灸小白鼠的石门穴后,发现卵巢中的卵泡数量减少,黄体数量增多,致使受孕率下降。有人对 45 名有生育能力的妇女的三阴交、肩外俞进行 270 次针刺,避孕有效率达 66.6%。蛎蜞要等人的研究指出,针刺大赫、中极、关元,结果表明单纯针刺或针刺与促黄体生成素释放激素并用,均可引起血浆黄体生成素,卵泡刺激素水平发生变化,尤以两者同时并用变化更为显著。说明针刺对妇女内分泌系统有明显的影响。如果对上述穴位进行埋针,则可改善迟发排卵,黄体功能不全或两者并存障碍,可见埋针可以用来治疗卵巢功能异常。据报道,针刺兔的承扶穴后,其脑脊液对测定动物尿量的影响较对照测定动物减少了 41%($P<0.01$),对血管亦有明显的收缩作用。有人在 36 只兔体上,用放血及静脉注入蛋白胨溶液,造成动物濒死(休克)状态,针刺素髎穴,能使血压逐渐恢复并稳定在正常水平。在素髎穴针刺初期,用组织化学方法发现垂体后叶内神经分泌颗粒减少,以后逐渐增多。这说明针刺该穴能引起垂体后叶功能加强,加压素的形成和释放过程增强。但如果切断垂体柄,则血压升高的效应基本消失。针刺对甲状腺功能的影响,有人作了先切断家兔甲状腺的一侧神经或切断第 3、4、5、6 颈部的脊髓神经前支,使甲状腺滤泡发生扩大,滤泡上皮细胞变低,在此基础上,电刺激家兔的水突和大椎等穴,发现滤泡减小,滤泡上皮细胞增高,反之亦然。提示电刺可使甲状腺的功能趋于正常化。针刺可使甲状旁腺的分泌活动增强,据报道,电针大白鼠的环跳使痛阈显著增高时,都伴血钙显著降低($P<0.017$),血磷明显升高。针刺家兔足三里,可使静脉注射胰岛素引起的血糖降低作用予以阻止。据 Lonescu-Tirgovisfe 等人报告,为 47 例非胰岛性糖尿病(胰岛功能良好)患者,针刺三阴交后 2 小时及 4 小时,血糖比针刺前降低 27.9% 及 18.5%。与此相反,30 例胰岛性糖尿病患者,针刺后 2 小时及 4 小时,血糖比针刺前提高 19.3% 及 16.4%。上述效应有穴位特异性,因针刺该穴外部无此作用。他们又对 31 例患者在测定血糖的同时,用放射免疫法测定血浆胰岛素的含量,结果凡是针刺后血糖比针刺前降低 10% 以上者,血浆胰岛素含量均

显著增加；反之，胰岛素功能不全者，血浆胰岛素含量无改变或减少，说明针刺三阴交似对生理功能正常的胰脏有调节胰岛素分泌的作用。寺泽宗典等人以针刺中脘、天枢、曲池、太冲、足三里、肝俞、脾俞和地机等穴，观察胰岛素分泌情况，结果表明，针刺曲池、地机等穴可引起胰岛素分泌亢进，针刺足三里并未见到胰岛素有明显变化，证明胰岛 β 细胞的分泌与针刺经穴有密切的关系。

3·2·4·8 针灸对机体防卫功能的影响 针灸对免疫反应的影响，主要是对白细胞吞噬作用及抗体形成的影响。某单位以13只兔子做实验，针刺一侧足三里，在针刺后，2～3小时白细胞总数增加者达60%，中性白细胞增加和淋巴细胞减少者达36%，24小时后恢复至接近正常，其他穴位如上巨虚、承山等的变化不甚明显。有人针刺正常人的足三里、合谷、内关等穴，也可使白细胞总数上升，其中中性比例增加而淋巴比例下降。有实验表明，如将坐骨神经用奴佛卡因封闭后或用氨基甲酸乙醚麻醉动物后，再针刺足三里穴，则对血象的影响就不明显。有人认为，白细胞总数升高，是与每个细胞的吞噬能力成正比，因此它具有免疫生物学意义。据报道，针刺内关、足三里，能使人的白细胞对金黄色葡萄球菌的吞噬作用增强，其吞噬指数于针刺后平均增加1.5倍，而灸后平均增加0.5倍。北京医学院以100名健康学生为实验对象，针刺足三里、合谷穴，观察白细胞对金黄色葡萄球菌的吞噬能力，由48.16%上升到71.25%，一般针刺后30秒钟吞噬指数即上升，24小时达最高峰，对照组则无明显改变。针灸对于网状内皮系统的吞噬功能也能普遍增强。吉林医大的动物实验表明，艾灸或电针大椎、十七椎、足三里等穴后，可增强此系统的吞噬功能。有人针刺大白鼠的大椎、命门等穴，肝脏网状内皮系统吞噬能力亦增强，吞噬能力最高可达56.8%。另有报告，针刺大椎，弱刺激可使网状内皮系统功能提高73%，强刺激则使网状内皮系统吞噬能力平均降低30%。上海中医学院的动物实验，针刺足三里、肾俞、肝俞、胆俞，均能兴奋其吞噬功能。针刺对抗体形成的影响，陕西省中医研究所的实验证明，针刺家兔足三里、大椎后，可使血中调理素明显增加，大大促进了吞噬细胞的吞噬作用，因而增强了机体的免疫力。针刺人和家兔的足三里穴后，备解素也有明显增加。家兔比针前增加62.1单位（平均值），人体比针前增加17.85单位，不变或减低者数目较少。备解素的增加，以针后12小时最高，以后逐渐下降。据报道，针刺动物的合谷、内关等穴，可使血中的球蛋白含量上升。有人针刺外陵、阴陵泉等穴，治疗急性细菌性痢疾，结果发现针治组凝集素平均效价最高且增长最快，电针组次之，但均较药治组为优。有人在人体上结合预防注射进行研究，用伤寒三联疫苗注射足三里穴，两次共0.2 ml（为皮下预防接种量的1/7），以后每周针刺3次，分别定期取血3次化验，穴注组（加针刺）的溶菌素效价均显著高于对照组。血样中伤寒杆菌溶菌素的效价较对照组不但滴度高，而且维持时间较长。有人给猴胃内灌注 F_3 型痢疾菌种，针刺组的猴在痢疾发病后，每天针刺关元、天枢、足三里、下脘、气海等穴，结果发现实验猴机体中抗体产生速度较对照组提前4天，其凝集素效价较对照组高两倍有余，其抗体维持时间也较对照组为久。针刺还能使剧烈降低的抗体重新出现高峰，这就提供了针刺有预防痢疾的可能性。另据报道，针刺健康人足三里、天枢、大椎、曲池等穴，其补体效价由针前40.5%上升到50.3%。也有人电针家兔大椎、陶道、曲池、合谷等穴，发现针后其补体效价普遍升高，由 1∶12 上升到 1∶32，增高达3倍之多。武汉医学院经络研究组以伤寒菌苗901 H注射家兔足三里处，结果，第一周，穴位注射组的血凝效价即较对照组高3倍有余，待至第3～6周，两组间差距仍达4～9倍。有人还观察了补体增加与原补体的关系，即原来补体少者，针灸后增加较多。

原来补体多者,针灸后增加较少。另外,针刺对 SH 酶原也有一定的影响。沈阳医学院针刺动物的足三里、厉兑穴,针后各组织的 GSH 含量增加,SDH-ast 活性增强,但针非穴位点则无变化可见。有人针刺家兔的足三里、风府、肝俞、肾俞等穴,连续针刺 5 日后杀死动物,测其肝、肾、肾上腺、横纹肌等组织中 SH 含量的平均值,结果,针刺组均较对照组有所增加,计肝内增加 24.1%($P<0.05$),比目鱼肌增加 50%($P<0.01$)。广州中医学院用针四缝穴治营养不良的患儿 8 例,针后也见到 SDH 含量升高。近年发现,针刺对肿瘤的免疫反应也有极为显著的影响。重庆医学院用 Ehrlieh 腹水癌细胞给小白鼠接种 9 日后,经灭菌手续抽取腹水稀释成浮悬液,注入成年家兔耳缘静脉进行免疫,于每次免疫后针刺关元、足三里,设对照组,但不加针刺。其结果,在第一过程免疫后 30 天,针刺组血清滴度平均值为 1:3 072,对照组仅为 1:96,两者相差达 32 倍。在第二过程免疫后(腹腔注射免疫)5 天,针刺组平均滴度为 1:10 240,对照组为 1:1 024,两者悬殊 10 倍。艾灸对机体免疫防卫功能也有一定的影响,有人通过艾灸小白鼠的实验,表明艾灸能增强单核巨噬细胞的吞噬功能。另一组家兔实验的结果,看到经伤寒杆菌液或绵羊红细胞免疫后灸大椎或百会,能促进伤寒杆菌凝集素或溶血的产生,其平均效价较对照组高出两倍有余。关于针刺抗炎,有人做了这样的实验,以松节油注入家兔耳壳人工致炎后,针刺合谷、曲池、阳谷、少海等穴,从耳壳容积的变化可以明显看到针刺抗炎的结果:针刺组兔耳的炎症面积及厚度均比对照组小得多。重庆医学院用 38 只家兔在上眼睑形成人工创伤,12 小时后,伤口部形成明显炎性肿胀,然后,针刺大椎,迨至 24 小时后,针刺组炎症开始消退,32~48 小时炎症已基本消失;与此同时,对照组的炎症延至 3~4 天后仍很明显。安徽医学院针刺足三里、阑尾穴、阳陵泉等穴,于针刺前后活检取材阑尾作形态学观察对比,发现针刺可以大大加快炎症渗出的吸收速度。福建医学院等治疗急性胃肠炎 31 例,系用针刺与艾灸配合,取足三里、鸠尾、大横、大巨、腹结等穴,经过 1~2 次针灸后,症状全部消失,疗效达 100%。有人在猫回肠末端制造溃疡,针刺足三里、解溪后,发现针刺组新生上皮细胞碱性磷酸酶反应提早并增强,伤口的四周粘膜过碘希夫氏反应也远比对照组为强。针刺对发热反应的影响,近年来也屡有报道。有人在针刺对家兔蛋白性发热影响的研究中,给家兔耳静脉注射纯牛乳使之发热(蛋白性发热),针刺动物的百会,结果发现针刺可以改变其体温波动规律。在发热开始时,针刺可以抑制体温上升;体温达到高峰时,针刺可使之迅速下降,较快地恢复正常,但对正常家兔的体温则不发生显著改变。另有实验表明,艾灸动物十七椎或电针大椎、十七椎,3 天后,第四日注射致热原,其结果艾灸或电针组动物的发热反应较对照组弱,发热持续时间也较短。上海第三人民医院以针刺肺俞、合谷、曲池等穴治疗大叶性肺炎,于第一天针刺后 3 小时体温即由 39.1℃ 下降至 37.7℃,第二天即恢复正常。

3·3 古代体表部位名称解释(见图 3-1)

首 又称头。指人体颈项以上的部位。手足三阳经经脉,手少阴心经,足厥阴肝经,任脉,督脉,冲脉,阳维脉,阴、阳跷脉等均上行至头。

颠 又写作巅。一名颠顶,俗称头顶。为头顶中央之最高处。足太阳膀胱经,足厥阴肝经,督脉均上行至巅。

顖[xìn 信] 同囟。顶颠前为囟。即现代解剖学上的前囟。婴儿额骨与左右顶骨未闭合时,称作囟门。可触及动脉搏动。已合,称囟骨。督脉所过。

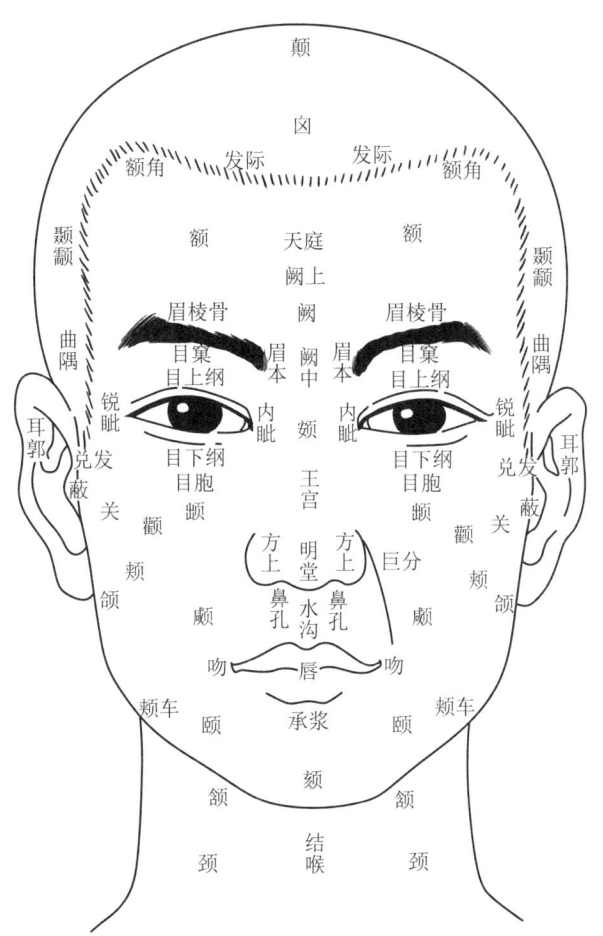

(1) 头颈部(前面)

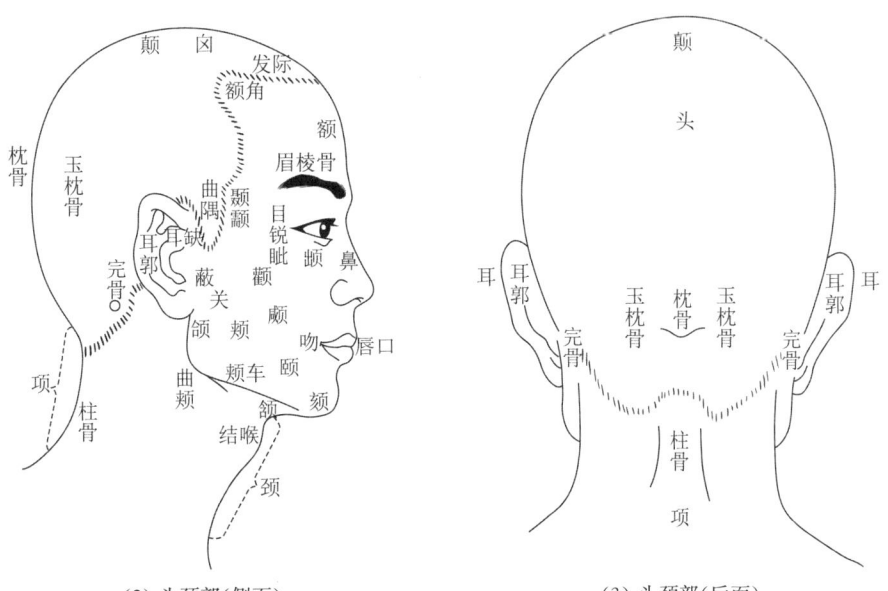

(2) 头颈部(侧面)　　　　(3) 头颈部(后面)

图 3-1　体表部位图

发际　头发之边缘。前额处的称前发际,后项部的称后发际。是定取头部腧穴的重要标志。足阳明胃经,足少阳胆经,足太阳膀胱经,阳维脉,阳跷脉等均过发际。

额　又写作頟。与现代解剖学同名。一名额颅。为发下眉上之处。足阳明胃经,足太阳膀胱经,足厥阴肝经,督脉,阳跷脉,阳维脉等均行经额。

额角　又称头角,简称角。即前发际在左右两端弯曲下垂所呈的角度。足阳明胃经,足少阳胆经,手少阳三焦经等均行经额角。

颜　又称庭、天庭。即额部中央。一说指左右眉目之间,一说指面部前中央。为督脉等所过。

阙［quē 缺］　又称阙中,一名印堂,俗称眉心。即两眉之间。阙之上称阙上。督脉所过。

眉棱骨　现称眉弓。相当于额骨构成眼眶的部分。为足太阳膀胱经等所过。奇穴鱼腰即位于眉弓中点。

眉本　与眉梢对举,俗称眉头。即眉毛之内侧端。足太阳膀胱经所过。

目胞　一名目窠,一名裹,俗称眼胞,现称眼睑。上面称上眼睑,下面称下眼睑。

目纲　纲,或作网,又称眼弦,现称睑缘。即眼睑边缘生毛处。上面称目上纲(网),或上弦,即上睑缘;下面称目下纲(网),或下弦,即下睑缘。足太阳、足阳明的经筋分别与目上纲、目下纲相联系。

目内眦［zì 自］　又称大眦,即内眼角。足太阳膀胱经,足阳明胃经,手太阳小肠经的支脉,阴、阳跷脉均经过目内眦。

目锐眦　又称小眦、目外眦,即外眼角。足少阳胆经,手太阳小肠经,手少阳三焦经等经过目锐眦。

頞［è 扼］　又名下极,俗称鼻梁、山根,现称鼻根。即两目之间,鼻柱之上凹陷处。足阳明胃经之所起。

王宫　又称明堂骨,俗称鼻柱,即鼻根之下,鼻尖之上。一说指鼻根部。督脉所过。

明堂　即鼻。一说指鼻尖。手阳明大肠经,足阳明胃经,手太阳小肠经,督脉等所过。鼻之下方两孔称鼻孔,鼻孔之上称方上,现称鼻翼。

頄［zhuō 拙］　指眼眶下缘的骨。相当于现代解剖学上的上颌骨和颧骨构成眼眶的部分。手太阳小肠经,手少阳三焦经,足少阳胆经行于頄。

頯［qiú 求］　亦称颧,即颧骨,为眼眶外下侧之高骨,或指頄内鼻旁间的部位。手太阳小肠经,足阳明胃经,任脉,跷脉等上行至頯。

颊　耳的前方,颧骨的下方。手、足阳明经,手太阳小肠经,手少阳三焦经,足厥阴肝经等行于颊。

顑［kǎn 砍］　俗称腮。口旁颊前肉之空软处。相当于口腔粘膜的外壁。

巨分　现称鼻唇沟。指由鼻翼外缘向口角外侧伸延的皮肤皱纹沟。为手、足阳明经所过。迎香穴位于鼻唇沟中。

颃颡［háng sǎng 杭嗓］　指上腭与鼻相通的部位,相当于鼻咽部。足厥阴肝经,冲脉等行经颃颡。

水沟　亦称人中。鼻下唇上中央之凹陷处。督脉行经。手阳明大肠经交于人中。

承浆　唇下颏上中央凹陷处。任脉行经。足阳明胃经交于承浆。

颏［kē 科］　又称地阁,俗称下巴,现称下颌骨体。任脉等所过。

吻　指口唇。一说指两口角。手阳明大肠经，足阳明胃经，足厥阴肝经，任脉，督脉，冲脉等行经。

颐[yí 宜]　口角外下方，腮部前方。足阳明胃经等所过。

颞颥[niè rú 聂如]　俗称太阳，现称翼点。眉弓外侧，颧骨弓上方，为手、足少阳经等所过。

曲隅　又名曲角、曲周，俗称鬓角。位于额角外下方，耳前上方的发际呈弯曲下垂的部分。为手、足少阳经等所过。

蔽　俗称耳门，现称耳屏。

耳缺　即耳屏上切迹。

颌　又称辅车。即下颌骨支，为下颌骨的耳下部分。足阳明胃经等所过。

曲牙　即下牙床。因其弯曲向前，故名。手少阳经筋，手太阳经筋上行曲牙。

曲颊　指下颌角部。足阳明胃经所过。

颊车　指下颌骨。足阳明胃经，足少阳胆经等行于颊车。

舌本　即舌根。足太阴脾经，足少阴肾经，任脉等连系舌本。

会厌　即会厌软骨。覆盖在喉的上端。

咽　一指食管上口（咽腔）；一指喉咙。手太阴肺经，任脉，冲脉，阴跷脉上行于咽。足太阴脾经，手少阴心经，阴维脉沿行于咽的两旁。足阳明胃经，足少阴肾经，任脉循行于喉咙。足厥阴肝经循行于喉咙之后。

颔[hàn 汉]　颏下结喉上，两侧肉之空软处。即下颌底与甲状软骨之间。足阳明胃经，任脉等所过。

结喉　又称喉结。与现代解剖学同名。即甲状软骨前上方隆起处。任脉所过。足阳明胃经在结喉两旁。

颈　头下肩上部位的统称。或指舌骨至胸骨体上缘的部位。手、足阳明经，手少阴心经，手太阳小肠经，足少阴肾经，手、足少阳经，足厥阴肝经，任脉，阴维脉，阴跷脉等行经颈部。

项　肩上头下之后部，即从枕骨到大椎之间。手、足少阳经，足太阳膀胱经，督脉，阳维脉，阳跷脉等行经项部。

枕骨　与现代解剖学同名。指后头中央隆起之骨。俗称后山骨。为足太阳膀胱经，足少阳胆经，督脉等所过。

玉枕骨　枕外隆凸两旁高起之骨，现称枕骨上项线。足太阳膀胱经，足少阳胆经等所过。

耳廓　又写作耳郭，俗称耳朵。为外耳道以外全部耳壳的统称。足太阳经支脉，手、足少阳经，手太阳经等行经耳廓。

完骨　又称寿台骨。指耳后之高骨，现称乳突。手少阳三焦经，足少阳胆经等经过完骨。

柱骨　为颈椎的统称。又称天柱骨。手阳明大肠经上出于柱骨之会上。督脉所过。

缺盆　指锁骨上窝。足阳明胃经，足少阳胆经，手阳明大肠经，手太阳小肠经，手少阳三焦经，阴跷脉等均行经缺盆。

巨骨　又称缺盆骨，现称锁骨。

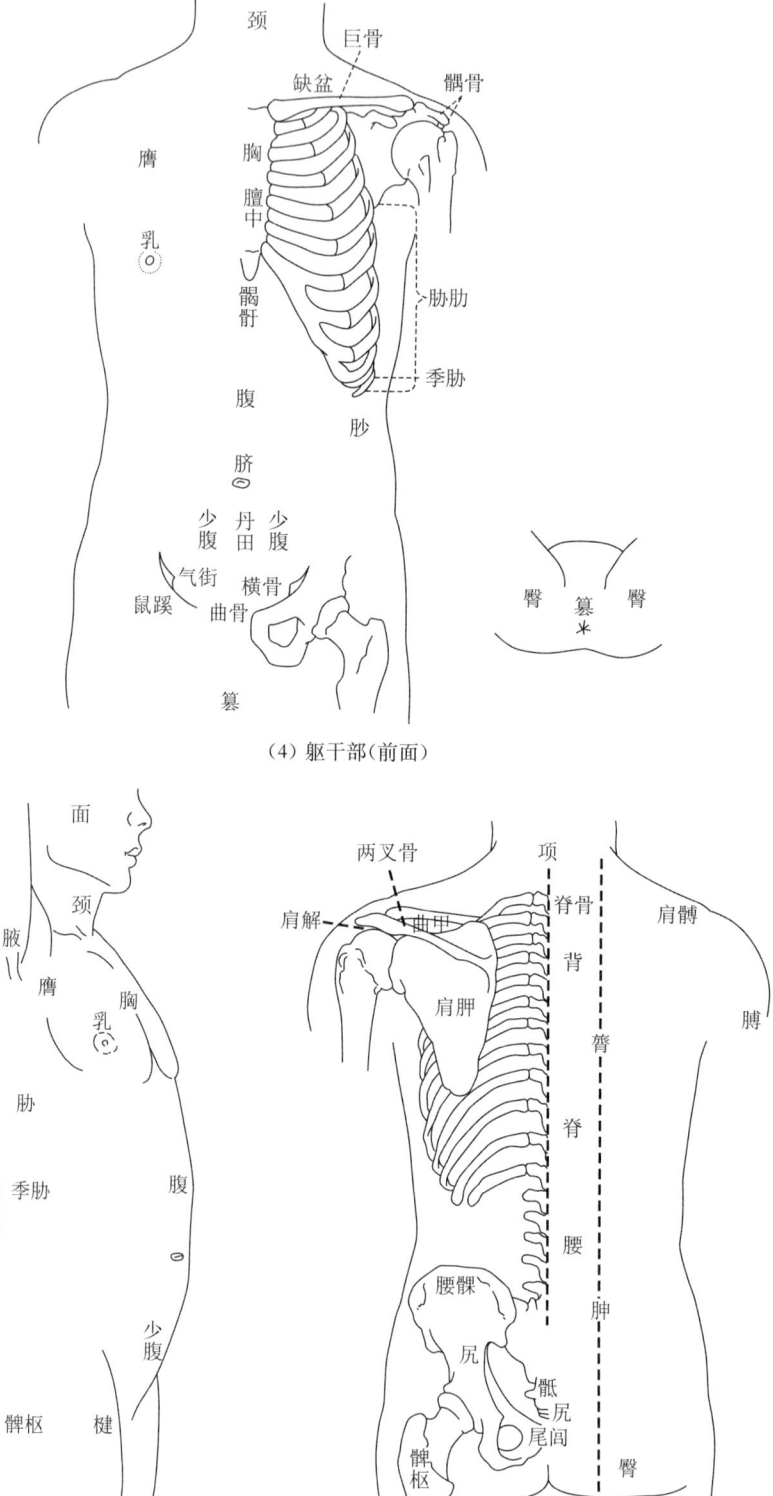

(4) 躯干部（前面）

(5) 躯干部（侧面）　　(6) 躯干部（后面）

图 3-1　体表部位图（续）

两叉骨　指肩胛骨与锁骨相接之处,相当于肩锁关节部。古书称巨骨穴,在两叉骨间。

髃[yú 于]骨　简称髃。亦写作髃。又名肩髃、肩端骨,俗称肩头。相当于肩胛冈之肩峰突。手阳明大肠经等行髃骨前缘。

肩解　指肩端之骨节解处,现称肩关节。手太阳小肠经出行肩解。

肩　与现代解剖学同名。颈项之下,左右两侧都称之。是上肢和躯干的连属处。足少阳胆经,手阳明大肠经,手太阳小肠经,手少阳三焦经,阳维脉,阳跷脉等所过。

胸　缺盆下,腹之上的部位。十二经脉除膀胱经外均行经前胸部。

膺[yīng 英]　胸前两旁肌肉隆起处。相当于胸大肌处。手太阴肺经,足阳明胃经,足太阴脾经等所过。

膻中　两乳之间的部位。手少阳三焦经,任脉等所过。

髑骬[hé yú 合于]　或写作髑骬。又称鸠尾、蔽骨。胸骨下端蔽心之骨。现称胸骨剑突。任脉所过。

腋　肩下胁上之陷窝,俗称胳肢窝。手太阴肺经,手少阴心经,手厥阴心包经,足少阳胆经等行于腋。

胁　腋下到肋骨尽处之统称。手厥阴心包经,足厥阴肝经,足少阳胆经等行于胁。

胠[qū 区]　腋下胁上,是胁肋的总称。

季胁　又称季肋、软肋,橛[jué 决]肋。即胁下软肋的部分。足少阳胆经,带脉行过季胁。

曲甲　肩胛骨上 1/3 弯曲突出之处。现称肩胛冈。手太阳小肠经,手少阳三焦经等行经曲甲。古书称曲垣穴在曲甲陷者中。

肩胛　肩下背侧成片之骨,现称肩胛骨。手太阳小肠经等所过。

肩膊　又名骸[bá 拔],指两肩及肩之偏后部分。一说为肩胛骨的别称。足太阳膀胱经循肩膊内侧;阳跷脉循肩膊外侧。

腹　与现代解剖学同名。胸以下,脐以上称上腹;脐以下称少腹或小腹。一说脐下称小腹;脐下两旁称少腹。足阳明胃经,足太阴脾经,足少阴肾经,足厥阴肝经,冲脉,任脉等行于腹。

䏚[miǎo 秒]　季胁下无肋骨之空软处。相当于腹部九分法之腰部。足少阳经筋"上乘䏚季胁"。

神阙　即肚脐。任脉贯穿脐中央;冲脉并足少阴肾经挟行脐之两旁。

丹田　指脐下三寸左右的部位,是男子精室,女子胞宫所在处。为任脉等所过。

横骨　指两股之间横起之骨。相当于现代解剖学上的耻骨。为足厥阴肝经,任脉等所过。

曲骨　位于横骨的中央部,现称耻骨联合。任脉等所过。

鼠蹊[xī 夕]　即腹股沟部。气冲穴在鼠蹊部。

气街　指腹股沟股动脉处。足阳明胃经入气街中。

毛际　指下腹部阴毛的边际。足少阳胆经,足厥阴肝经,任脉等经过毛际。

廷孔　一写作庭孔。指阴道。《素问·骨空论》:督脉者,起于少腹以下骨中央,女子入系廷孔。

篡[cuàn 窜]　又名下极、屏翳,指前后二阴之间,即会阴部。督、任二脉均出于篡。

二阴　即前阴和后阴的统称。前阴又称下阴,是男、女外生殖器及尿道的总称。后阴即肛门部。任脉,足厥阴肝经,督脉,足太阳经别等分别行经前、后二阴。

下极　指两阴之间,即会阴部。亦有指鼻根、肛门者。

背　躯干之后统称为背。手太阳小肠经,手少阳三焦经,足少阳胆经,足太阳膀胱经,督脉等皆行于背。

脊骨　指脊椎骨(脊柱)。又名膂骨、中膂骨,俗名脊梁骨。中医指的脊多从第一胸椎棘突开始,向下数至第四骶椎棘突,共二十一节。足太阳膀胱经挟脊两旁循行;足少阴肾经贯脊;冲、任二脉分支,督脉行于脊骨。

膂[lǔ 旅]　又称膂筋。指脊柱两旁的肌肉,约当骶棘肌分布处。足太阳膀胱经循于膂。

腰　背部十二肋以下,髂嵴以上软组织部分。足太阳膀胱经,督脉,带脉等行于腰部。

䏚[shēn 申]　泛指脊柱两侧的肌群;或指髂嵴以下的肌肉部分。

腰髁　指腰部两旁凸起之骨。与今之髂后上棘似。古书称上髎穴在第一空腰髁下一寸。

尻[kāo 考]　尾骶骨部分统称。为足太阳膀胱经,督脉等所过。

骶端　又称骶、尾骶、尾闾[lǘ 驴]、穷骨、橛骨。指尻骨的末节,即尾骨。督脉行经。古书称长强穴位于骶端。

臀　指骶骨部两旁隆起之臀大肌部分。足太阳膀胱经贯臀。

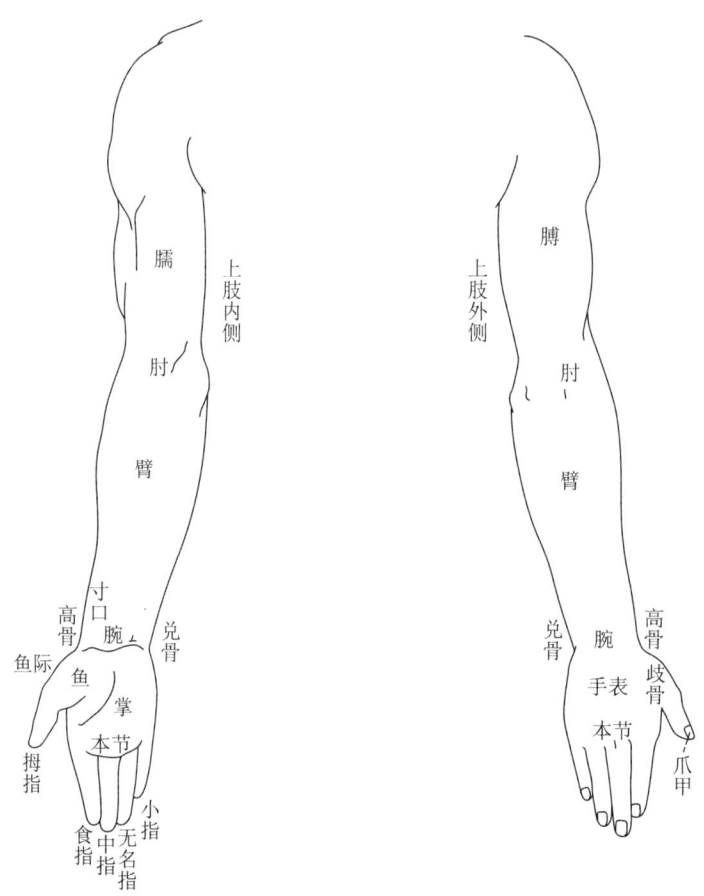

(7) 四肢部(上肢)

图 3-1　体表部位图(续)

膊　又称胳膊。指肩膀以下手腕以上的部分。一说指上臂外侧面。手三阳经行于膊的外侧；手三阴经行于膊的内侧。

臑[nào 闹]　指肩至肘内侧靠近腋部隆起的肌肉，即肱二头肌部。一说为上臂统称。其屈侧称臑内，伸侧称臑外。

肘　即肘关节。指上臂和前臂相接的部分。其内侧面为肘窝，外侧为肘尖。是手三阴经、手三阳经行过之处。

臂　指肘以下腕以上部分。现称前臂，或包括上臂。手三阴、三阳经所过。

辅骨　在上肢、指桡骨。亦称上骨。手阳明大肠经，手太阴肺经所过。在下肢指膝两侧之骨。内侧的名内辅，即股骨下端的内侧髁与胫骨上端的内侧髁组成的骨突。外侧的名外辅，即股骨外侧髁与胫骨外侧髁组成的骨突。或指腓骨，又称外辅骨。足少阳胆经下外辅骨之前。

腕　指前臂下端与手掌相连接的可以活动的部分。为手三阴经、手三阳经所过。

手表　即手背。手少阳三焦经循于手表。

兑骨　又称锐骨。小指侧臂骨下端之高骨。相当于尺骨茎突。一说指豆骨。手少阴心经抵掌后锐骨之端。

高骨　体表高突之骨的通称。或指大指侧臂骨下端的高起骨，相当于桡骨茎突。

寸口　两手桡侧掌横纹后，桡动脉搏动处。手太阴肺经入寸口。

掌　俗称手心。指、腕之间内侧面。手厥阴心包经入掌中。

鱼　大指后侧隆起之肉。其外方赤白肉分界处叫鱼际。亦有称拇指侧为大鱼，小指侧为小鱼。手太阴肺经循鱼际。

大指（趾）　指、趾，古通。即拇指（蹋趾）。手太阴肺经出大指之端；足太阴脾经、足厥阴肝经起于大趾。

大指（趾）次指（趾）　即第二指（趾）。在手亦称食指。为手阳明大肠经和手太阴肺经，足阳明胃经所起、止。

将指　即第三指。俗称中指。手厥阴心包经出中指之端。

小指（趾）次指（趾）　即第四指（趾）。手少阳三焦经和手厥阴心包经，足少阳胆经所起、止。

爪甲　即指（趾）甲。十二经脉皆起、止于爪甲侧旁。

楗骨　指股骨。又名髀骨。俗称大腿骨。一说指髂骨；一说指坐骨。

髀[bì 闭]　一说指股之上端。一说为下肢膝上部分的通称。

髀骨　指膝上之大骨，今称股骨。

髀枢　指髋关节部。又名髀厌、机。或指股部外侧最上方，股骨向外上方显著隆起的骨大转子。足太阳膀胱经，足少阳胆经所过。

髀关　大腿前上端交纹处。即股四头肌之上端。足阳明胃经下髀关。

髀阳　指大腿外侧部。足少阳胆经循髀阳。

股阴　指大腿内侧部。足厥阴肝经循股阴。

股　膝以上通称股。俗称大腿。足三阴、三阳经均行经股部。

鱼腹股　大腿内侧，其形如鱼腹处。即内收肌群处。足太阴脾经所过。古书称箕门穴在鱼腹上越两筋间。

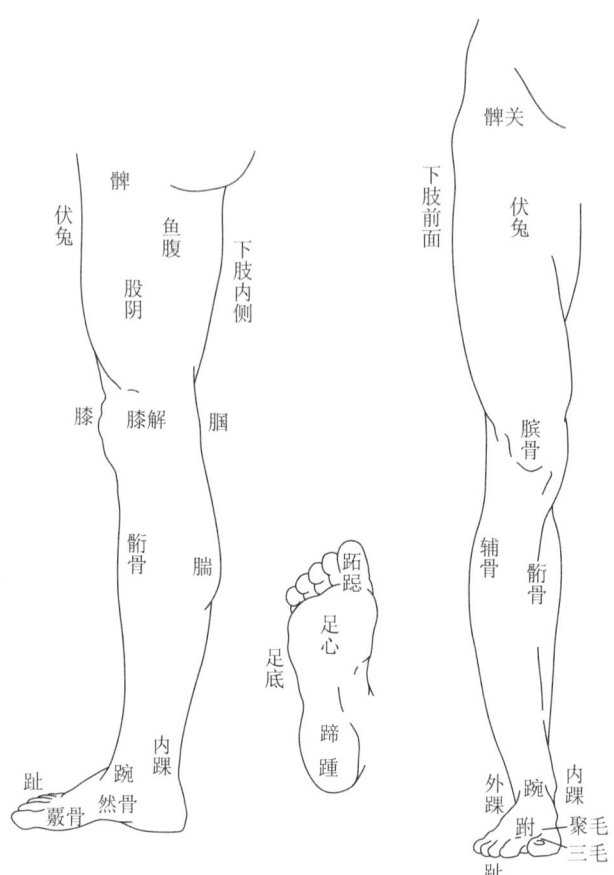

(8) 四肢部（下肢前面、内侧）

图 3-1　体表部位图（续）

伏兔　大腿前隆起的股四头肌，形如兔伏，故名。足阳明胃经抵伏兔。

腘　膝部后面，腿部弯曲时形成凹窝，并呈现横缝（纹），分别称腘窝和腘窝横纹。足太阳膀胱经等所过。

膝　大腿与小腿之交接关节处。其关节称膝解，又名骸[hái 孩]关。今称膝关节。足阳明胃经，足太阴脾经，足少阴肾经等所过。

膑　膝前的圆形骨。亦称膝盖骨。今称髌骨。

骺[háng 杭]　即胫骨。一说指胫骨之下端。足阳明胃经，足太阴脾经等所过。

腨[zhuān 专]　又称腓肠，俗称小腿肚。今称腓肠肌。足太阳膀胱经，足少阴肾经等所过。

踠　胫下尽处之曲节，今称踝关节。

踝[huái 怀]　足上胫下隆起之骨。内侧称内踝，为胫骨之下端；外侧称外踝，是腓骨之下端。足太阴脾经，足厥阴肝经，足少阴肾经，足太阳膀胱经，足少阳胆经，冲脉，跷脉等所过。

然骨　内踝下前方隆起之大骨，今称舟骨。足少阴肾经出然骨之下。

绝骨　外踝之上3寸许，腓骨凹陷的部位。悬钟穴所在。

跗　又称趺或足趺，即足背。足阳明胃经，足少阳胆经，足厥阴肝经等所过。

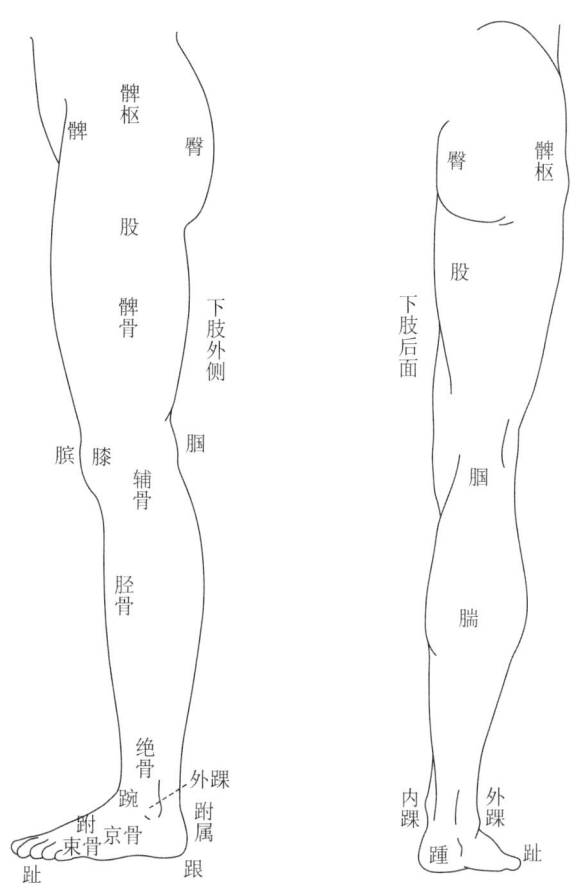

(9) 四肢部(下肢后面、外侧)

图 3-1 体表部位图(续)

覈[hé 合]骨　又写作核骨。足第一跖趾关节内侧的圆形突起。足太阴脾经所过。

京骨　足小趾本节后外侧突起的半圆骨。即第五跖趾关节外侧的圆形突起。足太阳膀胱经所过。

三毛　足大趾爪甲后方有毫毛处。又称丛毛、聚毛。为足厥阴肝经,足少阳胆经所起、止。

踵　即足跟部。足太阳、足少阴、足太阴之筋结于踵。

赤白肉际　指手(足)的掌(跖)面与背面肤色明显差别的分界处。掌侧皮色较浅,称白肉;背侧肤色较深,称赤肉;两者交接之处称赤白肉际。

歧骨　泛指两骨连接成角之处。如锁骨肩峰端与肩胛冈肩峰之连接处;第一、二掌骨连接处;胸骨下端与左右肋软骨结合处等。

本节　即指掌指关节或跖趾关节的圆形突起。其前方称本节前;后方称本节后。